高等医药院校系列教材

供麻醉学专业用

麻醉学实验教程

主　编　杨小霖　万　勇

副主编　曹小平　董蜀华　庞　勇　魏继承　朱昭琼

编　委（以拼音为序）

曹小平	川北医学院附属医院	陈　斌	川北医学院附属医院
陈　静	川北医学院附属医院	董蜀华	成都医学院第一附属医院
高　勤	川北医学院附属医院	葛　颖	川北医学院附属医院
何　浩	川北医学院附属医院	黄　三	川北医学院附属医院
黄　艳	川北医学院附属第二临床医院	李军祥	川北医学院附属医院
林菁艳	川北医学院附属医院	刘　洋	川北医学院附属医院
刘新伟	重庆医科大学第一附属医院	刘馨烛	川北医学院附属医院
马汉祥	宁夏医科大学总医院	庞　勇	川北医学院附属医院
钱　朵	川北医学院附属医院	思永玉	昆明医科大学第二附属医院
涂发平	川北医学院附属医院	万　勇	川北医学院附属医院
汪芳俊	川北医学院附属医院	王　丹	川北医学院附属医院
王　姬	川北医学院附属医院	魏继承	四川医科大学第一附属医院
徐继前	川北医学院附属医院	杨　丹	川北医学院附属医院
杨小霖	川北医学院附属医院	杨宇焦	川北医学院附属医院
余庆波	川北医学院附属医院	张　勇	川北医学院附属医院
张文胜	四川大学华西医院	张玉龙	川北医学院附属医院
赵　珂	川北医学院附属医院	郑沙沙	川北医学院附属医院
钟梓文	川北医学院附属医院	朱昭琼	遵义医学院附属医院
左友波	川北医学院附属医院		

科学出版社

北　京

内 容 简 介

本教程以满足医学生岗位胜任力的实际需要为目标，从常用的麻醉技能项目如麻醉前访视、麻醉监测到常用的动脉穿刺术、心肺复苏术。结合临床麻醉中常用的吸入麻醉药物和镇痛技术，开设了吸入麻醉药气体浓度测定的动物实验和疼痛动物模型。增加了近年快速发展应用的术中超声监测项目。本实验教程涵盖了病房带教教学、模拟人教学、动物实验教学等模式。丰富了实验教学手段，有利于提高教学效果，为医学生进入临床麻醉科实习打下坚实的基础。

本教程不仅适用于麻醉学本科生、麻醉学规培医师、麻醉学专业研究生、麻醉科进修医师的实验指导，亦可作为急诊医学及其他非麻醉专业学生轮训麻醉科的参考用书。

图书在版编目(CIP)数据

麻醉学实验教程 / 杨小霖，万勇主编. —北京：科学出版社，2016.3
ISBN 978-7-03-047367-7

Ⅰ. ① 麻… Ⅱ. ① 杨… ② 万… Ⅲ. ① 麻醉学–实验–医学院校–教材 Ⅳ. ①R614-33

中国版本图书馆 CIP 数据核字（2016）第 031035 号

责任编辑：朱　华 / 责任校对：包志虹
责任印制：李　彤 / 封面设计：陈　敬

科学出版社 出版
北京东黄城根北街 16 号
邮政编码：100717
http://www.sciencep.com
涿州市般润文化传播有限公司 印刷
科学出版社发行　各地新华书店经销
*
2016 年 3 月第 一 版　开本：787×1092　1/16
2022 年12月第六次印刷　印张：13
字数：316 000

定价：55.00 元

（如有印装质量问题，我社负责调换）

前　　言

麻醉学是集麻醉基础理论、麻醉相关学科知识及麻醉技能于一体的临床学科。麻醉技能的培训从实验课即开始进行，但目前国内尚缺乏专门针对麻醉学本科学生的实验教程。根据我们多年的实验教学经验，经过长期的探索实践后，着手编写本实验教程。从常用的麻醉技能项目如麻醉前访视、麻醉监测到常用的动脉穿刺术、心肺复苏术。结合临床麻醉中常用的吸入麻醉药物和镇痛技术，开设了吸入麻醉药气体浓度测定的动物实验和疼痛动物模型。增加了近年快速发展应用的术中超声监测项目。本实验教程涵盖了病房带教教学、模拟人教学、动物实验教学等模式。丰富了实验教学手段，有利于提高教学效果，为学生进入临床麻醉科实习打下坚实的基础。

尽管本实验教程讲述了诸多麻醉学技能与方法，但仍难全面概括麻醉专业所有的技术和方法，尤其是在新技术新方法不断涌现的今天，有的新技术和新方法因为仪器设备贵重或对操作人员要求很高，难以大面积普及。所以本实验教程侧重于可以广泛应用的麻醉学技能项目。本教程不仅适用于麻醉学本科生、麻醉学规范化培训医师、麻醉学专业研究生、麻醉科进修医师的实验指导，亦可作为急诊医学及其他非麻醉专业学生在麻醉科轮训的参考用书。

限于编者的专业知识和文学水平，内容编写和措辞难以做到尽善尽美，存在的缺点和不足之处，敬请广大师生批评指正。

编　者

2015年8月

目　　录

第一章　麻醉前访视

第一节　麻醉前评估概述

麻醉前评估是围麻醉期麻醉医师管理患者的基础，麻醉和手术的安全程度，除与疾病的严重程度、手术时间、手术创伤大小、失血多少等息息相关外，在很大程度上还取决于术前准备是否充分，麻醉处理是否与患者的病理生理状况相符。充分而适当的麻醉前评估是完善术前准备和制定适合于患者的麻醉方案的基础，能够降低围术期风险，提高手术室工作效率，减少停手术和延期手术概率，从而改善患者预后。

一、基本要求

（1）掌握麻醉前访视的流程。

（2）掌握麻醉前评估的内容和方式。

（3）了解麻醉前评估的重要性。

二、基本原则

（1）麻醉前访视时间：择期手术在手术日期之前日，急诊或门诊手术在手术日当天、手术前即刻。

（2）对局部麻醉、椎管内麻醉、神经阻滞麻醉的麻醉前评估均应与全身麻醉相同。

三、麻醉前访视目的

（1）获取患者病史、影像及实验室检查结果，以及体检及精神状况方面的信息，对麻醉前病情进行评估，并提出是否需要进行进一步的相关检查或请相关科室会诊的建议。

（2）解答患者及家属需要对麻醉了解的相关问题，缓解或解除其焦虑心理。

（3）根据患者的具体情况，就手术和麻醉的风险与外科医师取得一致的处理意见，并制定具体的麻醉方案。

第二节　麻醉前访视内容

具体地说，就是阅读病例，了解病史。

一、病人访谈

具体询问方式及内容，例如：请问你有下列症状吗？若有，请详细叙述。

成人访谈内容见表 1-1。

表1-1 成人访谈内容

心脏疾病（疼痛、压榨感、紧束感）：诱因、持续时间、合并症状、缓解方法
高血压：病期、发展情况、治疗情况、所用药物、目前血压、有无靶器官受累及程度
糖尿病：类型、患病时间、治疗情况、并发症、目前血糖水平
急性上呼吸道感染、哮喘、慢支炎：评估呼吸功能、围麻醉期气道痉挛情况、术后呼吸支持情况
夜间呼吸困难
类风湿性关节炎：有无心脏病变，四肢关节尤其是口腔颈部关节活动度，评估气道情况
肾脏或其他泌尿系统疾病
惊厥或抽搐：诱因、持续时间、缓解因素、有无新近发作
贫血、出血或其他血液系统疾病
消化不良或反酸胃灼热
有无一直服用某种药物
有无心脏起搏器或其他置入物
有无食物或药物过敏
既往手术麻醉情况
吸烟、饮酒否，时间、每日剂量、是否已戒断
有无义齿、缺牙、松牙
身高、体重
是否已怀孕（育龄女性）
其他疾病

儿童及以下年龄访谈内容见表 1-2。

表1-2 儿童及以下年龄访谈内容

你的孩子是顺产还是剖宫产，出生情况怎样，是否经过抢救？
你的孩子生长发育运动情况怎样？
你的孩子最近看过医生吗？
你的孩子有无心脏问题？有无运动时口唇发绀的情况？
你的孩子近期有没有发热、咳嗽、出疹、流涕等情况？
你的孩子肾脏有无问题？
你的孩子有过黄疸吗？有过惊厥或抽搐吗？
你的孩子及家人有无神经肌肉方面的问题？
你的孩子既往接受过手术麻醉吗？家人有无手术麻醉史？
你的孩子还有其他情况要告诉的吗？

（一）现外科病史

明确患者当前所患的外科疾病，拟实施的手术类型，手术部位、切口、切除脏器范围、手术难易程度、需时长短、出血程度、手术危险所在、术前的治疗和准备程度，以及是否需要专门的麻醉技术如低温、控制性降压等。对病情重、全身情况差、生理紊乱重的急诊手术，一般在观察与诊断的同时，抓紧有限的时间吸氧、补液、输血以调整全身情况，应尽最大努力提高病人对麻醉手术的耐受力。

（二）内科疾病史

复杂的内科疾病增加了麻醉处理的难度和风险，其与手术预后关系密切，需进行充分的了解，并作出恰当的评估。

1. 呼吸系统 重点了解是否合并有慢性支气管炎、哮喘、肺气肿、近期上呼吸道感染、经常性咳嗽以及鼻窦炎等疾病。应常规了解患者的日常活动能力，可通过简单的询问例如“您能否快步行走，爬楼，活动后是否有上气不接下气”。若有，表示患者有不同程度的呼吸困难，需进一步肺功能检查以及与心脏病所致的呼吸困难鉴别。对患者突发的不能控制的剧烈咳嗽，可能是哮喘或胃内容物反流误吸的征象。对患有慢性阻塞性肺疾病（COPD）患者应了解每天咳痰量，若痰量增多或颜色与平时不一样，提示合并急性呼吸道感染，择期手术应推迟至感染控制后2周再进行。若患者有鼻息肉或鼻窦炎，应禁用经鼻插管。

2. 心血管系统

（1）高血压、瓣膜病、缺血性心肌病应列为重点，应了解患者有无风湿热和心脏杂音史、晕厥史。高血压病应了解是原发还是继发、患病时间、是否接受治疗、治疗时间、治疗药物、是否有效、目前血压值等情况。未经治疗的高血压或治疗不恰当的患者，围术期血压波动幅度大，危险增加。对冠状动脉病变患者，应常规了解是否有心绞痛、心梗、充血性心衰病史，对近期心梗患者（心肌梗死不足6月）的择期手术应予推迟，如为急诊手术，围术期应加强血流动力学监测，时刻警惕再发心梗，必要时请心内科医师协助诊治。此外，此类患者术前应充分镇静，避免患者焦虑加重心肌缺血缺氧。

（2）心率失常：对合并有心率失常的患者，应明确心率失常的性质及类型，衡量脉搏与神志的关系，对有症状性的心率失常如频发房性早搏影响血流动力学、频发室性期前收缩、非窦性心率等患者择期手术应加以治疗，这些患者围术期可能发生心脏意外。对心动过缓的患者应了解是否已安装或需要安装心脏起搏器，明确起搏器的类型和安装部位，在安置患者体位时要注意防止起搏电极与心脏脱开，将起搏系统与其他电器设备隔绝，严格防止外界电源误传至心脏引起心室纤颤意外。另外，由于安置起搏器的患者多为老年人，耐受力差，药物代谢慢，此类患者麻醉用药应少量、分次、缓慢给予，用药后必须吸氧，加强监测。

3. 消化系统 术前应明确病人是否具有胃内容物反流误吸的高危因素：肥胖、妊娠、糖尿病、食管裂孔疝、食道-胃肠手术史等均可延长胃排空，增加反流误吸的风险，应予以重视。对肝病病人应询问输血史、肝炎史、呕血史，肝功能不全的病人常出现腹水、低蛋白血症、凝血异常，此类病人的药代学和药动学常发生明显改变，多数麻醉药、肌松药经肝脏代谢，药物的降解和消除速度减慢，药物时效延长，对此类患者的用药应谨慎。

4. 内分泌系统

（1）甲状腺手术：对甲状腺亢进患者应了解其术前使用何种药物来控制甲亢，是否应用了β-肾上腺素能受体阻滞药，该药长期使用可削弱心脏功能，诱发哮喘。注意对甲亢的控制是否已达到接受手术治疗的水平，包括血T_3、T_4浓度、患者基础代谢率等是否已达手术要求，若术前准备不充分而匆忙手术，则可能出现甲状腺危象。对巨大的甲状腺包块要警惕可能影响呼吸道的通畅，术前应了解病人气管是否受压，受压程度及时间长短，明确有无气管环软化的可能，从而决定诱导时采取何种方式插管。

（2）糖尿病：应了解所患糖尿病的类型（1 型、2 型）、患病时间、治疗药物及血糖水平、靶器官受累情况，如患者为口服降糖药，术前宜改用胰岛素，麻醉前应使血糖控制在略高于正常水平，麻醉期间应勤于监测，避免出现低血糖或高血糖风险。

（3）嗜铬细胞瘤：此病由于儿茶酚胺过多分泌引起机体一系列病理生理改变，包括高血压、低血容量、营养代谢失调、儿茶酚胺性心肌炎等，使麻醉处理具有一定难度。麻醉前应对肿瘤的功能、病情严重程度、手术难度做出估计。重视术前准备，应重点放在控制高血压和改善血容量上。

（4）肾上腺皮质增多症：此类患者均不同程度的存在高血压、高血糖、高血钠、低血钾和低蛋白血症，对麻醉和手术的耐受能力均较差，麻醉前应积极改善体液和电解质的紊乱，适当控制高血糖和高血压，防止术中出现肾上腺皮质功能不全。

（5）肾上腺皮质功能不全：常见于久病衰弱者和老年人，此类患者应激能力差，常难以承受手术时较重的应激反应，麻醉手术应提高警惕，注意合理使用替代疗法。必要时请内分泌科医师协助诊治。

5. 生殖泌尿系统 肾功能不全者应了解其原因，除肾脏本身的问题外，还可能来自其他器官系统疾病如糖尿病、结缔组织病、高血压等，应了解肾功能不全的症状和体征。血浆肌酐和血尿素氮是常规检测项目，有助于对肾功能的了解。对肾功能低下、肾衰竭或无尿的患者，使用麻醉药物时必须慎重。否则有可能因为药物或其降解产物在体内堆积造成药效显著延长或出现某些严重的副作用。对生育年龄的妇女应常规询问近期是否怀孕。对孕妇的麻醉处理应与患者及其家属、外科医师充分沟通，避免不必要的纠纷。

6. 神经系统 应明确患者是否有中枢神经系统或周围神经系统疾病。

（1）垂体瘤：常引起内分泌的异常，应明确是何种异常，围术期应小心处理。

（2）颅内病变：常可导致颅内高压，应避免麻醉前用药、麻醉以及血流动力学的波动使颅内压进一步恶化。

（3）癫痫：应明确癫痫的类型、发作频度、最后一次发作时间、抗癫痫治疗药物，防止围术期再发癫痫。

（4）脊髓损伤史：应测定其神经损害的平面，术中注意自主神经反射亢进，近期脊髓损伤者应避免使用琥珀胆碱。

7. 血液系统 常见的血液体系疾病有血小板减少性紫癜、血友病、肝功能不全所致的凝血因子缺乏等，此类患者应着重了解病人的出血情况，凝血机制的检查结果，是否经常输血，初步判断在围术期是否会出现异常出血，若病情允许，应考虑自体输血技术。

8. 体壁系统 对近期烧伤的患者应禁忌使用去极化肌松药琥珀胆碱，因其可能导致高血钾的风险，如为急诊手术，应注重呼吸道的管理，以及容量治疗。

（三）既往手术麻醉史

应询问患者曾经做过何种手术，所用的何种麻醉方法和麻醉药物，在围麻醉期是否出现过特殊情况，有无并发症和后遗症，有无相关家族史。曾经所实施的手术可能会影响本次手术的麻醉方案，如以往曾行颈椎固定手术的患者，本次麻醉就不同于颈椎和呼吸道正常的患者。以往若出现过麻醉药不良反应的患者如对琥珀胆碱出现异常肌松时效延长或恶性高热，本次麻醉就应避免使用。如患者曾出现术后恶心呕吐，本次麻醉则应尽早使用止吐药等。

（四）个人史

吸烟与饮酒者询问每日摄取量和持续时间。吸烟可导致气道黏膜分泌和清除能力减弱，小气道口径缩小，免疫反应改变等，术前应劝说患者停止吸烟。对有依赖性药物应用史的患者，应询问是否应用违禁药品或毒品；对成瘾者，应高度警惕患者感染人类免疫缺陷病毒的可能，还应对戒断综合征采取预防和治疗。对已经出现戒断综合征的患者，除非急诊，应延期手术，对滥用阿片类药物的患者，术中和术后应增加阿片类药物的剂量。

（五）过敏史

对有过敏史的患者，应对过敏反应的真实性予以判定，如牙科应用含肾上腺素的利多卡因施行局麻，病人常出现心动过速的症状，而常会主诉对局麻药过敏。因此应明确鉴别过敏反应与副作用，以利于为以后处理作参考，对真性过敏的病人，应予以重视，本次麻醉就应避免使用同类药物。

第三节 体格检查

一、实验室检查及特殊检查

（1）全血检查：包括血常规、凝血、肝肾功、电解质。但应明确对疾病最重要的检查手段应在于病史和体检，对无症状的病人常规施行实验室检查，并无实际价值。对贫血、脱水的病人术前应适当纠正，成人血红蛋白不宜低于 80 g/L，对年龄小于 3 个月的婴儿，术前血红蛋白宜超过 100 g/L，大于 3 个月的婴儿术前血红蛋白也不应低于 90 g/L，如病人有急性炎症，其对麻醉的耐受力降低，急性炎症越重，对麻醉的耐受越差。对肝功能的检查，麻醉学角度比较关注的是肝的蛋白质合成、胆红素代谢、凝血机制和药物的生物转化等几方面，血浆蛋白测定和血清胆红素测定较能反应肝的损害情况，凝血机制的检查对麻醉手术的处理也很重要，临床上宜结合病史、临床表现等进行综合判断，必要时进一步检查。对肾功能的检查临床上比较重视血浆肌酐浓度，如其浓度在 132.6 μmol/L 以下，肾小球清除率大都正常，若血浆肌酐浓度上升 1 倍，提示肾小球滤过率约降低一半。

（2）尿常规：包括每小时尿量和每日尿总量。通过尿比重可估计病人的水电解质代谢情况；尿蛋白阳性应考虑肾脏实质性病变；尿红、白细胞和管型阳性，应想到泌尿系统炎症；尿量明显减少，甚至少尿、无尿时，应考虑严重的肾衰竭。肾功能已减退的患者，麻醉耐受差，术后容易出现急性肾衰。

（3）心电图：主要反映心脏情况及病变。目前认为<40 岁的患者术前常规做心电图检查并无必要，明显的心电图异常，常常是疾病的重要表现，对心电图异常者，应首先询问有关心脏病的病史，必要时做进一步的检查，但心电图正常不能排除心脏疾病。

（4）胸部 X 片：反映吸烟史、新近的上呼吸道感染、COPD、心脏疾病等。常规胸片可以发现 2.5%～60.1%的病例异常，其中约有 0～51%可导致临床管理改变。遇有下列 X 线阳性征象者，应考虑改变麻醉方法以求安全，例如气管明显移位或狭窄；纵隔占位病变已压迫邻近大血管、脊神经、食管或气管；主动脉瘤；肺水肿或肺实变；心包填塞、心包炎。

（5）特殊检查：对拟施行的复杂大手术，或常规检查有明显异常，或并存各种内科疾病的患者，需做相应的综合性检查，包括 24 小时动态心电图监测、心脏彩超、冠脉造影、肺活量计检查、动脉血气分析、肝肾功能试验、内分泌功能检查等，必要时请专科医师会诊，协助诊断与衡量有关器官功能状态，商讨术前进一步准备措施。

二、体格检查

主要针对与麻醉实施有密切关系的全身情况和器官部位进行重点检查。

1. 全身情况 包括有无发育不全、畸形、营养障碍、水肿、发热、发绀、贫血、脱水、消瘦或肥胖等。若患者表现为发绀，可能与心血管系统和呼吸系统状况有关，需做进一步检查。

2. 生命体征 包括血压、脉搏、呼吸、体温和体重。对周围血管疾病的患者应测定双上肢血压，若双上肢血压不一致超过20%，提示患者存在血管硬化。对血压升高者，应反复多次测量双上肢血压，决定术前是否需要抗高血压治疗，同时应估计心、脑、肾等重要器官的功能损害程度。体温上升常提示内在的炎症或代谢紊乱，此类患者一般耐药能力都很弱，耗氧量大，术中供氧需充分。体温低于正常者，表示代谢低下，一般情况差，麻醉耐受也不佳。了解近期体重的变化，有助于评估患者对麻醉的耐受力，如近期体重逐渐上升者，提示对麻醉的耐受性多半较好；近期体重显著减轻者，对麻醉的耐受一般很差，应加以注意。小儿术前需常规测量体重，麻醉药用量可根据小儿实际体重计算。观察呼吸的深度、次数、通气量大小、有无呼吸道不畅、胸廓异常活动或畸形，重视肺部听诊和叩诊，这是对估计术后是否会出现肺部并发症的重要参考依据。

3. 气道、牙齿、颈 对所有全麻患者均应行气道检查，包括颈椎活动度、牙齿情况和口腔关节功能。若有甲颏距离< 6 cm，张口度小于3横指，上颚高拱，颈椎活动度降低、上切牙前凸、牙齿排列不齐、面部瘢痕挛缩等情况，应高度怀疑困难插管病例，术前准备应充分。

Mallampati气道分级：患者端坐位，最大限度张口伸舌发"啊"音所观察口咽部情况。共分四级，越高提示喉镜暴露和气管插管的难度越大（见表1-3）。

表1-3 Mallampati气道分级

Ⅰ级	可见咽峡弓、软腭和悬雍垂
Ⅱ级	仅见咽峡弓、软腭
Ⅲ级	仅见软腭
Ⅳ级	仅见硬腭

有活动义齿，麻醉前应先取下，避免麻醉时进入食道和气道，同时应检查固定义齿和松动的牙齿，尤其是老年人和小儿换牙期，明确松动牙齿或固定义齿的部位，以避免在插管时受力而损伤。颈部检查主要是通过触诊明确甲状腺和气管情况。

4. 肺、肺部视诊 观察呼吸频率、形式、呼吸比，有无发绀、三凹征、反常呼吸、胸壁塌陷等，胸廓呈桶状者提示阻塞性肺疾病，脊柱后突变形者提示存在限制性肺疾病；肺听诊：有无啰音、支气管哮鸣音或呼吸音减弱。体格检查有阳性者，应判断呼吸困难程度。呼吸困难评级（见表1-4）。除此之外，还应了解床旁测定病人肺功能的简易方法：①屏气试验：让病人做数次深呼吸，在深吸气后屏住呼吸，记录其屏住呼吸的时间。一般在30秒以上为正常，短于20秒可认为肺功能显著不全；②吹气试验：让病人在尽力深吸气后做最大呼气，若呼气时间不超过3秒，提示用力肺活量正常。如呼气时间超过5秒，表示存在阻塞性通气障碍；③吹火柴试验：点燃的火柴举于距患者

表1-4 呼吸困难评级

0级	无呼吸困难症状
1级	能较长距离缓慢平道行走，但懒于步行
2级	步行距离有限制，走一或二条街后需要停步休息
3级	短距离行走即出现呼吸困难
4级	静息时也出现呼吸困难

口部 15 cm 处，让病人吹灭，如不能吹灭，可以估计 $FEV_{1.0}/FVC\% < 60\%$，第 1 秒用力肺活量<1.6 L，最大通气量< 5 L。

5. 心血管、心脏视诊 观察心前区是否隆起，心尖搏动最强的位置、范围，以及心前区有无其他异常搏动。正常的心尖搏动在胸骨左缘第 5 肋间锁骨中线内 0.5～1.0cm 处，搏动范围直径 2～2.5cm；心脏触诊：内容包括心尖搏动最强点的位置、心前区有无震颤，时期、有无心包摩擦感；心脏叩诊叩出心界；重点在于心脏听诊，听诊顺序为二尖瓣区——肺动脉瓣区——主动脉瓣区——主动脉瓣第二听诊区——三尖瓣区，内容包括心率、心律、心音、心脏杂音、心包摩擦音；对血管的视诊一般包括颈部血管、肝颈静脉回流征、毛细血管搏动征等，触诊一般选择桡动脉，触诊内容包括脉率、脉律、血管紧张度、脉搏强弱、有无水冲脉、交替脉、奇脉等。对心脏病人常需根据其病理生理情况作进一步的评估。简单的心功能的评级（见表 1-5）。若结合一些反应心功能的指标，如心指数（CI）、左室射血分数（EF）、左室舒张末期压（LVEDP）等。它们与之前简单的心功能评级对应关系见表 1-6。

表1-5 简单的心功能评级

级别	屏气试验	临床表现	临床意义	麻醉耐受力
Ⅰ	>30 s	能耐受日常体力活动，活动后无心慌、气短等不适感	心功能正常	良好
Ⅱ	20～30 s	对日常体力活动有一定不适感，常自行限制活动量，不能作跑步或用力的工作	心功能较差	如处理正确，耐受仍好
Ⅲ	10～20 s	轻度或一般体力活动后明显不适，心悸气促明显，只能胜任极轻微体力活动	心功能不全	麻醉前应充分准备，避免增加心脏负担
Ⅳ	10 s 以内	不能耐受任何体力活动，静息时也感到气促，不能平卧，有端坐呼吸，心动过速等表现	心功能衰竭	极差，一般需推迟手术

表1-6 心功能指标与简单的心功能评级对应关系

心功能级别	EF	LVEDP	运动时 LVEDP	休息时 CI
Ⅰ	>0.55	正常，≤12 mmHg	正常，≤12 mmHg	>2.5 L/（min·m²）
Ⅱ	0.5～0.4	≤12 mmHg	正常或>12 mmHg	2.5 L/（min·m²） ±
Ⅲ	0.3	>12 mmHg	>12 mmHg	2.0 L/（min·m²） ±
Ⅳ	0.2	>12 mmHg	>12 mmHg	1.5 L/（min·m²） ±

临床上对心脏的检诊常遇到下列问题：①高血压：高血压患者的麻醉安危取决于是否合并重要脏器损害及其损害程度，包括大脑功能、冠脉供血、心肌功能和肾功能等的改变。单纯的慢性高血压不合并重要脏器的损害，即使已有左室肥大和异常心电图，在充分的术前准备和适当的麻醉处理下，病人对麻醉手术的耐受仍然良好，术前准备应重点放在抗高血压治疗；若高血压合并心肌缺血患者，术前应重点加强对心肌缺血的治疗，择期手术需推迟；若高血压合并肾脏损害，术前需对麻醉药的种类和剂量的选择进行全面考虑。②心律失常：窦性心律不齐多见于儿童，一般无临床重要性。但若见于老年人则应警惕冠心病；窦性心动过缓要注意有无药物的影响，如无症状，多不需处理，如为病态窦房结所致，则应作好应用异丙肾上腺素和心脏起搏器的准备，若窦缓时出现室性早搏，心率增快时室性早搏消失，则不需针对室早进行处理。窦性心动过速的临床意义决定于其病因，如精神紧张、体位改变、体温升高、血容量不足等，应仔细分析予以正确的评估和处理。室上性心

动过速者多见于无器质性心脏病，但也可见于器质性心脏病，对症状严重者除病因治疗外（如甲亢），在麻醉前应控制其急性发作；如有频发室性早搏、或呈二联律、三联律或成对、多源性、RonT，则需对其进行治疗，手术应推迟或另择期。心房颤动常见于风心病、冠心病、高心病及肺心病等器质性病变，可导致严重的血流动力学紊乱，麻醉前宜将心室率控制在 80 次/分左右，至少不应超过 100 次/分；对束支传导阻滞者若为右束支传导阻滞多属良性，麻醉可无顾虑，若为左束支传导阻滞（左前分支、左后分支）常见于冠心病、动脉硬化高血压患者，一般麻醉中并不会因此而产生血流动力学紊乱，但若有双分支（右束支和左束支分支）阻滞则有可能发展为完全性房室传导阻滞，此类患者宜有心脏起搏器的准备；Ⅱ度Ⅱ型以上的房室传导阻滞多见于器质性心脏病，术前应作好心脏起搏的准备。③先心病中的房间隔缺损和室间隔缺损，此类患者多见于儿童，若心功能仍在Ⅰ、Ⅱ级，对接受一般性手术可无特殊困难或危险，若同时伴有肺动脉高压，则风险性增加，除非急诊，一般手术应推迟或暂缓。

6. 神经系统 对神经系统的检测评估常是建立在术前已诊断有神经系统并存病的患者，如头痛、晕厥、肌无力等，应明确疾病的持续时间、最近表现、治疗用药、化验结果及诊断，若对新出现的明确而不稳定的征象，若估计术后有可能发生神经系统功能障碍者，可以邀请神经专科医师会诊，力求作好围术期的治疗和预防工作。

7. 与麻醉穿刺相关区域的检查 对拟行椎管内麻醉者，应检查脊柱是否有病变、畸形、穿刺标志是否清楚、穿刺点附近有无感染、是否存在血液系统疾病、是否存在神经系统病变；对拟行动脉穿刺置管测压者应明确桡动脉是否有病变，然后做 Allen 试验。

第四节 患者个体化方案的制订

一、麻醉危险性估计

1. ASA 分级 根据麻醉前访视结果，将病史、实验室检查和体格检查资料，联系手术麻醉的安危，进行综合分析，对病人的全身情况和麻醉手术耐受力做出比较全面的估计，ASA 一般分为Ⅴ级，现可将脑死亡的器官捐献者作为Ⅵ。一般来讲，Ⅰ、Ⅱ级患者对手术麻醉的耐受力较好，麻醉经过平稳；Ⅲ级患者接受麻醉存在一定的危险，麻醉前需做好充分的准备，对围麻醉期可能发生的并发症要采取有效的措施积极预防；Ⅳ、Ⅴ级患者的麻醉危险性极大，更需要极其充分的麻醉前准备。ASA 分级见表 1-7。在我国，根据临床实践经验将病人的病情和体格情况分为四级，见表 1-8。

表1-7 ASA分级

分级	评估标准
Ⅰ	重要器官、系统功能正常，对麻醉和手术耐受良好
Ⅱ	轻度系统性病变，代偿功能健全，对一般麻醉手术耐受好，风险小
Ⅲ	重度系统性疾病，有一定的功能受限，但未丧失工作能力，麻醉手术有一定风险
Ⅳ	重度系统性疾病，终身需要不间断的治疗，已丧失工作能力，施行麻醉手术风险大
Ⅴ	濒死病人，不论手术与否，在 24 小时内不太可能存活
Ⅵ	脑死亡的器官捐献者

表1-8 患者病情和体格情况分级标准

分级	全身情况	外科病变	重要生命器官	麻醉耐受估计
1	良好	局限，不影响全身	无器质性病变	良好
2	好	轻度全身影响，但易纠正	早期病变，代偿	好
3	较差	对全身明显影响，代偿	明显病变，代偿	差
4	很差	对全身严重影响，失代偿	严重病变，失代偿	劣

2. 不能纠正的危险因素 包括患者年龄、手术类型、以往麻醉意外史、手术急慢程度、医疗单位经验技术设备条件等。随着年龄的增长，围术期有关死亡的因素增多，危险性也随之增加。有关研究指出，围术期死亡病人中约 80%的年龄超过 65 岁。手术类型和急慢程度是另一个不可变的因素，表浅性手术如肢体骨折修复，其不良预后要比胸腹腔或颅内手术者低得多，而同类手术在施行急诊或择期时，急诊手术的不良预后要比择期手术者增高 3～6 倍。

3. 病理性危险因素 如气道问题、心脏疾病、肺部疾病、肝脏疾病、神经系统疾病等。气道危险因素见表 1-9，心脏危险因素见表 1-10，肺部危险因素见表 1-11，肝脏危险因素见表 1-12。

表1-9 气道危险因素

项目	意义
寰枕关节活动度	头部在寰枕关节处伸展的能力
Mallampati 分级	四级可能预示插管困难
张口度	至少 4 cm，颞颌关节活动正常
下颌活动度	突出的上切牙，喉镜置入可能困难
甲-颏距离	< 6 cm 多提示插管困难
胸-颏距离	< 12.5 cm 多提示插管困难

表1-10 心脏危险因素

危险因素	评分
病人术前有充血性心衰体征如颈静脉压高、奔马律	11
6 个月内有心肌梗死	10
室性早搏>5 次/分	7
非窦性心律或房性早搏	7
年龄>70 岁	5
急诊手术	4
主动脉显著狭窄	3
胸腹腔或主动脉手术	3
全身情况差	3

PaO_2< 60 mmHg，$PaCO_2$> 49 mmHg，K^+< 3 mmol/L，$HCO3^-$< 20 mmol/L，尿素氮> 7.5 mmol/L，肌酐> 270 μmol/L，SGOT 异常，慢性肝病，以上任何一项阳性均属于全身情况差。所有分数累计 53 分，0～5 分为Ⅰ级，6～12 分为Ⅱ级，13～25 分为Ⅲ级，26 分以上为Ⅳ级，累计分数达Ⅲ级时，手术危险较大，需进行充分的术前准备

表1-11 肺部危险因素

吸烟史（20 支/天，>10 年）
年龄 > 70 岁
COPD 疾病
颈、胸、上腹部手术 >下腹部手术
气管内插管全麻
白蛋白 <30 g/L
活动度差，只能爬上一层楼
手术时间 >2 小时
肥胖 BMI >30

表1-12 肝脏危险因素

参数	评分（最多 15 分）		
	1 分	2 分	3 分
总胆红素（μmol/L）	< 34	34～35	> 50
白蛋白（g/L）	> 35	28～35	< 28
INR	< 1.7	1.7～2.2	> 2.2
腹水	无	可控制	难治疗
肝性脑病	无	Ⅰ～Ⅱ级（可控制）	Ⅲ～Ⅳ级（难治疗）

分级：A 级 5～6 分；B 级 7～9 分；C 级 10～15 分

二、内科治疗用药调整

很多合并内科疾病的患者，常使用很多药物治疗如降压药、降糖药、洋地黄等，应了解其药名、用药时间和用量、有无特殊反应以及与麻醉药之间是否存在不良相互作用，以决定术前是否需要继续使用或停止用药。

1. 降压药 除利尿药以外的降压药应一直用到术前，资料显示，围术期停用可乐定或 *β*-肾上腺素能受体阻滞药，反而会引起明显的血流动力学负效应。

2. 洋地黄 围术期应继续使用地高辛，对Ⅲ、Ⅳ级充血性心力衰竭的患者证明是有效的。

3. 利尿药 术前一般应停用利尿药，以避免发生低钾血症，使用利尿剂的患者，术前血清钾一般不应低于 3.0 mmol/L。

4. 抗心绞痛药 此类药物一般包括硝酸酯类、钙通道阻滞药、*β*-肾上腺素能受体阻滞药等都应持续使用到术前。

5. 抗心律失常药 一般来讲，围术期抗心律失常药应延用至手术前，但有些药物的副作用与麻醉药之间存在一定相关性，术中应加强监测。如丙吡胺与吸入麻醉药合用可出现心肌抑制加重，胺碘酮可引起甲状腺功能的改变，易诱发甲亢。

6. 口服降糖药 手术日晨不应使用口服降糖药，应改用胰岛素，以避免围术期出现无症状性低血糖。

7. 甲状腺药物 抗甲状腺药物如甲巯基咪唑、丙硫氧嘧啶应继续用至手术当天，但甲状腺素手术当天应停用，因其半衰期比较长（1.4～10 天）。

8. 糖皮质激素 曾用过糖皮质激素的患者，围术期应再补充适量皮质激素，见表 1-13，如果患者在手术当天使用氢化可的松>300 mg，围术期不能再使用氢化可的松，应继续使用正在使用的激素进行治疗。如病人已使用地塞米松，那么手术期间遇到应激时应继续使用地塞米松，以避免患者出现肾上腺功能不全。

表1-13 围术期补充皮质激素参考表

	氢化可的松
术前 1 天	25 mg，6:00 pm 和 12:00 am 各一次，静注或肌注
手术当天	100 mg，术中静注
术后第一天	100 mg，q 8 h，静注
术后第二天	50 mg，q 8 h，静注
术后第三天	25 mg，q 8 h，静注

9. 抗精神药和抗抑郁药　此类药物一般都应使用至手术前，但单胺氧化酶抑制药（MAOI）应在术前2周停止使用，以避免麻醉期间出现许多不良反应，包括心律失常和死亡；三环类抗抑郁药（TCA）可阻滞去甲肾上腺素的再摄取，并使神经末梢神经递质耗竭，引起围术期循环严重障碍，应在术前2～3周停药。

10. 非甾体类抗炎药（NSAID）　阿司匹林应在择期手术前至少停用7天，其他NSAID类药在手术前应至少停用48小时。

11. 抗凝药　手术前一般都必须停用抗凝药，如使用华法林抗凝患者在急诊手术前，应输注冰冻血浆以迅速逆转其抗凝作用，如果为择期手术，应先口服维生素 K_1 5 mg，一般可在24小时内使凝血酶原时间恢复正常。

12. 抗肿瘤药　阿霉素，其主要副作用是骨髓抑制和心脏副作用，如果患者有充血性心力衰竭的症状，术前应做心功能的测定；博来霉素，主要问题在于引起肺间质纤维性改变，术前应用糖皮质激素，有利于预防围术期呼吸功能衰竭，术中应密切监测血氧饱和度。

三、术前禁食禁饮

见表1-14。

表1-14　ASA术前禁食禁饮指南

年龄	清淡液体（h）	早餐牛奶（h）	清淡食物（h）	脂肪、肉类（h）
婴儿	2	4	6	8
儿童	2	4	6	8
成人	2	N	6	8

四、制订麻醉方案

首先应明确外科手术的类型，属择期、限期还是急诊手术，其合并内科疾病的具体情况，是否需要制定个体化方案。

（1）需要就并存疾病做进一步治疗，方可进行手术麻醉，如未经控制的高血压、高血糖、6个月以内的心肌梗死、充血性心力衰竭、心律失常如频发室早、二联律、三联律、心室率未控制的房颤、未经治疗准备的Ⅱ度Ⅱ型以上的房室传导阻滞、COPD急性加重期等等。

（2）进一步检查或会诊　根据病房访视的结果，确定是否需要就某个器官做进一步检查或请相应的科室会诊。

第五节　麻醉文书填写

一、麻醉知情同意书的填写

见表1-15。

表1-15　麻醉知情同意书

<table>
<tr><td colspan="2">患者姓名__________</td><td>性别______</td><td>年龄________</td><td>住院号__________</td></tr>
<tr><td colspan="5">术前诊断____</td></tr>
<tr><td colspan="5">手术名称____</td></tr>
<tr><td>疾病介绍和治疗建议</td><td colspan="4">1. 麻醉作用的产生主要是利用麻醉药使中枢神经系统或神经系统中某些部位受到抑制的结果。临床麻醉的主要任务是：消除手术疼痛，监测和调控生理功能，保障患者安全，并为手术创造条件。各种麻醉方法和麻醉药物对患者的生理功能都有一定影响。麻醉的风险性与手术大小并非完全一致，复杂的手术固然可使麻醉的风险性增加，而有时手术并非很复杂，但患者的病情和并存疾病的影响可能为麻醉带来更大的风险
2. 为了保证我手术时的无痛和医疗安全，手术需要在麻醉和严密的监测下进行，根据我的病情和手术需要，麻醉医师建议我选择以下麻醉方法，必要时我同意医师改变麻醉方式
□ 全身麻醉；□全麻+硬膜外麻醉；□椎管内麻醉；□神经阻滞；□局部麻醉+强化；□其他____________
3. 为了我的安全，麻醉医师将严格遵循麻醉操作规范和用药原则，在我手术麻醉期间，麻醉医师始终在现场严密监测我的生命体征，并履行医师职责，对异常情况及时进行治疗和处理。但任何麻醉方法都存在一定的风险性，根据目前技术水平尚难以完全避免发生一些医疗意外或并发症。如合并其他疾病，麻醉可诱发或加重已有症状，相关并发症和麻醉风险也显著增加
4. 为了减轻我的术后疼痛，促进康复，麻醉医师已向我介绍了术后镇痛治疗的优点、方法和可能引起的意外和并发症，建议我术后镇痛治疗，我已充分了解这是自愿选择和自费项目</td></tr>
<tr><td>麻醉潜在风险和对策</td><td colspan="4">1. 麻醉医师已对我的病情、病史进行了详细询问。我对麻醉医师所告知的因受医学科学技术条件限制、目前尚难以完全避免的麻醉意外和并发症表示理解。相信麻醉医师会采取积极有效的措施加以避免，若发生紧急情况，医师无法或来不及征得本人或家属的意见时，授权麻醉医师按照医学常规予以紧急处理和全力救治。如果所选麻醉方法不能满足手术需要，授权麻醉医师根据具体情况改变麻醉方式以便顺利完成手术治疗
2. 我理解麻醉存在以下（但不限于）风险：
（1）与原发病或并存疾病相关：心肌缺血/梗死、心力衰竭、严重心律失常、肺不张、肺栓塞、肺水肿、呼吸衰竭、脑出血、脑梗死、脑水肿、肝肾功能障碍或衰竭
（2）与不同的麻醉方法或操作相关：
1）全身麻醉：呕吐、误吸、喉痉挛、支气管痉挛、急性上呼吸道梗阻、气管插管失败、术后咽痛、声带损伤、牙齿脱落、苏醒延迟等
2）椎管内麻醉：腰背痛，尿失禁，尿储留，腰麻后头痛，脊髓或脊神经损伤，呼吸和循环抑制，全脊髓麻醉，硬膜外血肿、脓肿甚至截瘫，穿刺部位或椎管内感染，硬膜外导管滞留或断裂，麻醉不完善或失败等
3）神经阻滞：血胸、气胸、神经功能障碍、喉返神经麻痹、全脊麻、麻醉不完善或失败等
（3）与药物相关：过敏反应或过敏性休克，严重呼吸抑制和循环抑制，局麻药全身毒性反应或神经毒性，器官功能损害或衰竭，精神异常，恶性高热等
（4）与输液、输血及血制品相关：过敏反应、血源性传染病、热源反应、凝血病等
（5）与创伤性监测相关：局部血肿、纵隔血/气肿、血/气胸、感染、心律失常、血栓形成或肺栓塞、心包填塞、导管打折或断裂、胸导管损伤、神经损伤等
（6）与外科手术相关：失血性休克，严重迷走神经反射引起呼吸心脏骤停，压迫心脏或大血管引起严重循环抑制及其并发症等
（7）与术后镇痛相关：呼吸、循环抑制，恶心呕吐，镇痛不全等
（8）与急诊手术相关：以上医疗意外和并发症均可能发生于急诊病人，且发生率较择期手术明显增高。一旦发生上述危险和意外，医师会积极采取应对措施</td></tr>
<tr><td>特殊风险或高危因素</td><td colspan="4">根据我个人的病情，我理解可能会出现上述所交代并发症以外的风险：
____
一旦发生上述风险或意外，医生会积极采取应对措施</td></tr>
</table>

续表

患者知情选择	❖ 麻醉医师已充分告知我将要施行的麻醉及为围麻醉期可能会发生的并发症和风险，并解答了我关于此次麻醉相关问题 ❖ 我同意麻醉中医师可根据我的具体情况对预定的麻醉方式作出调整 ❖ 我理解在我麻醉期间需要多位医生共同进行 ❖ 我并未得到治疗百分之百无风险的许诺 患者签名________家属签名_______与患者关系__________ 签名日期_____年_____月______日 我同意接受术后镇痛治疗。 患者签名________家属签名_______与患者关系__________ 签名日期_____年_____月______日
医生陈述	我已经告知患者及其家属将要施行的麻醉方式、麻醉期间或麻醉后可能出现的并发症和风险，根据手术需要更改麻醉方法的可能性，并且解答了患者关于此次麻醉的相关问题 医生签名______________ 签名日期_____年_____月_____日

二、麻醉前访视记录单

见表1-16。

表1-16　麻醉前访视记录单

姓名______	性别___　年龄____　科室____　床号____　住院号____
术前诊断：______________________________	
拟施手术：______________________________	
病史	高血压：□有/□无，糖尿病：□有/□无，冠心病：□有/□无，瓣膜病：□有/□无，哮喘：□有/□无， 慢性阻塞性肺疾病：□有/□无，脑出血：□有/□无，脑栓塞：□有/□无，痴呆：□有/□无，癫痫：□有/□无， 听力障碍：□有/□无，出血性疾病：□有/□无，疾病名称：________，其他疾病：_________， 药物过敏：□有/□无_______，药物成瘾：□有/□无_______，吸烟史：□有/□无________， 饮酒：□有/□无____________。既往手术史：□有/□无______________________ 既往麻醉史：□有/□无______________________________ 特殊用药史：□有/□无__________最后使用时间__________
一般情况体格检查	BP______mmHg，HR_____bpm，R_____bpm，T______℃，身高____cm 体重_____kg； 意识：□清醒/□模糊/□昏迷，肥胖：□是/□否，饱胃：□是/□否，呼吸困难：□有/□无，发绀：□有/□无， 牙齿松动：□有/□无，义齿：□有/□无，张口困难：□有/□无，张口度：□1 指、□2 指、□3 指， 颈椎活动情况：□正常/□异常______，甲颏距离____cm，Mallampati 气道分级：□Ⅰ、□Ⅱ、□Ⅲ、□Ⅳ， 困难气道：□是/□否，心脏检查：□正常/□异常______，肺部检查：□正常/□异常______ 脊柱畸形：□有/□无，椎间隙：□清楚/□不清楚，穿刺点红、肿、压痛：□有/□无， 双下肢运动/感觉：□正常/□异常，其他__________
麻醉相关辅助检查	血常规：□正常/□异常，RBC____10^9/L，Hb____g/L，PLT____10^9/L，WBC_____10^9/L， 凝血机制：□正常/□异常，PT_____s，APTT____s， 电解质：□正常/□异常，K____mmol/L，Na____mmol/L，Cl____mmol/L， 血气分析：□正常/□异常，肝功：□正常/□异常，肾功：□正常/□异常，胸片：□正常/□异常____________， 心电图：□正常/□异常：ST-T 改变：□有/□无，心律：□齐/□不齐，心率：□过速/□过缓， 期前收缩：□有/□无，□频发/□偶发，□房早/□室早。超声心动图：□正常/□异常：________， 肺功能检查：□正常/□异常：__________ 其他检查：______________________________

续表

麻醉风险评估及麻醉方式选择	心功能分级（NYHA）：□Ⅰ、□Ⅱ、□Ⅲ、□Ⅳ 肺功能分级：□0、□1、□2、□3、□4、□5 ASA 分级：□Ⅰ、□Ⅱ、□Ⅲ、□Ⅳ、□Ⅴ、□E 手术麻醉风险类别：□一类：风险较小；□二类：有一定风险；□三类：风险较大；□四类：风险很大；□五类：病情危重，濒临死亡，异常危险 拟行麻醉方式：□全身麻醉 □全麻+硬膜外麻醉 □椎管内麻醉 □神经阻滞 □局麻+强化 □其他______________
麻醉医师签名__________日期____年____月___日	

第六节　模拟训练

患者，男，70岁，因阵发性心悸10年，双下肢水肿2年，加重10天，发现右侧腹股沟区包块2天而入院。患者10年前无明显诱因出现阵发性心悸，多于劳累、情绪不良时发生，经休息可缓解。发作时伴显著气短，咳痰，夜间需高枕卧位，曾被医院诊断为“缺血性心肌病”，长期服用“地高辛、双克、速尿”等药物。上述症状时轻时重，反复发作，无胸痛、胸闷、晕厥等。2年前出现间断双下肢水肿，下午及晚上上述症状明显加重，加大利尿剂可减轻，无腰痛，夜尿多或肉眼血尿。10天前上述症状因受凉加重，咳少量黄白色黏痰，无咳嗽、胸痛、寒战、发热，自服上述药物无缓解，2天前发现右腹股沟区可复性包块，如鸡蛋大小，包块柔软，无结节状，有压痛，伴下腹隐痛。

既往史：8年前因“心脏病”住院发现“高血压”，自述长期服用“比索洛尔片、已酮可可碱”治疗，血压控制尚可，否认糖尿病，肝炎，结核等疾病，余（-）。

入院诊断：缺血性心肌病：心律失常：房颤

高血压病

右侧腹股沟斜疝

体格检查：T：36.4℃，P：100 bpm，R：24 bpm，BP：125/85 mmHg。

精神差，半卧位，呼吸急促，口唇发绀，颈静脉怒张，肝颈静脉反流（+），桶状胸，双肺叩诊过清音，可闻及少许湿啰音，右下肺呼吸音减低，心尖冲动位于第6肋间腋前线处，心界叩诊向左下扩大，腹平软，右侧腹股沟区10 cm×20 cm可复性包块，双下肢轻度肿胀。

病程：上述症状经吸氧、利尿、强心、营养心肌等治疗半月，胸闷、气短好转，双下肢水肿消退，但仍有咳嗽，少量白痰，夜间仍高枕卧位，手术前夜患者突感阴囊疼痛，查体有较大肿块，压痛明显，肠鸣音阴性，考虑斜疝嵌顿，经手法复位后安排次日手术。

就上述病例，每6人一组，进行麻醉前评估演练，评估病人整体状态并结合拟行术式进行麻醉方案设计，对病人接受本次麻醉和手术的耐受程度进行综合分析和评价，并对麻醉实施过程中可能出现的意外和并发症提出针对性解决方案。并完成麻醉前访视单和麻醉知情同意书的填写。

（杨宇焦　万　勇）

参考文献

郭曲练，姚尚龙. 2011. 临床麻醉学. 3 版.北京：人民卫生出版社：1～10.
庄心良，曾因明，陈伯銮. 2003. 现代麻醉学. 3 版. 北京：人民卫生出版社：767～799.
Peter F Dunn. [美]. 2009. 麻省总医院临床麻醉手册. 7 版. 于永浩等译. 天津. 天津科技翻译出版公司：3～15.

第二章　麻醉前设备及药物的准备

麻醉前准备包括患者的准备、设备仪器的准备以及药物的准备。本书第一章主要介绍了术前访视（即患者的准备），本章则着重讲解另外两个方面。自 1993 年美国实施第一部麻醉前仪器准备检查程序，极大地提高了麻醉安全性以来，麻醉前准备引起了广泛重视。麻醉前的详尽准备，是保证麻醉安全和手术顺利进行的基础。本章将从麻醉前准备的流程、麻醉机和监护仪的准备、气道管理用具和药品的准备等多方面进行介绍。

第一节　麻醉前准备流程

麻醉前准备流程能够帮助每一位麻醉医师尽量全面地完成麻醉前的一切准备工作，亦有助于培养初学者的临床思维和养成良好的麻醉习惯。熟记麻醉前准备流程能帮助麻醉工作者尽量减少或避免麻醉准备中出现不必要的疏漏。

一、实 验 目 的

掌握手术室内麻醉前准备流程。

二、实 验 准 备

（1）麻醉机、监护仪、气管插管用具、各类药品等。
（2）模拟人或患者。

三、实 验 方 法

（一）熟记实验流程图（图 2-1）

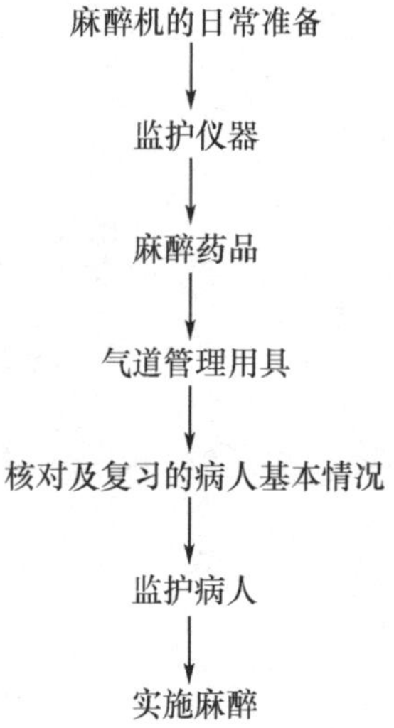

图 2-1　麻醉前准备流程图

（二）备齐各类设备及药品

1. 麻醉机　图 2-2。

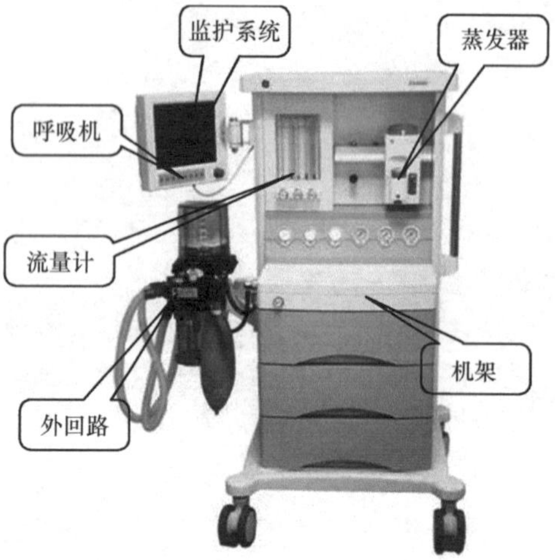

图 2-2　麻醉机

2. 监护仪　图 2-3。

3. 气管插管用具　喉镜（镜柄和合适的镜片）、气管导管及管芯、10ml 注射器、牙垫、胶布、听诊器、胃管等或一次性使用气管插管包（图 2-4）。

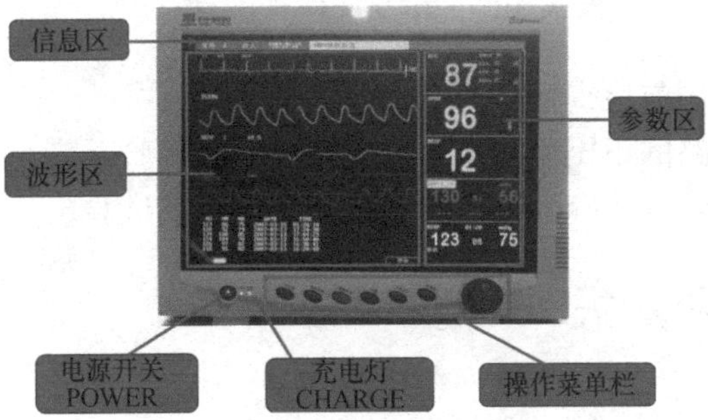

图 2-3　监护仪

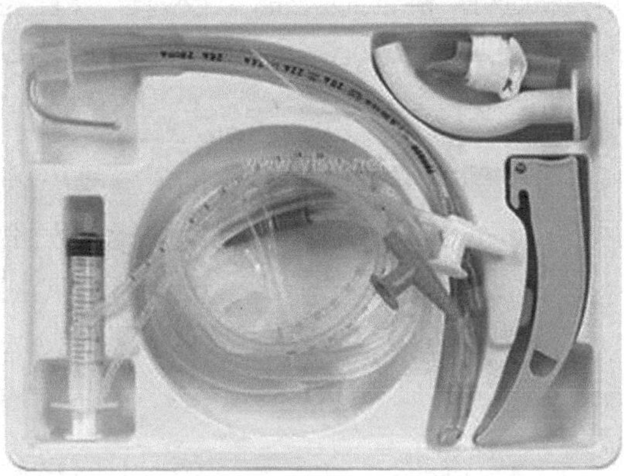
图 2-4　一次性使用气管插管包

4. 麻醉药品和急救药品　图 2-5。

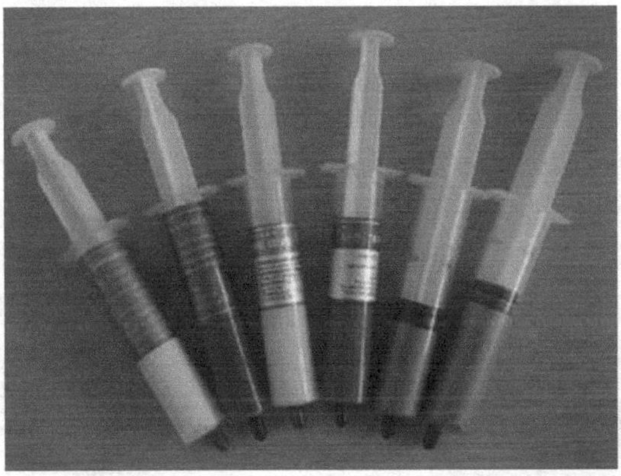
图 2-5　各类药品

（三）按照实验流程熟悉各类物品

第二节　麻醉机准备

麻醉机同样随着麻醉学和电子技术的发展而不断发展，现今已成为麻醉医师施行麻醉的必备工具。自 1901 年，德国人 Johann-Heinrich Drger 及他的儿子制成世界上第一台简单麻醉机起，随着科技的飞速发展和医务人员的不懈努力，麻醉机的功能不断完善，技术含量不断提高，直至目前的麻醉工作站。现代麻醉机除了可以完成对多种气体与挥发性麻醉药进行输送之外，还可以控制和辅助病人呼吸，同时在手术过程中对病人意识、痛觉水平进行调节。

现代麻醉机能够从压缩气体瓶内释放出稳定的麻醉气体，或从麻药蒸发器内释放出准确浓度的麻醉蒸气，精确提供氧气，实施机械通气、辅助通气。此外，为防止人为的或机械的故障伤害病人，现代麻醉机还有可靠的安全装置，通过基本的监护，为病人提供安全保障，减小医生和病人的风险。同时，现代麻醉机具有吸收二氧化碳、无效腔量小、呼吸阻抗低等优点。现代麻醉机的基本组成包括：气体流量计，吸入和呼出阀门，报警装置以及麻醉残气清除系统等。其中麻醉呼吸机、挥发罐、呼吸功能监测装置为其核心组成部分，在任何一台麻醉机上都是必不可少的。但麻醉机毕竟是机械类设备，因此麻醉医生每天在实施第一例麻醉开始前，都应对麻醉机进行严格的、完整的安全检查，并且紧接的每一台麻醉前亦应进行必要的安全检查。

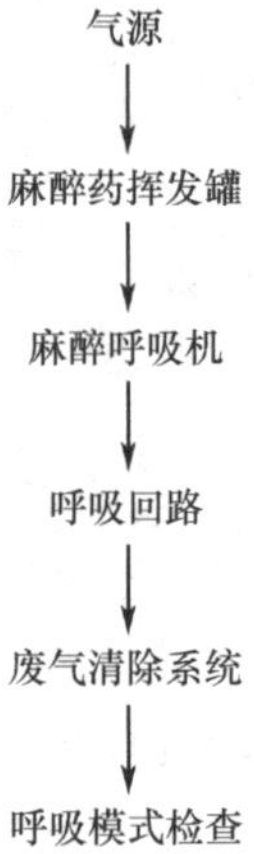

图 2-6　麻醉机准备流程图

一、实 验 目 的

（1）熟悉麻醉机用前检查程序。
（2）掌握麻醉回路的正压泄漏试验和模拟肺通气实验。
（3）了解氧浓度监测及麻醉机低压系统的负压泄漏试验。

二、实 验 步 骤

（一）麻醉机准备流程

图 2-6 为麻醉机和呼吸回路的一般检查程序，特定的麻醉机，有特定的检查步骤，可参考麻醉机的操作手册加以补充。

（二）麻醉机日常检查程序

1. 气源　主要包括高压气瓶（图 2-7），空气压缩机（图 2-8）和中央供气系统等（图 2-9 为中央供气系统接口），要根据实际情况准备。其中高压气瓶需用压力调节器（图 2-10）减压，方可进入麻醉机，而中央供气系统一般气源输出压力达到 0.3～0.6 MPa 即可。在检查高压气瓶时，开启氧气瓶阀门，应确保氧气瓶至少半满（约 1000 psi 或 6.0 MPa）。在检查中心供氧管道时，首先检查管道连接正确（各类气源及标志见表 2-1），若低氧压或供氧管道连接出现故障，在打开麻醉机电源，报警装置会报警，当故障清除后低氧压报警会消失。

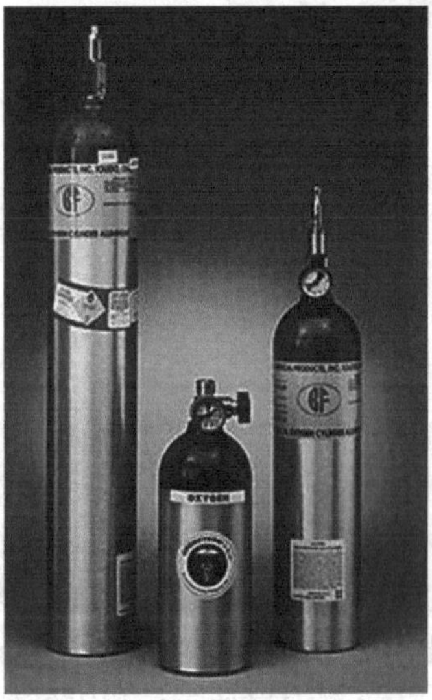
图 2-7　高压气瓶

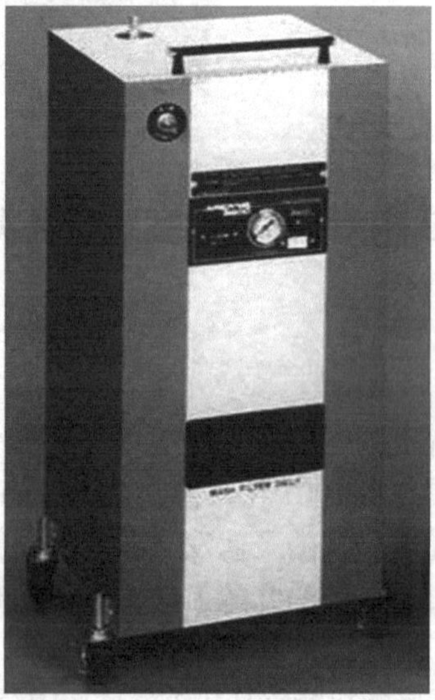
图 2-8　空气压缩机

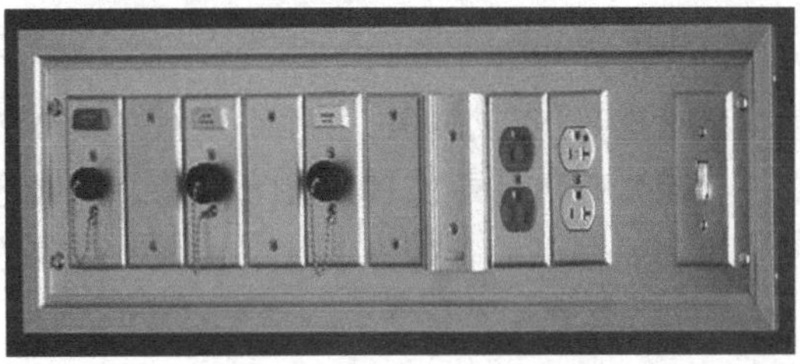

图 2-9　中央供气系统接口

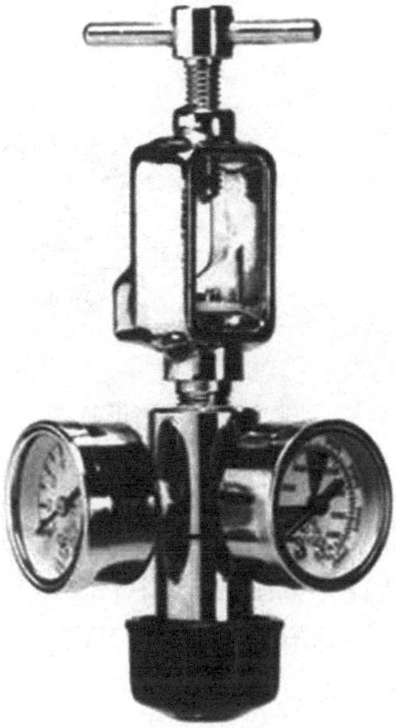

图 2-10　压力调节器

表2-1　医用压缩贮气筒颜色标记

	ISO	英国	美国	德国	荷兰	瑞士	中国	日本
Air	黑/白	黑/白	黄	灰（黄）	蓝/绿	棕	黑	灰
CO_2	灰	灰	灰	灰（黑）	灰	黑	铝白	绿
N_2O	蓝	蓝	蓝	灰	蓝/灰	绿/灰	银灰	灰（蓝）
N_2	黑	黑	黑	绿	黄	绿	黑	灰
O_2	白	白	绿	蓝	蓝	蓝	浅蓝	黑（绿）

2. 内气路系统

（1）气源压力表：指示麻醉机输入气源压力，图 2-11。

（2）单向阀：位于气路箱内，作用是防止气体回流。

（3）低氧报警系统：该装置由储气罐、换向阀、汽笛组成。当氧气压力下降到 0.2～0.05 MPa 时，持续时间大于 7 秒出现报警，报警声响不应低于 57 dB（A）。

（4）快速供氧阀：在检查快速充氧阀（图 2-12）时，要确定按钮是否完好。

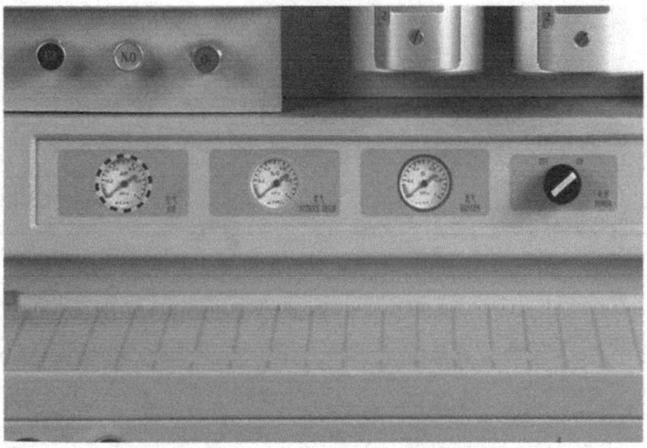

图 2-11　气源压力表

（5）共同气体出口：图 2-13 氧气及麻醉药物混合气由此通过软管与病人吸收回路连接。

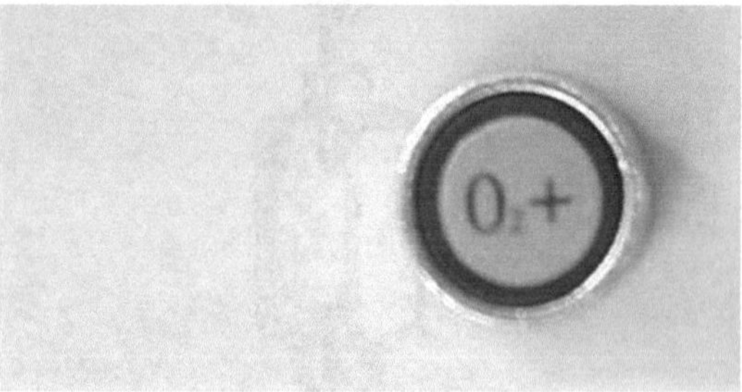

图 2-12　快速供氧阀

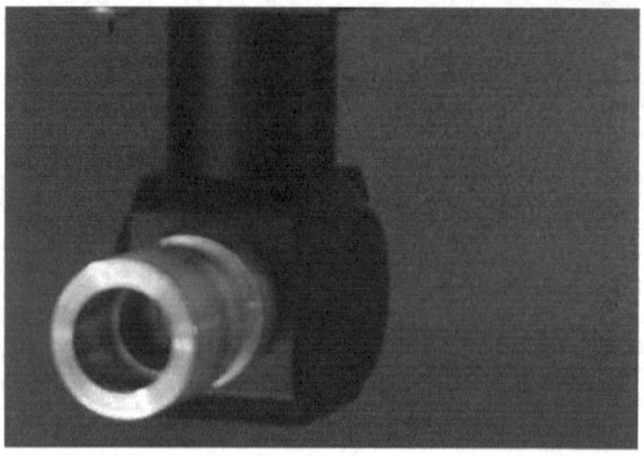

图 2-13　共同气体出口

（6）微单向阀：防止气流扰动，干扰蒸发器的蒸发浓度。

3. 麻醉药挥发罐　是一种能将液态的挥发性麻醉药转变成蒸汽，并按一定量输入麻醉回路的装置（如图 2-14 和图 2-15）。它的主要功能是有效地蒸发挥发性麻醉药，精确地控制挥发性麻醉药的输出浓度，自动补偿流量、压力、温度。各种吸入麻醉药挥发罐颜色标志如表 2-2。

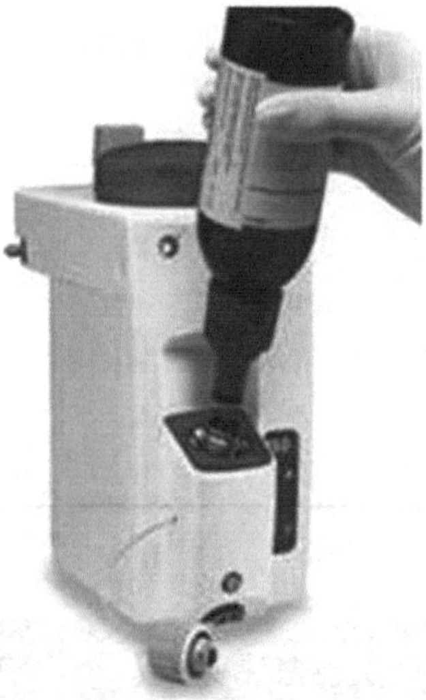

图 2-14　麻醉药挥发罐

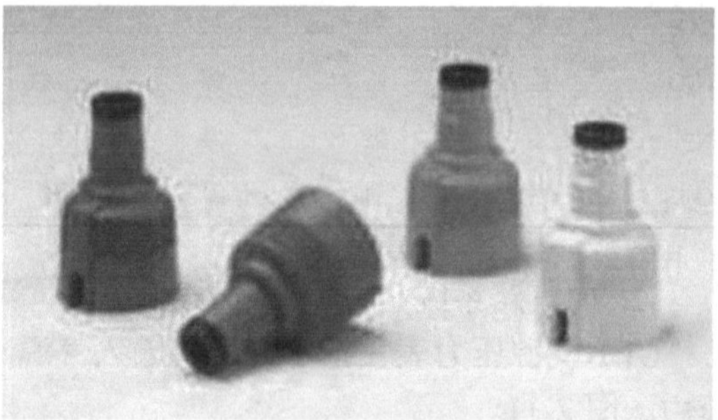

图 2-15　加药器

表2-2　常用吸入麻醉药的类型

名称	英文	颜色
安氟醚	enflurane	橘黄色
异氟醚	isoflurane	紫色
七氟醚	sevoflurane	黄色
地氟醚	desflurane	蓝色

4. 流量计　是测定流动气体流量的工具，可精确控制气源减压后的气体流量，是麻醉机的重要部件之一。一般流量范围，氧气：0～10 L/min，笑气：0～10 L/min，空气：0～10 L/min（如图 2-16）。

检查气体流量控制装置时观察 O_2 流量管有无破损，氧流量控制旋钮是否易于操作，氧流量计能否上下移动；旋钮开至最大时，O_2 流量能大于 10 L/min，旋钮关至最小时，O_2 流量应>150 ml/min。

5. 麻醉呼吸机　图 2-17，主要用于麻醉过程中辅助/控制病人呼吸及全面监测了解病人呼吸状况。麻醉呼吸器按驱动方式分气动气控呼吸机（已淘汰），气动电控呼吸机，电动电控呼吸机（内置电机为驱动力）。按呼吸气转化方式分定容呼吸机、定压呼吸机及多功能呼吸机。气动电控麻醉呼吸器以高压气源为驱动力，这使得麻醉机更安全，结构也变得简单，反应更加迅速，故障率低，降低维修成本。此种麻醉呼吸器采用的上升式风箱，可观察通气状态及泄漏指示，并且有后备电池能工作 6 个小时以上。由于医院除了正常中心供氧外，手术室都有备用氧气瓶。所以不用担心手术中的停电停气。

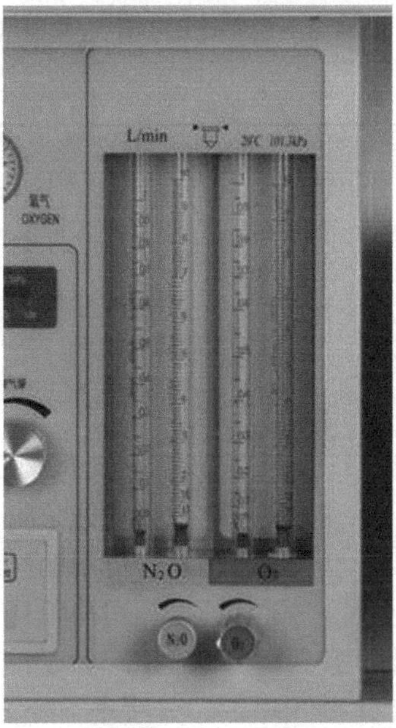

图 2-16　流量计

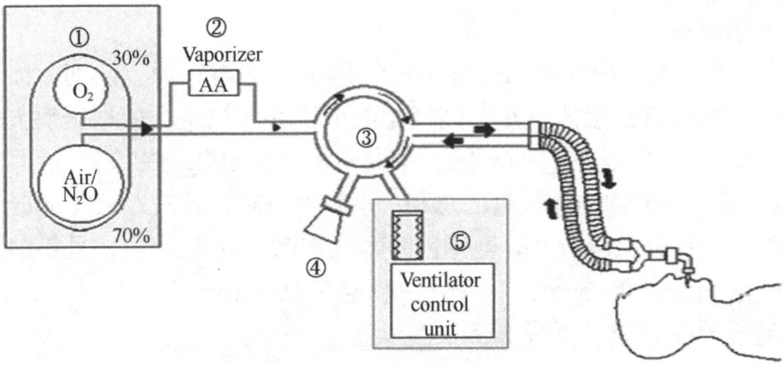

图 2-17　麻醉呼吸机示意图

（1）常用通气模式（表 2-3）

表2-3　常用通气模式

英文缩写	中文	备注
IPPV（VC）	间歇正压通气模式	容量控制
IPPV（PC）	间歇正压通气模式	压力控制
SIPPV（VC）	同步间歇正压通气模式	容量控制
SIMV	同步间隙指令性通气模式	
SIPPV（PC）	同步间歇正压通气模式	压力控制

（2）常用的通气功能（表 2-4）

表2-4　常用的通气功能

英文缩写	中文
PEEP	呼气末正压
SIGH	叹息功能
TIP	屏气功能
CL	肺顺应性

（3）麻醉机的相关术语（表 2-5）

表2-5 麻醉机的相关术语

英文	中文	备注
Sign	叹息	A
Trigger	压力触发	B
IRV	反比通气	C
I：E	吸呼比	D
Vt	潮气量	E
MV	分钟通气量	F
FRQE（f）	呼吸频率	G

1）叹息：主要功能是防止肺萎陷，吹涨萎陷的肺泡，增加 CO_2 排除。

2）压力触发：可帮助病人恢复自主呼吸，尽快脱离机控。

3）反比通气：可降低吸气流速，延长吸气时间和缩短呼气时间，并可用压力控制通气，使气体分布均匀。该功能有类似 PEEP 效应，使小气道开放，死腔量/潮气量比值降低，CO_2 排出增加，分流率下降，肺顺应性增加。

4）吸呼比：从吸气开始到呼气结束为一个呼吸周期。吸气时间和呼气时间的比值即为吸呼比，一般情况成人为 1：2；小儿 1：1.5。

5）潮气量：正常人平静时吸入或呼出的气体量。它与年龄、性别、体表、呼吸习惯等有关。设定潮气量通常指吸入气量，潮气量的设定并非恒定，应根据病人的血气分析进行调整。正常情况下：成人 8～10 ml/kg，小儿 10～15 ml/kg。

6）分钟通气量：一分钟内潮气量的总和，平静呼吸时，成人 6～8 L/min，麻醉时略低。

7）呼吸频率（次/分，bpm）即每分钟的呼吸次数。小儿较快，且年龄越小，呼吸频率越快；成人一般为 16～18 bpm，麻醉时一般定在 10～16bpm。

（4）机械通气呼吸参数，见表 2-6。

表2-6 不同年龄机械通气呼吸参数（频率）参考值

年龄	新生儿	～1 岁	～3 岁	～7 岁	～14 岁	成人
频率（bpm）	40～50	30～40	25～30	20～25	18～20	12～18

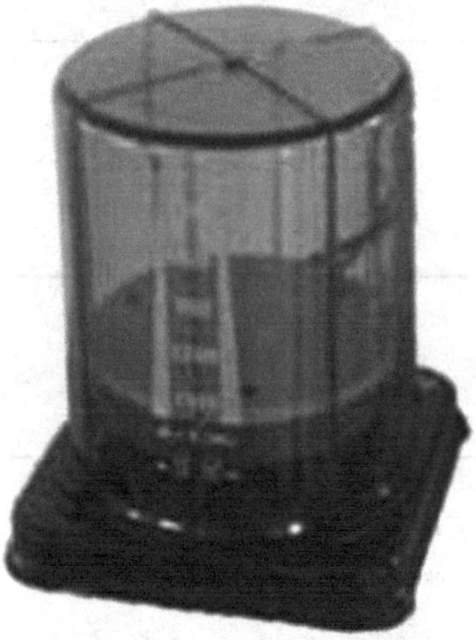

图 2-18 上升式风箱

6. 外呼吸回路

（1）风箱：主要是在机控时，将回路内的气体输送给患者，分为上升式风箱（图 2-18）和下降式风箱。上升式风箱由溢气阀，折叠囊，底座和风箱罩组成，它提供了一个广泛的视角，实时反映患者每次呼吸的情况，直接反映呼吸回路有无漏气和直接判断新鲜气流是否充足，可以自动产生 2～3cmH_2O 的 PEEP，防止肺泡塌陷等特点。呼气下降式风箱不宜做低流量麻醉，易产生呼气末负压。

（2）CO_2 吸收回路，图 2-19。

1）CO_2 吸收回路的主要作用是储存麻醉气体及氧气，按需排出废气，吸收二氧化碳，直接与呼吸道相通协助完成呼吸过程。

2）CO_2 吸收回路主要由可调节限压排气阀（APL阀）、吸气活瓣、呼气活瓣、机控/手动转换开关、气道压力表和 CO_2 吸收器组成。

3）CO_2 吸收器是闭式麻醉机的必备装置，它利用吸收器中的碱石灰（或钡石灰）与 CO_2 起化学反应，以清除呼出气中的 CO_2。钠石灰由 5%NaOH 或 KOH 和 95%Ca_2OH_2 组成，制剂中含水 15%～19%，另有 0.2%二氧化硅起融合作用。颗粒大小以 5～6 mm 的半圆形为最佳，这样吸收面积大，气流阻力小。在碱石灰中加有指示剂，可判断其吸收 CO_2 的效能。碱石灰是强碱，吸收 CO_2 后，pH 下降至 12 以下，指示剂就会变色（如图 2-20 和图 2-21）。

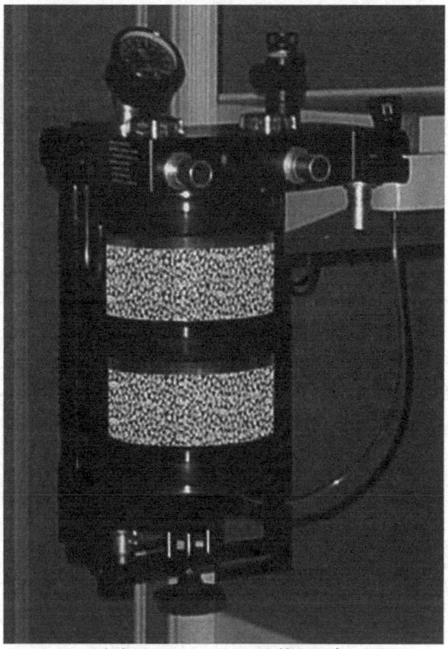

图 2-19　CO_2 吸收回路

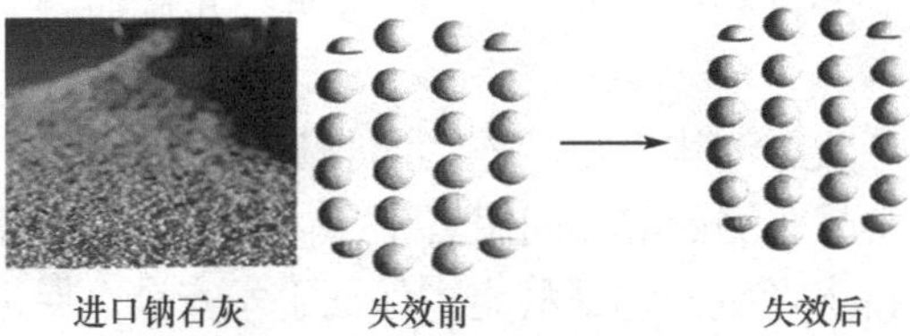

图 2-20　进口碱石灰变化过程

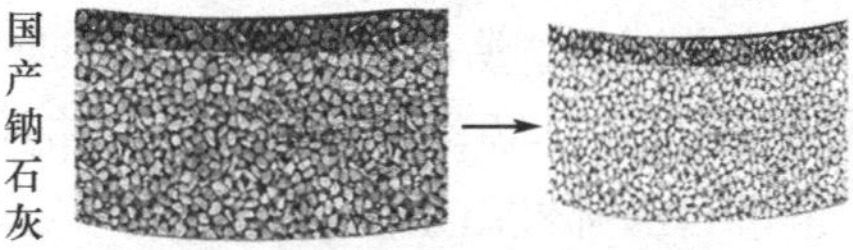

图 2-21　国产碱石灰变化过程

7. 完成呼吸环路的检查　连接好螺纹管和呼吸囊，选择与病人面部相匹配的面罩，并检查面罩气垫是否充气；检查钠石灰罐，如发现钠石灰失效（变为紫色或蓝色），应及时更换。

（1）检查呼吸系统（“手控”模式）。

1）将开关设置到“手控”模式，确保呼吸环路所有连接口均完好通常。

2）关闭气体流量，气体流量浮标处于 0 刻度。

3）关闭 APL。

4）阻塞 Y-形接口，按压快速充氧阀，使呼吸系统压力达到 40 cmH_2O。

5）15 秒内压力仍高于 30 cmH_2O，并出现“气道连续高压”报警，则表明手控模式状态下，呼吸环路不漏气。若出现压力下降，则表明高压漏气，需再次检查或排除故障。

6）开启 APL。

（2）废气排出系统。

1）完全开放 APL，封闭 Y 型管。

2）使用最小氧流量，使废气排出系统的储气皮球完全压缩，验证呼吸回路呼吸机压力表数值约为零。

3）启动快速充氧按钮，使废气排出系统的储气皮球完全扩张，然后验证呼吸回路呼吸机压力表数值 $<10\ cmH_2O$。

（3）检查麻醉机通气系统（“机控”模式）。

1）设置潮气量、呼吸频率、吸呼比及气道压力报警界限：根据病人的具体情况及手术方式，按不同对象设置好潮气量、呼吸频率、吸：呼比、气道压力等呼吸参数。各项呼吸参数报警上下限一般为预定目标值的±30%，如设计潮气量为500 ml，呼吸频率为10次时，潮气量报警下限定为350 ml，上限为650 ml，呼吸分钟通气量报警下限3.5L，上限为6.5 L。

2）观察设定值是否准确：将第二个呼吸囊连接到Y-接口处，将麻醉机转换成机械通气模式，观察呼吸囊是否起伏、风箱充满与释放或运动情况、呼吸活瓣运动情况以及麻醉机潮气量显示值是否与设定值一致。

第三节 监护仪器准备

临床麻醉学是最具风险的医学领域之一。研究显示，麻醉期间未及时全面的监测患者是围术期麻醉并发症的主要原因（10%）之一，如果在无任何策略能够保证麻醉医师防止麻醉或手术的不良后果的情况下，麻醉医师可以通过加强监测，针对监测结果及时采取措施从而减少不良反应或意外事件的发生。因此，麻醉医师在麻醉前必须确保基本监测设备处于正常工作状态（包括报警功能），麻醉过程中及时弄清影响监护设备正常工作的常见原因，综合分析监测结果，及时做出调整。在麻醉过程中，要确保一旦需要，可随时得到更进一步监测的设备。

在麻醉期间，所有患者的氧合、通气、循环状态等均应得到连续的监测评估，必要时采取相应措施维持患者呼吸和循环功能正常，实时监测麻醉期间患者生命体征的变化才能帮助麻醉科医师做出正确判断和及时处理，维持患者生命体征稳定，保证手术安全，促进术后转归。

临床上常用的基本监测设备是心电监护仪，它基本可完成对被监护者进行持续不间断的心电功能监测。心电监护仪工作原理是通过感应系统如热敏电阻、电极、压力传感器、探头等接收来自病人的各种信息，经过导线输入到换能系统并放大，进一步计算和分析，最后显示到监护仪屏幕上。从正面看，监护仪由信息区、波形区、参数区、电源开关（Power）、充电显示（Charge）和操作菜单栏等部分组成，其中操作菜单栏，主要由以下功能键构成（表2-7）。

表2-7 菜单栏的功能键

中文名称	英文标志	功能
静音键	SILENCE	可以屏蔽系统的所有声音
报警暂停		按下该键可以暂停、恢复或清除报警
波形冻结	FREEZE	按下该键可以冻结或解冻波形
记录	REC/STOP	可以启动或停止记录
无创血压	START	按下该键可以启动或停止测量血压
主菜单键	MENU	当仪器未显示任何菜单时按此键将显示系统的主菜单　不管在什么菜单显示状态时，按此键都会退出菜单显示
旋钮		旋转选择菜单，按下确认项目

从侧面（图2-22）看，监护仪主要包括ECG接口、NIBP接口、TEMP接口、SPO_2接口和内置电源等组成。

监护仪后面（图2-23）主要由排风口、网络接口、等电位接口、扬声器、保险丝、电源接口等构成。

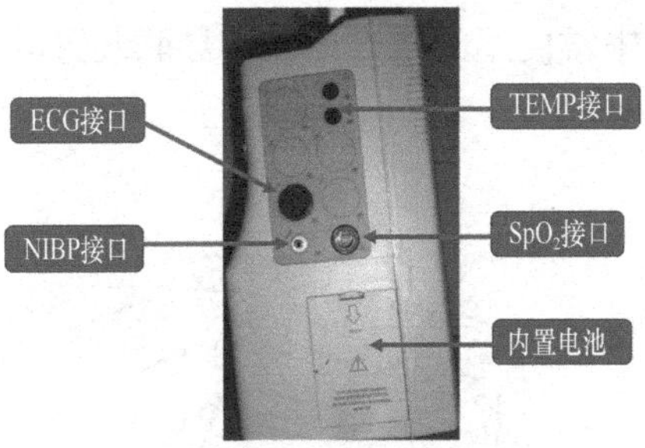

图 2-22　监护仪侧面

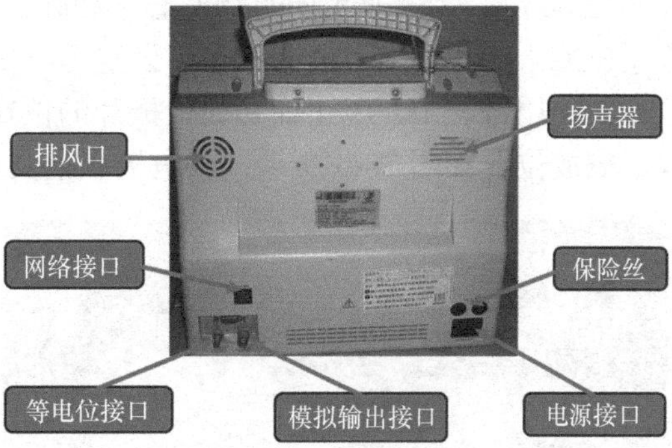

图 2-23　监护仪背面

一、实验目的

（1）了解心电监护仪的结构。
（2）熟悉各种参数的设置。
（3）掌握心电监护仪的操作流程。
（4）掌握各种导线的连接和电极片的安放及其注意事项。

二、实验步骤

（一）设置各种参数

1. 合理设定病人类型　连接监护仪电源，打开主机开关（charge）。打开系统菜单栏（图 2-24），合理设定即将监护病人类型，尤其是小儿和成人模式一定要分别设置。

2. 设置各项监测　临床上，除了根据监护内容，设置相应的监护通道之外，还需要对各项参数进行设置。

（1）心率和心律监测：心率和心律监测的目的是发现致命性或潜在致命性心律失常，发现可能影响血流动力功能的心律失常，以便及时进行心肺复苏、直流电复律或电除颤、心脏电起搏或抗心律失常药物治疗，从而中止和预防心律失常发作。

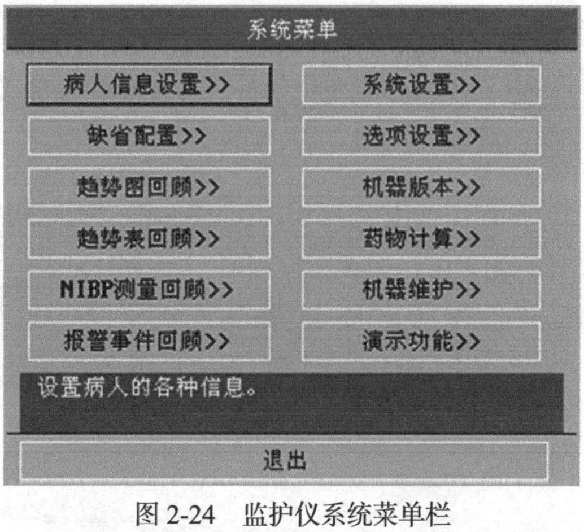

图 2-24　监护仪系统菜单栏

表2-8　心率的正常值范围

年龄（岁）	心率（次/分）
＜1	120～160
1～5	90～120
6～9	80～100
正常成人	60～100

心率是对心电图与脉搏搏动的监测。在大多数情况下，心电图的心率和脉搏搏动脉率的数值是相同的。心率的正常值范围如表 2-8 所示。

实时对心率的监测能及时发现异常、危险心律，间接判断心输出量（如进行性心率减慢是心脏停搏的前奏）；计算休克指数（HR/SBP），可间接的提示失血量；估计心肌耗氧量（SBP×HR，应≤12 000），为了避免同时触发心率和脉率报警，监护仪可以选择其中一个作为报警源。在【ECG】-【PR】-【报警源】中设置（图 2-25）。

在使用过程中，应正确安放电极片的位置。术中常使用的是 5 个肢体导联装置的监护仪，安放位置如图 2-26 所示，各电极颜色及意义如表 2-9。

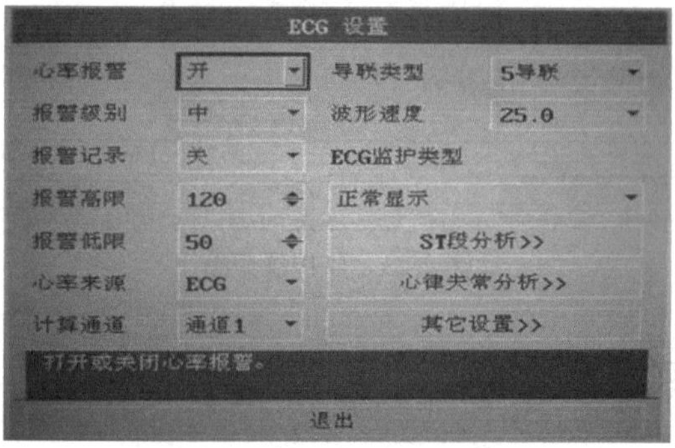

图 2-25　ECG 设置

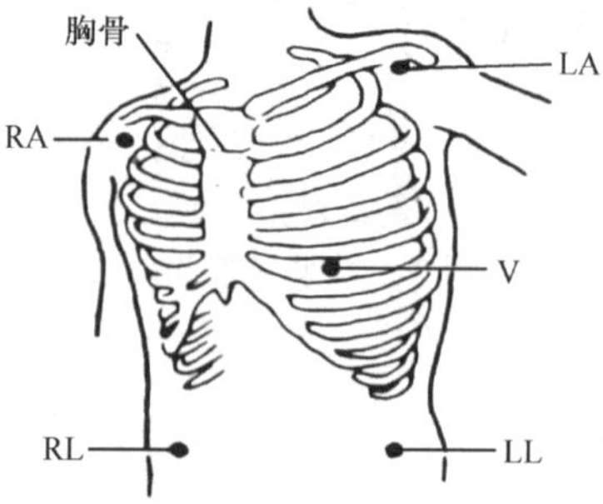

图 2-26　肢体导联电极片的贴放位置

表2-9　肢体导联电极颜色代表的意义

标名	AAMI 彩色码	位置
RA（右臂）	白	紧挨锁骨下方，靠近右肩
LA（左臂）	黑	紧挨锁骨下方，靠近左肩
V（胸）	棕	胸前导联某一位置
RL（右腿）	绿	右下腹
LL（左腿）	红	左下腹

除了监测心率变化之外，最重要的是能及时地发现心律失常。如房性早搏、室性早搏、房颤、室颤等（图 2-27 至图 2-34）。

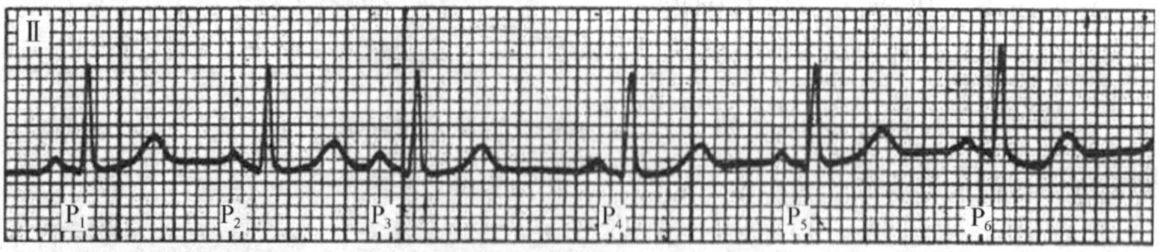

图 2-27　房性早搏

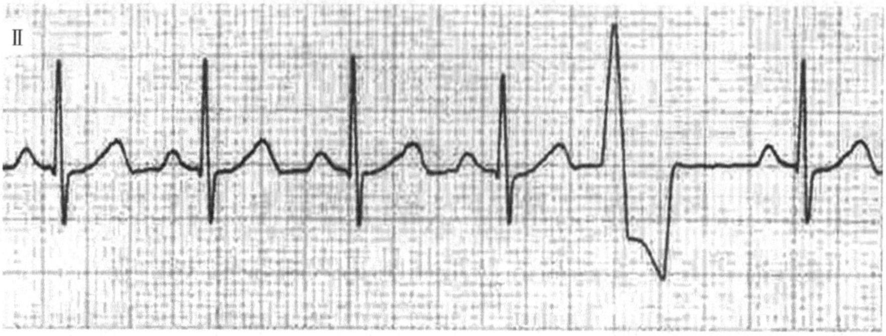

图 2-28　室性早搏

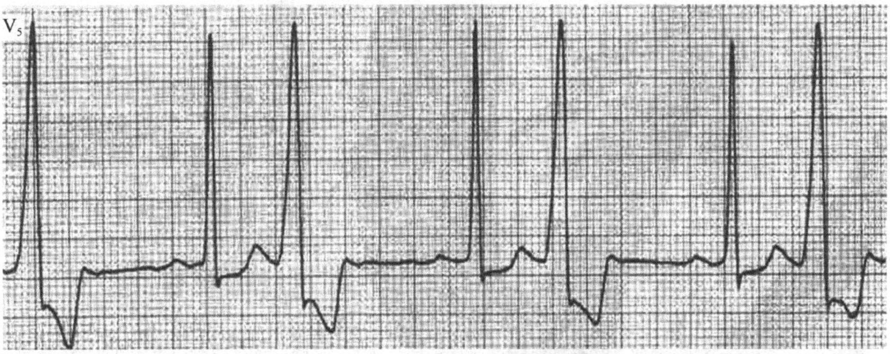

图 2-29　室性早搏二联律

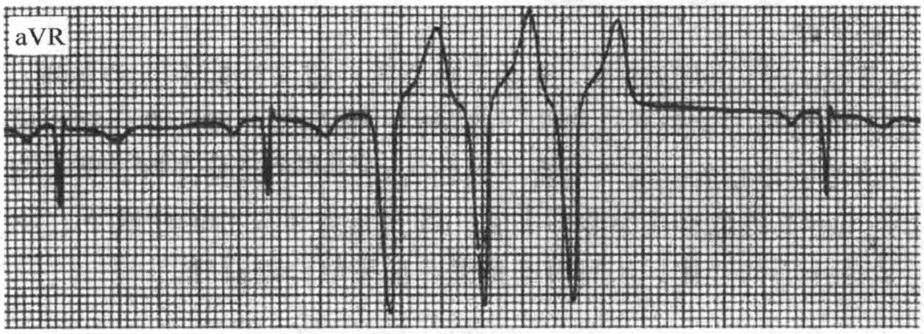

图 2-30　短阵室性心动过速

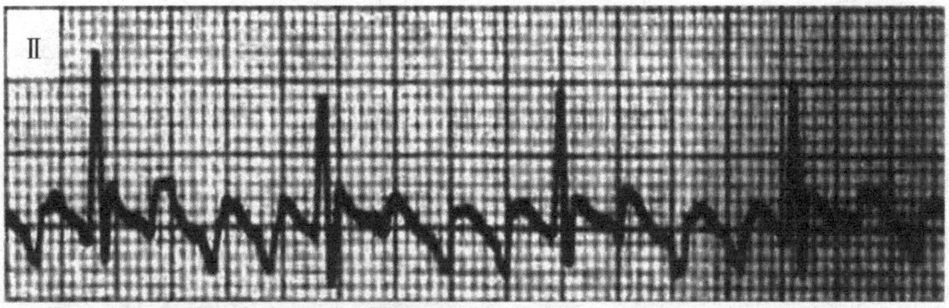

图 2-31　房扑

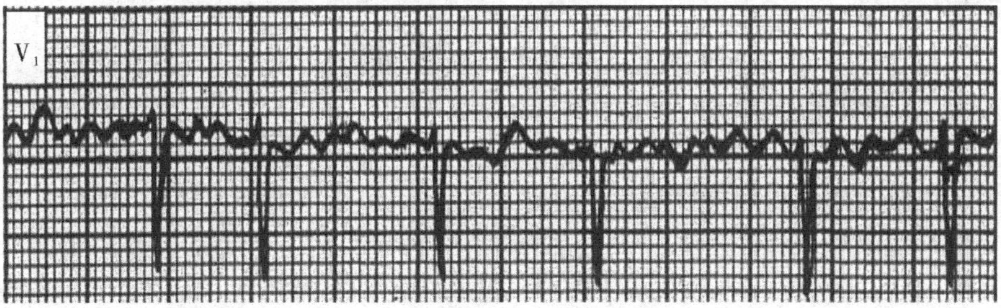

图 2-32　房颤

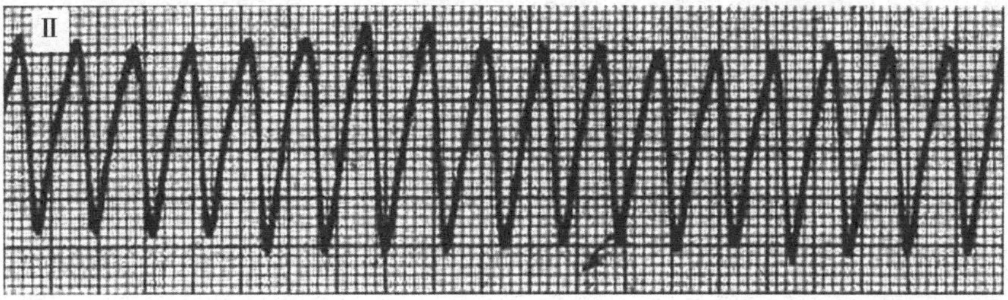

图 2-33　室扑

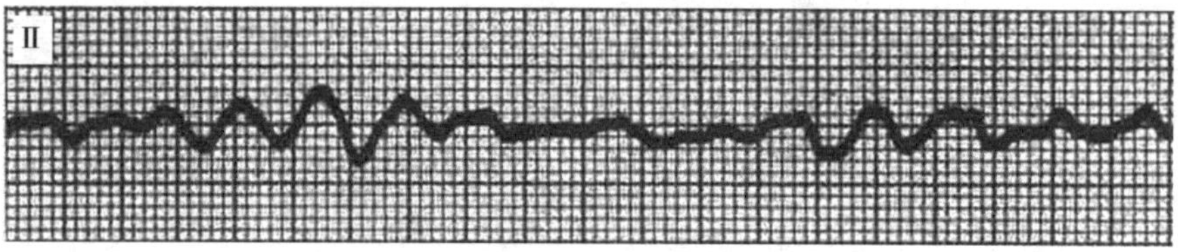

图 2-34　室颤

（2）脉搏氧饱和度（SpO_2）监测：根据血红蛋白的光吸收特性和血红蛋白氧合离解曲线（S 曲线），由于 SpO_2 为动脉血中氧合血红蛋白（HbO_2）占总血红蛋白（Hb）的百分比，因此测出的 SpO_2 可间接反应病人 PaO_2 高低[SpO_2 =HbO_2/（HbO_2-Hb）×100%]，以便了解组织的氧供情况。SpO_2 正常值为 96%～100%，当 PaO_2>100 mmHg 时 SpO_2 不再升高；PaO_2< 90 mmHg 时，SpO_2 较敏感，特别是 PaO_2< 60 mmHg 时 SpO_2 下降更为迅速。对 SpO_2 监测，主要是依靠 SpO_2 传感器（或 SpO_2 探头），见图 2-35。该传感器有指夹式或耳贴式两种，其放置最佳测量部位是食指，必要时考虑其余手指及脚趾。

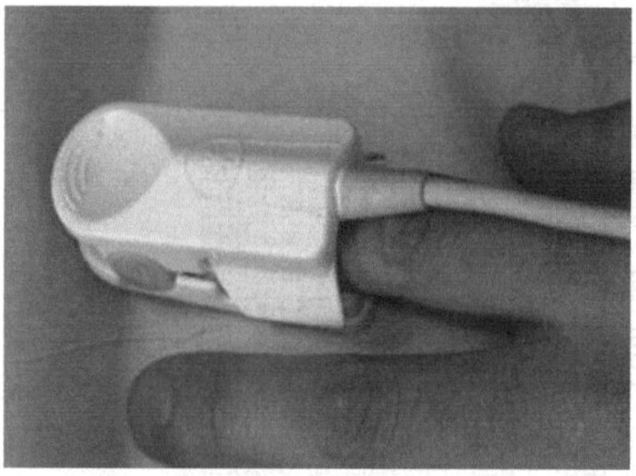

图 2-35　SpO_2 传感器

在日常使用过程中，需要对 SpO_2 报警范围进行设置，SpO_2 报警高限为 100，SpO_2 报警低限为 90（如图 2-36）。

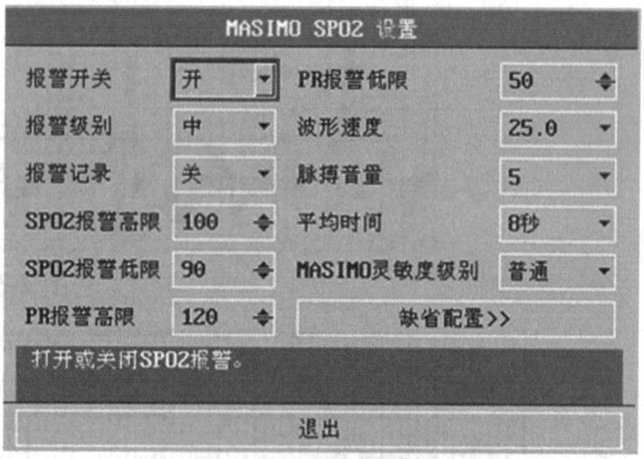

图 2-36　SpO_2 报警

在安置过程中，应注意不要在同一肢体上同时进行 SpO_2 和 NIBP 的测量，不要将探头安放在有动脉导管、偏瘫肢体或患肢上，应尽量避开有色物质（如指甲油等）对探头的干扰。探头电线应沿手背固定，不要长时间在同一部位测量。

（3）动脉血压监测：动脉血压是临床麻醉、重病监测的基本指标之一，与心排血量、血容量、周围血管阻力、血管壁弹性和血液黏度等因素有关。血压可分为收缩压（SBP）、舒张压（DBP）和平均动脉压（MAP），SBP 主要由心肌收缩性和心排血量决定，其重要性在于克服各脏器的临界血压，DBP 的重要性是维持冠状动脉灌注压（CCP）。SBP 与 DBP 差值即为脉压，正常值为 30～40 mmHg。MAP 是指心动周期的平均血压，与心排血量和循环血管阻力相关。MAP=DBP+1/3（SBP-DBP）。成人血压正常值为 90～139/60～89 mmHg，血压≥140/90 mmHg 可视为高血压。因此，应根据病人基础血压设置血压报警范围（表 2-10）。

表2-10　心率及血压报警设置

年龄（岁）	心率（次/分）		收缩压（mmHg）		舒张压（mmHg）	
	上限	下限	上限	下限	上限	下限
<1	180	100	95	55	60	45
1～3	160	100	110	70	70	45

续表

年龄（岁）	心率（次/分）		收缩压（mmHg）		舒张压（mmHg）	
	上限	下限	上限	下限	上限	下限
4～7	130	80	120	80	75	50
8～14	120	70	130	90	80	50
14～60	120	60	150	80	90	50
>60	120	60	170	100	100	70

血压监测有无创血压（NIBP）监测和有创血压（IBP）监测两种。NIBP 具有无创伤性、重复性好、操作简便、容易掌握、适应范围广、自动化血压监测、按需要定时测压、省时、省力、与其他测压法相关性良好等优点。NIBP 主要有袖带充气式血压监测法和脉波测压法。充气式血压监测法是最常用的方法，但我们应注意血压袖带的位置与连接（图 2-37、图 2-38），袖套松紧以能容一指为宜，袖套下缘距肘窝 2～3 cm 或腘窝 3～5 cm，动脉符号对准动脉血管，肢体与心脏在同一水平。在测量过程中最好间隔 6～8h 更换监测部位一次，尽量不要在静脉输液、插管、动静脉瘘肢体或患肢安装袖套。

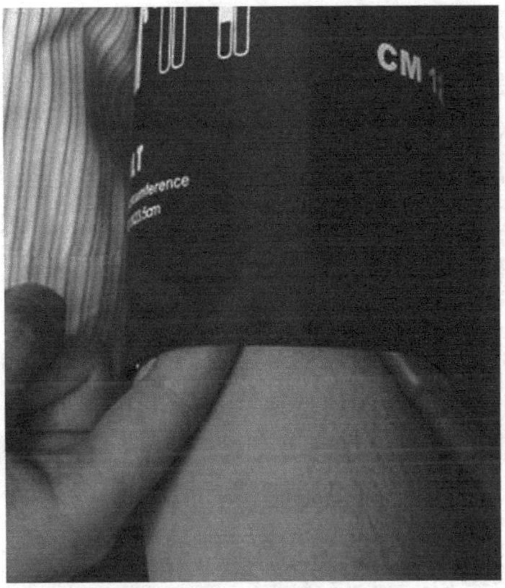

图 2-37　NIBP 测压袖带的松紧

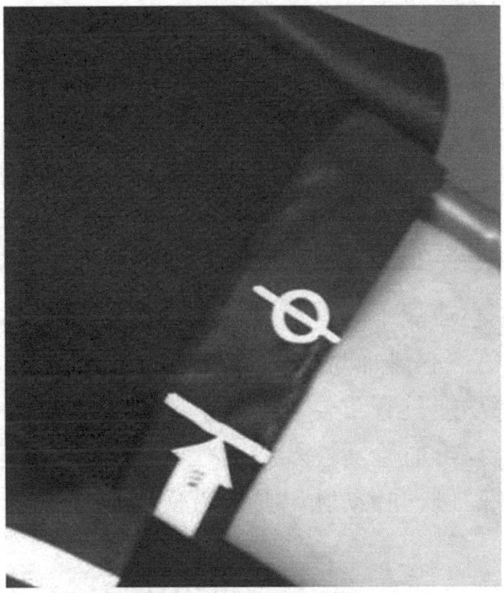

图 2-38　NIBP 测压袖带的安放位置

尽管自动测量与手工测量读数上下不差 4 mmHg，但不能连续测压，也无动脉压波形显示，低温时外周血管强烈收缩，血容量不足以及低血压均会影响测量结果。此外，脉波测压法进行无创血压测量是采用脉搏指套传感器，实现无创连续测压，对病人休息、睡眠无干扰，但临床上没有普及。

有创血压（IBP）监测是动脉导管置入动脉内直接测量动脉内血压的方法，它需要压力传感器与监护仪连接才能进行监测，和无创血压监测相比，有创血压可以提供连续、可靠、准确的监测数据，正常情况下有创动脉血压比无创血压高 2～8 mmHg，危重病人可高 10～30 mmHg。IBP 监测常用于体外循环、大血管手术、动脉瘤、嗜铬细胞瘤切除术及术中拟行控制性降压等重大手术，以及严重低血压、休克、心功能不全、严重高血压及心肌梗死等血流动力学不稳定等危重病人。

（4）中心静脉压（CVP）监测：是将导管经颈内静脉或锁骨下静脉插入上腔静脉，或经股静脉用较长导管插入至下腔静脉进行测量。它也需要压力传感器与监护仪连接才能进行监测。CVP 的正常值为 5～10 cmH_2O，CVP 主要反映右心室前负荷，其高低与血容量、静脉张力和右心功能有关；当 CVP<2～5 cmH_2O，表示右心房充盈欠佳或血容量不足；CVP>15～20 cmH_2O，表示右心功能不良。CVP 的绝对值并不反映血管内容量，而是回心血量与心脏接受并排出返回血量的能力的指标，但 CVP 测定在一定范围内有助于指导低血容量病人的扩容治疗。CVP 监测常用于严重创伤、休克以及急性循环衰竭等危重病人的抢救，体外循环下各种心脏大血管手术；术中将出现血流动力学剧烈波动、输血量较大的手术等情况。

（5）其他监测：还包括呼吸监测、呼吸末二氧化碳监测、体温监测、肺动脉压监测和心排血量监测等。

1）呼吸监测是采用阻抗法原理，胸部安置心电监测导联电极在监测心电图的同时获得呼吸活动曲线及呼吸频率。呼吸监护不适应于活动幅度很大或呼吸运动不明显的患者，因为这可能导致错误的报警。正常呼吸频率如表 2-11。呼吸频率增快或减慢均提示可能发生呼吸功能障碍；在安置导联时应避免将肝区和心室处于呼吸电极的连线上，这样就可避免心脏覆盖或脉动血流产生的伪差，这对于新生儿特别重要。通常对角安放白色和红色电极以便获得最佳呼吸波。

表2-11 正常呼吸频率

年龄（岁）	呼吸频率（次/分）
成人	10～18
小儿	25
新生儿	40

2）肺动脉压监测是用漂浮导管，由静脉插入经上腔或下腔静脉，通过右房、右室、肺动脉主干和左或右肺动脉分支，直至肺小动脉。在肺动脉主干测得的压力称为肺动脉压（PAP），在肺小动脉的嵌入部位测得的压力称为肺小动脉嵌压（PAWP 或 PCWP）。两者反映的是左心前负荷与右心后负荷，当病人存在有左心功能不全时，进行该项监测很有必要。

3）心排血量监测常与肺动脉压监测同步进行，能较准确地判定左心功能。对评价病人心功能具有重要意义。主要用于 ARDS 患者的诊治，低血容量休克患者的扩容监测，指导与评价血管活性药物治疗时的效果，区别心源性和非心源性肺水肿。但存在心律失常、气囊破例、肺动脉出血和破例、感染、肺栓塞、导管打结等并发症。

第四节 气道管理用具准备

气道管理是临床麻醉的重要组成部分，在实施任何麻醉前，都应对必备的气道管理设备进行检查，如喉镜（镜柄和合适的镜片）、气管导管及管芯、10 ml 注射器、牙垫、胶布、听诊器、胃管等，并检查气管插管套囊是否漏气；此外还应对建立气道过程所用到的负压吸引器进行准备，检查负压是否足够，同时连接好吸痰管以便随手可用。更重要的是，随时应准备好呼吸急救管理器械（简易呼吸囊等）。对于需要经鼻插管的病人应准备好液状石蜡、棉签、特殊固定胶布和插管钳，传染病人应准备一次性气管插管包。对评估存在困难气道的病人，还需要进一步准备口咽通气道、喉罩、光棒、纤维支气管镜等。具体情况可详细参见第三章人工气道管理章节。

第五节 药 品 准 备

麻醉前药品的准备是麻醉全过程中极为重要的环节。在实施麻醉诱导前必须做好全面的准备工作，除重新查看病史及麻醉、手术方案，检查麻醉器械准备情况外，弄清麻醉前药品对能否安全平稳地实施麻醉非常重要，必须给予足够的重视。麻醉前的药品准备应根据选择的麻醉方法，分别准备好常用的吸入麻醉药（异氟醚、七氟醚）或（和）静脉麻醉药（丙泊酚、依托咪酯）、局麻药（利多卡因、布比卡因、罗哌卡因等）、肌松药（维库溴铵、阿曲库铵、琥珀胆碱等）、镇痛药（吗啡、氯胺酮、芬太尼、舒芬太尼、瑞芬太尼等）等药品，以及抗组胺药、抗心律失常药（阿托品、艾司洛尔、胺碘酮等）、血管活性药（硝酸甘油、乌拉地尔、多巴胺、间羟胺、肾上腺素、麻黄碱等）、止血药（氨甲环酸、氨基己酸等）等急救用药。同时要核对已抽药品的标签、药名、剂量和浓度等，不能出现差错。

第六节 其他准备工作检查

针对不同手术患者准备各种输液用的液体，检查微量输液泵、动静脉穿刺针等一次性耗材，如果采用椎管内麻醉或神经阻滞，应检查相应的穿刺包或神经刺激仪及穿刺针、消毒液、无菌手套等。拟行降温麻醉应准备好鼻温和肛温探头。心脏手术和急诊手术等应检查除颤监护仪是否充电，工作是否正常。

第七节 患者入手术室后的复核

患者进入手术室后，麻醉住院医师（包括本院住院医师、硕士研究生、进修医师、规范化培训医师及实习医师）进入手术室后，首先核对患者的病室、床号、姓名、性别、年龄、手术名称及病房主管医师，以确定患者身份无误；检查患者有无将义齿、助听器、人造眼球、隐性镜片、首饰、手表等物品带入手术室，并对缺牙或松动牙等情况做好记录；主动和患者交流，缓解患者的紧张情绪；对于紧张不能自控的患者，可经静脉滴注少量镇静药；重新查看患者最近一次病程记录，了解手术当日的体温、脉搏，了解术前用药的执行情况及效果和最后一次进食进饮的时间、内容和数量；重新查看患者已静脉输入的液体种类和数量、最近一次实验室检查结果、手术及麻醉同意书的签署等情况，再次核对麻醉器具和药品，以便麻醉工作能够顺利进行。

一般而言，上述工作由住院医师提前完成，待上级医生到达手术室后及时汇报病人入室后的特殊情况，麻醉前的准备工作及有何不足，拟实施的麻醉计划，并请上级医生做出指示。在上述工作和汇报结束之后，上级医生再次确认患者身份、患者及家属已签署的麻醉和手术同意书后，经检查并同意后方能开始麻醉。

（徐继前 董蜀华）

参考文献

安刚，薛富善. 2001. 现代麻醉学技术. 北京：科学技术文献出版社：5-56.
郭曲练，姚尚龙. 2011. 临床麻醉学. 3 版. 北京：人民卫生出版社：27-36.
岳云. 2007. 摩根临床麻醉学.4 版. 北京：人民卫生出版社：28-78.
庄心良，曾因明，陈伯銮. 2005. 现代麻醉学. 3 版. 北京：人民卫生出版社：866-870.

第三章 人工气道管理器械

一、实验目的

学习人工气道管理器械的种类、构成、分类、临床适应证及各自优、缺点。

二、基本要求

（1）了解人工气道管理器械的种类。

（2）熟悉气道管理辅助器械的种类、结构。

（3）掌握面罩、口咽通气道、鼻咽通气道、气管导管、双腔支气管导管、麻醉喉镜的结构、分类。

三、实验内容

人工气道是麻醉机或通气机的呼吸气路与患者解剖气道之间最后一级管道连接的统称。它的目的是维持呼吸道的畅通，保持足够的通气和充分的气体交换，并对呼吸道进行保护，防止误吸，引流气道分泌物。

人工气道由患者端和气路端两部分构成，患者端与解剖形态相适应，密闭；气路端则统一、通用。人工气道可分为面罩和鼻罩、通气道、气管内导管、支气管内导管、麻醉喉镜和光导纤维内镜以及气道管理辅助器械。

（一）面罩（face mask）

见图 3-1。

1. 结构 气垫、主体、接口。

2. 分类 解剖型面罩、一次性面罩。

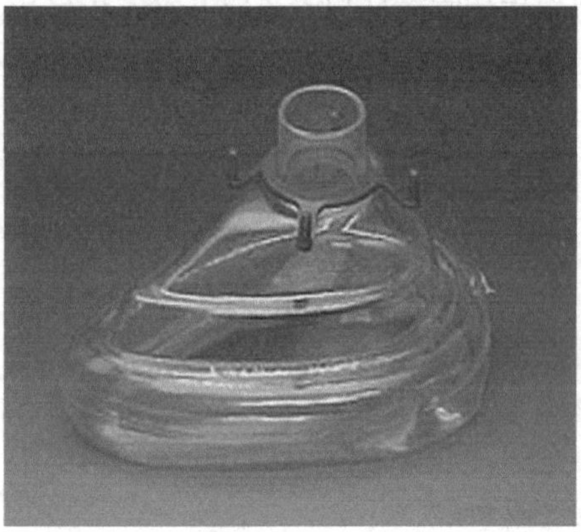

图 3-1 面罩

3. 标准 气路端接口为直径 22 mm，1：40 锥度国际标准。

4. 规格 大、中、小。

5. 适用 现场急救、短时间人工通气管理。

（二）通气道

通气道是进入上呼吸道，非气管内放置的喉上型人工气道。它分为口咽通气道、鼻咽通气道、喉罩、喉管和食管气管联合导管。

1. 口咽通气道（oropharyngeal airway） 图 3-2。

（1）分类：管形、工字形、套囊型。

（2）管形结构：翼缘、牙垫、咽弯曲。

（3）材质：橡胶、塑料、金属。

（4）适应证：咽喉反射不活跃的麻醉或昏迷患者。

（5）优点：易插入，使用方便且迅速；可防止舌和咽部软组织松弛引起的上呼吸道梗阻。

（6）缺点：容易异位和滑脱；刺激咽后壁易引起恶心、呕吐，有吸入性危险；易引起喉痉挛；可引起舌和牙齿的损伤。

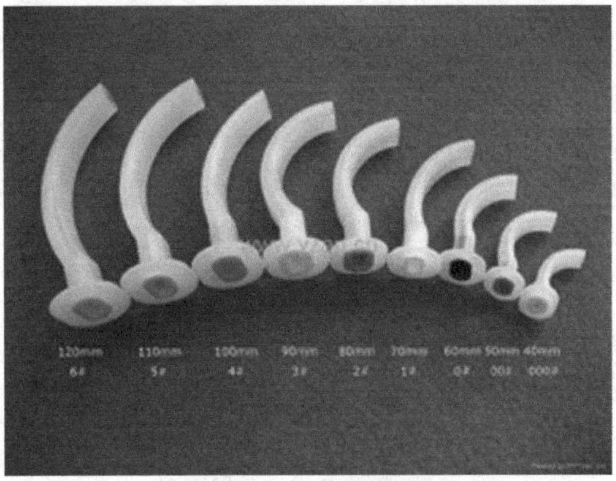

图 3-2　口咽通气道

2. 鼻咽通气道（nasopharyngeal airway）图 3-3。

（1）材质：乳胶材料。

（2）适应证：咽喉反射不活跃的麻醉或昏迷患者。

（3）优点：可同时从鼻咽通气管内给氧；更有利于口腔卫生的护理；不会引起恶心、呕吐，减少吸入性危险；病人耐受较好，避免损伤-鼻舌牙等。

3. 喉罩（laryngeal mask airway，LMA）图 3-4。

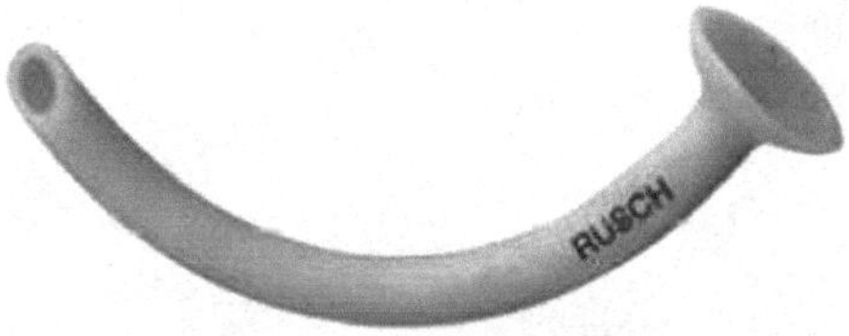

图 3-3　鼻咽通气道

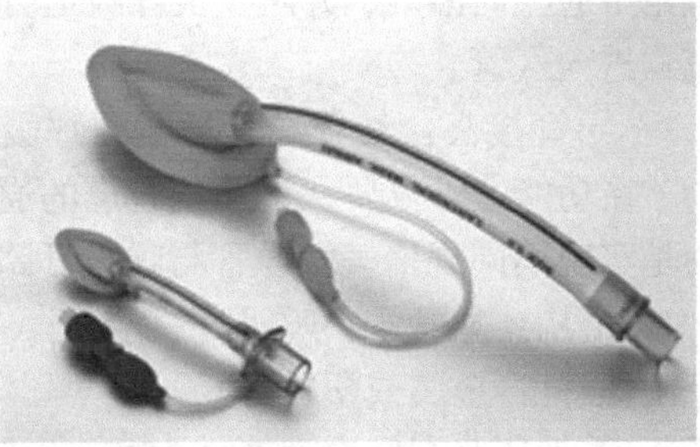

图 3-4　喉罩

（1）定义：放置于喉咽腔，用气囊封闭食管和喉咽腔，经喉咽腔通气的人工气道。

（2）结构：环形气垫、导气管、导管接头。

（3）分类：通气喉罩、困难气道时易于插管的插管型喉罩、一侧管可以插入胃管的双管喉罩。

（4）型号：喉罩大小型号的选择参见表 3-1。

表3-1　喉罩型号的选择

型号	适用体重范围（kg）
1	<6.5
2	6.5～25
3	>25
4	>50

（5）适用：现场急救和困难气道的麻醉通气管理。

（6）优点：操作简便，效果可靠，并且不影响心脏按压。可用于不适合气管内插管的急救病人，短时间的人工通气。

（7）缺点：喉罩维持通气的密闭性不如气管内插管，对饱食、呕血等病人有误吸的可能，体位变化或长时间通气可能出现通气不良现象。

4. 喉管（laryngeal tube）**和食管气管联合导管**（combitube airway）　图 3-5。

（1）适用：临床急救。

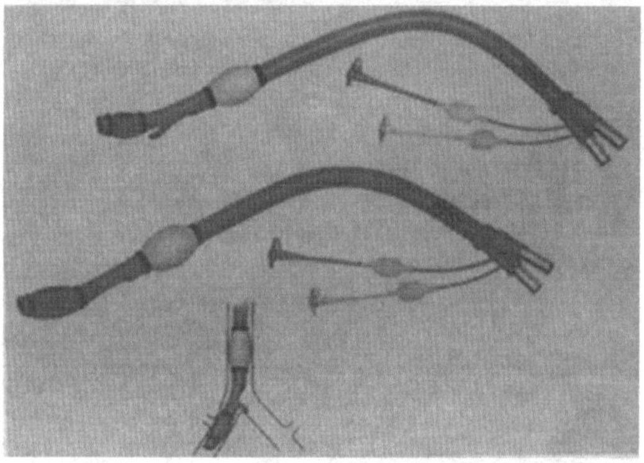

图 3-5　喉管食管气管联合导管

（2）优点：能够盲探插入，操作简单，可实施正压通气。

（3）缺点：如果盲插管进入食管后，呼吸道分泌物易堵塞管腔；吸痰困难。

（三）气管内导管

气管内导管是通过一定解剖途径安置于患者气管内的人工气道。它可以分为气管导管、特殊气管导管、气管切开导管。

1. 气管导管（tracheal tube）　图 3-6

（1）种类：经口、经鼻、口鼻通用型。

（2）结构：单腔导气管、防漏套囊、导管接头。

1）导气管：是气管导管的主体，具有一定的弹性和硬度，能保持弧度，不易被折曲或压扁，导气管的远端成斜口形，近端与导管接头相连。

2）防漏套囊：是气管导管远端的重要附件。套囊充气后密闭导气管和患者总气管之间的间隙，防止正压通气时漏气，并阻止上呼吸道分泌物或胃反流物进入气管。

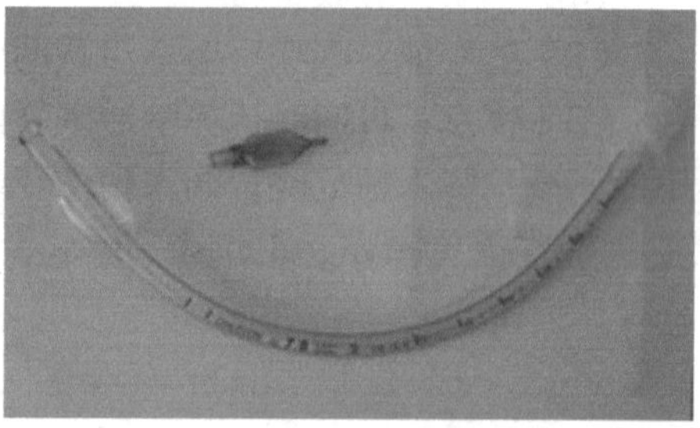

图 3-6　气管导管

3）导管接头：气管导管近端与呼吸环路的连接物，在功能上不仅要保证通气管道的通畅，更重要的是实现不同规格气管导管与呼吸环路的通用连接。

A. 结构：导管端、呼吸环路端。

B. 材料：金属或塑料。

C. 呼吸环路端标准：外径 15 mm，1：40 外锥度，长度 16 mm。

D. 导管端规格：2.5 mm～10 mm，0.5 mm 间隔。

E. 分类：分为直接头、直角弯接头、锐角弯接头。

2. 特殊气管导管　是根据手术麻醉特殊需要专门设计的气管导管。

（1）异型气管导管（performed tube）：用于头颈外科手术病人，防止折瘪，减少占位。

（2）新生儿导管（cole tracheal tube）：远端呈肩状结构，可防止插入过深，并有一定的防漏作用。

（3）加强气管导管（spiral embedded tube）：管壁有钢丝或尼龙螺旋骨架，抗折瘪。适用于头颈部手术的病人。

（4）导向气管导管（endotrol tracheal tube）：适用鼻腔盲探气管插管或口腔插管困难者。

（四）支气管内导管

支气管内导管是安置于左或右主支气管，实施肺隔离和单肺通气的人工气道的统称。它可以分为支气管导管、支气管堵塞导管、双腔支气管导管。目前临床最常用的是双腔支气管导管。

1. 支气管导管（bronchial tube）

（1）定义：安置于支气管内的单腔气管导管。

（2）种类：分左、右支气管导管。

（3）特点：管体细长，套囊短，右支气管导管前端有侧口。

2. 支气管堵塞导管（bronchial-blocking tube）

3. 双腔支气管导管 图 3-7。

（1）定义：具有左右两个各自独立的通气管腔，可以在双肺隔离的条件下，分别管理左、右肺的通气。

（2）种类：分为左侧和右侧双腔管，据有无隆突钩分为有隆突钩双腔管（Carlens 管和 White 管）和无隆突钩双腔管（Robertshaw 系列）。

（3）Robertshaw 双腔支气管导管的规格，参见表 3-2。

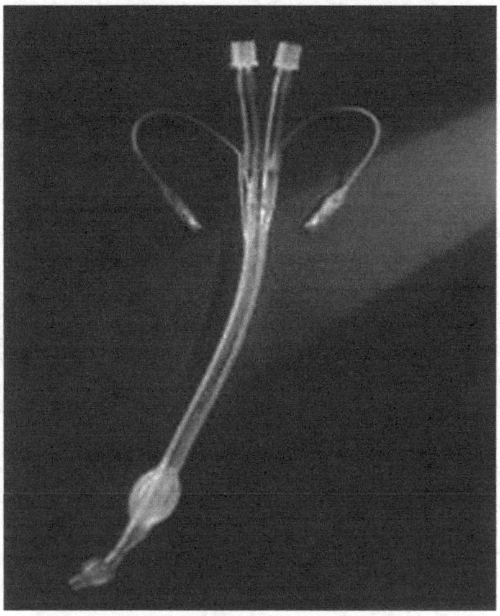

图 3-7 双腔支气管导管

（五）麻醉喉镜和光导纤维内镜

1. 麻醉喉镜 图 3-8。

（1）定义：用来显露喉和声门，以便明视下进行气管内插管的器械。

（2）结构：喉镜片、镜柄。

喉镜片结构：压舌板、直角或 C 型挡板、凸形连接器。

（3）分类：直接喉镜、间接喉镜。

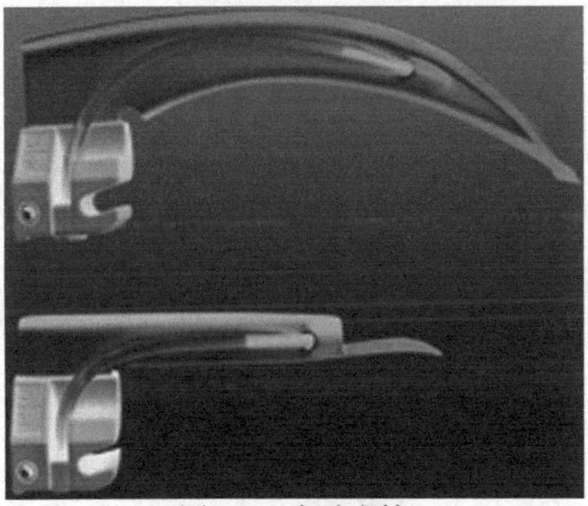

图 3-8 麻醉喉镜

表3-2 双腔支气管导管规格

F 号	单腔当量内径（mm）
26	4.0
28	4.5
35	5.0
37	5.5
39	6.0
41	6.5

2. 气管插管光导纤维内镜 光导纤维内镜由冷光源和纤维内镜构成。纤维内镜由镜头（图 3-9A）、导光缆（图 3-9B）和内镜（图 3-9C）组成。

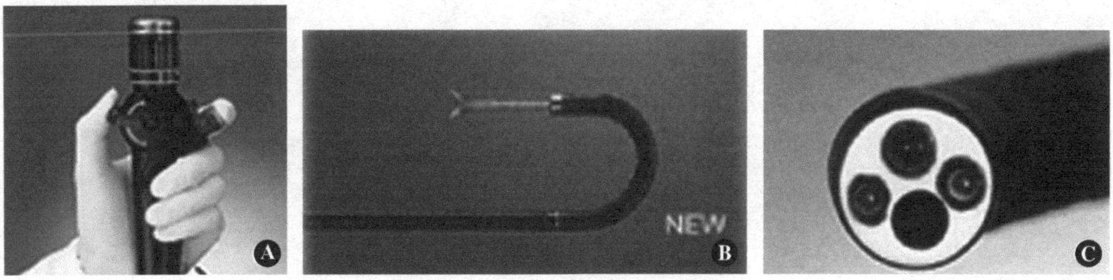

图 3-9 气管插管光导纤维内镜

A.镜头；B.导光缆；C.内镜

（六）气道管理辅助器械

1. 气管导管管芯

（1）定义：管芯（stylet）是保持气管导管一定形状，辅助气管插管的专用器械。

（2）用法：使用时先将管芯插入气管导管，前端不得超出气管导管开口。根据插管需要将气管导管和管芯共同弯成一定钩形，借助管芯的可塑性，使气管导管保持形状。

2. 牙垫（bite block）

（1）定义：也称口塞，是辅助气管导管固定并保护导管不被咬瘪的专用器械。

（2）牙垫形态要求：牙垫应呈管状，官腔可通过吸痰管，以便进行口腔内吸痰；外径略粗于气管导管；口外部长为 3～5 cm，以便固定导管；口内部与口外部之间的固定翼不宜太大，应有半圆缺口与气管导管适配。

3. 吸痰管 用来吸除口腔和气管内分泌物的专门管道。

4. 喷雾器

（1）定义：喷洒局部麻醉药的专用器械，常用于清醒插管的黏膜麻醉。

（2）构成：药瓶、虹吸管、气球、喷雾头。

5. 插管钳

6. 舌钳子和开口器

【思考题】

1. 喉罩的型号有哪些？其优缺点表现在哪些方面？
2. 口咽通气道的适应证及优缺点有哪些？

（钟梓文 陈 斌）

参 考 文 献

赵嘉训. 2012. 麻醉设备学. 3 版. 北京：人民卫生出版社：139-156.

第四章　气管内插管术（一）

气管内插管是指采用特殊器械，经口或鼻将特制的气管导管经喉腔插入到气管内。根据插管途径分为经口气管内插管、经鼻气管内插管。对于特殊病人还可以采用经颈部气管切开造瘘口气管内插管。本章就气管内插管的准备、操作步骤及注意事项等方面分别介绍经口、经鼻气管内插管术。

第一节　经口气管内插管术

经口气管内插管术是临床最常用的气管插管方法，也是麻醉医生必须熟练掌握的一项基本操作技能。在临床上，经口气管内插管常用于全身麻醉病人、需要呼吸支持的危重病人及心搏骤停患者抢救时的气道控制。

一、实验目的要求

（1）掌握经口气管插管术的准备工作。

（2）掌握经口气管插管术的操作方法和气管插管成功的判断依据。

（3）熟悉经口气管内插管的并发症和预防措施，以及出现并发症后的处理。

二、实验准备：经口气管插管前准备

（一）气道评估

插管前气道评估主要目的在于判断有无插管困难。临床常可通过病史、体格检查和辅助检查综合判断患者有无气管插管困难。

1. 病史　首先（麻醉前评估时）通过询问病史了解既往患者有无行手术麻醉时困难插管情况，如曾经发生过气管插管困难，则必须按困难气道处理。另外，某些先天性综合征和病理状态，会导致插管困难（见表4-1、表4-2）。

表4-1　可能导致气管插管困难的先天性疾病

先天性疾病	特征
Down 综合征	巨舌、小嘴使喉镜置入困难
Goldenhar 综合征	下颌发育不全，颈椎发育异常使喉镜置入困难
Klippel-feil 综合征	颈椎融合导致颈项强直，声门暴露困难
Pierre-Robin 综合征	小嘴、巨舌、下颌畸形
Treacher Collins 综合征	下颌面部骨发育不全，致喉镜置入困难

表4-2　可能导致气管插管困难的病理状态

疾病	特征
咽喉部及颈部脓肿	气道扭曲、变形、狭窄，致面罩通气及插管困难
破伤风	牙关紧闭，无法置入喉镜

续表

疾病	特征
颈椎棘突损伤	后仰困难，致声门显露困难
上下颌骨骨折	气道梗阻，面罩通气及气管插管困难
类风湿关节炎	张口受限，颈椎强直使喉镜置入和暴露困难
强直性脊柱炎	颈椎融合，致喉镜暴露困难
颞下颌关节综合征	张口严重受限，致喉镜置入困难
颈部放疗	后仰困难，致声门显露困难

2. 体格检查 一般检查：包括体型、下颌情况、牙齿情况等。如小下颌、肥胖、喉结过高以及上下齿列错位等多提示插管困难。

（1）张口度检查：正常人最大张口时，上下门齿间距为 3.5～5.6 cm，如低于 3 cm，提示张口困难，可能会导致喉镜置入困难。

（2）颈部活动度：正常头颈伸屈范围在 90°～150°，如头后伸不足 80°即可导致插管困难。

（3）甲颏距离：头在伸展位时，测量自甲状软骨切迹至下颏尖端的距离。正常情况下，甲颏距离在≥6.5 cm，<6 cm 可能导致喉镜暴露困难。

（4）胸颏距离：头在伸展位时，测量自胸骨上窝到颏突的距离称为胸颏距离。若该距离<12.5 cm，提示可能有插管困难。

（5）Mallampati 分级：病人保持端坐位，最大限度张口伸舌发“啊”音，同时观察口咽部。能看到咽峡弓、软腭和悬雍垂为Ⅰ级。仅能见到软腭和悬雍垂为Ⅱ级。仅能见到软腭和硬腭为Ⅲ级。仅能见到硬腭为Ⅳ级。一般情况下Ⅰ级Ⅱ级不会出现插管困难，Ⅲ级可能会出现插管困难，而Ⅳ级必须按困难插管来进行准备。

3. 辅助检查 包括术前喉镜、纤维支气管镜镜检，颈胸部 X 线片，气道 X 线片或 CT 等，对气道评估都有一定的参考价值，尤其是对困难气道的病人。

任何手术麻醉都必须先行气道评估。气道评估多在术前访视时进行，访视时如果发现患者有活动的义齿，要求患者在插管前一定要取出，防止义齿脱落堵塞气道。急诊手术如果患者意识清楚，也必须在麻醉前进行气道评估。需注意，上述气道评估方法有助于发现困难气道，但并不能完全肯定或排除困难气道的可能性，临床上有的病人通过上述方法评估可能气管插管困难，然而实际插管容易，相反，评估认为气管插管不困难的病人有时却是困难气管插管，后者又称为意外（难预测）的困难气道，更需小心。

（二）病人的准备

在插管前必须仔细核对病人的姓名、性别、年龄、住院号、术前诊断、手术方式和部位等，询问患者禁饮、禁食情况，要求患者做张口和头后仰的动作，再次检查患者的张口度、颈项活动度和牙齿情况。

（三）经口气管插管所用器具的准备

1. 喉镜 分为镜柄和镜片两部分。依据长短、大小，镜片分为大、中、小不同型号。小号镜片主要用于小儿气管插管，中号镜片用于绝大部分的成年人，大号镜片主要用于颈项较长、中号镜片无法良好暴露时。插管前需要检查喉镜是否能正常工作。如果亮度不够，需要更换电池。如果完全不亮，则需要更换灯泡或镜片。

2. 气管导管　由塑料或橡胶制成的管壁光滑的导管，种类很多。基本结构一般由导气管、防漏套囊、导管接头三部分组成。插管前需检查气管导管的套囊的完好性，通过向套囊内充气 3～5 ml，挤压套囊检查有无漏气。如果漏气，必须更换导管。气管导管通常以导管内径（ID）标号，每号相差 0.5 mm。成年男性多选择 ID 号为 7.0～8.0 的气管导管，成年女性多选择 6.5～7.5 的气管导管。小儿气管导管大小可参考公式计算：ID 号=年龄÷4+4。插管前，应常规准备“预计大小合适的气管导管”一根，以及较大一号和较小一号的气管导管各一根，共三根。必要时，用前可适当润滑导管外表面。

3. 面罩　是插管成功前连接麻醉机螺纹管、扣于病人面部进行通气的器材。根据病人年龄和面部大小选择不同型号的面罩。面罩使用前需要检查是否有漏气，如有漏气需要及时更换。如果充气不够，需向面罩内进行充气。

4. 管芯　通常由金属或硬塑料制成，必要时用于气管导管塑型以方便导管插入。管芯放置在气管导管内，切忌超出气管导管的前端，需注意管芯有无断裂可能。

5. 听诊器　主要是用于插管后胸部听诊，以判断气管导管是否在气管内。还可帮助听诊气管插管成功后有无痰鸣和哮鸣音。

6. 牙垫　气管插管后置于上下切牙之间，起到协助固定和防止麻醉减浅时患者咬闭气管导管。

7. 胶布　用于插管成功后固定气管导管，以防脱出。

8. 负压吸引器和吸痰管　主要用于在插管时清除口腔内的分泌物或胃内反流物，拔管时用于吸出气管和口腔内的分泌物。插管前，必须检查负压吸引器是否有足够的负压吸引力，并已连接好。插管前应准备两根以上适当规格的吸痰管。

9. 麻醉（呼吸）机的准备

10. 插管前麻醉诱导用药的选择与准备

（四）病人监护

气管插管前，要求至少有以下监护：ECG、BP、SpO_2，便于麻醉医生及时了解插管期间患者生命体征的变化。

（五）抢救药品

由于麻醉诱导和气管插管期间可能出现并发症和不良反应，因此插管前需要常规准备阿托品、麻黄碱、肾上腺素或其他有关药品（例如高血压患者，应准备降压药）。

三、实验步骤　—气管插管步骤

（一）气管插管操作步骤

即：临床操作步骤（模型操作步骤与临床操作步骤基本一致）。

1. 面罩吸氧去氮　将麻醉机氧流量调到 5 L/min 以上，将面罩扣于病人口鼻部，嘱其深呼吸，持续 2～3 min，提高体内氧合并最大程度的排出体内的氮气。于此同时进行麻醉诱导（图 4-1）。

2. 张口　右手通过上下颌将患者的口张开，便于置入喉镜片（图 4-2）。

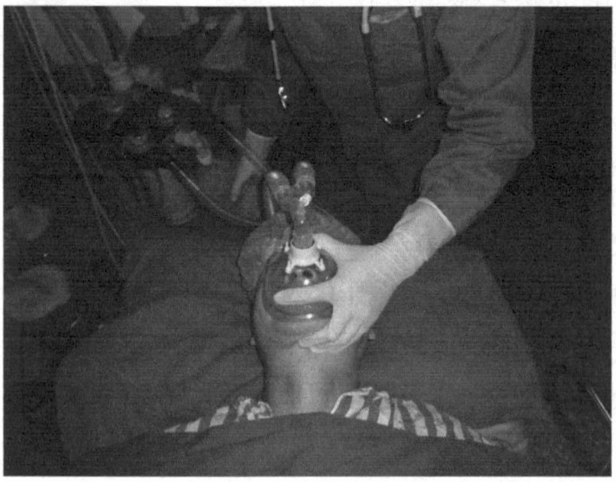

图 4-1　面罩吸氧去氮

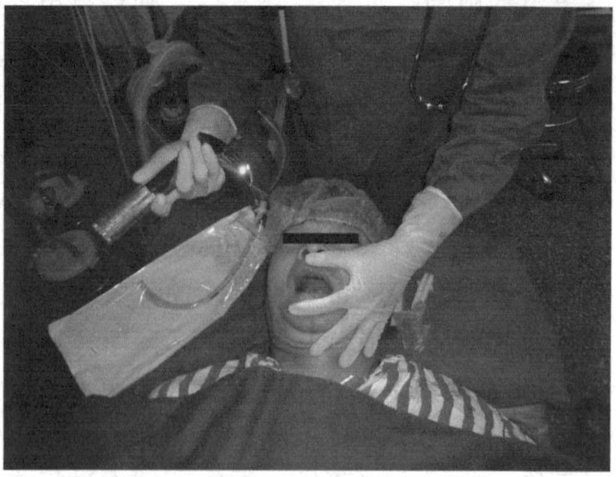

图 4-2　张口

3. 喉镜置入　左手持喉镜，从患者右侧口角放入喉镜片，喉镜逐渐往左移，将舌体推向左侧（图 4-3）。

4. 显露声门　喉镜片沿舌体逐渐深入口咽，依次可以看见第一解剖标志-悬雍垂、第二解剖标志-会厌。将喉镜片的尖端置于会厌谷，轻提喉镜，可见第三解剖标志-声门。如果声门显露不佳，助手可压迫环状软骨，协助暴露声门。

5. 气管插管　右手执笔式将导管轻轻送入声门。如使用管芯，在导管前端过声门后立刻拔除管芯，再继续将导管送入气管内，直至套囊完全进入声门（图 4-4）。如果气管导管通过声门时或通过声门后阻力明显、推进困难，说明气管导管偏大，需退出并更换小一型号的气管导管重新插入。

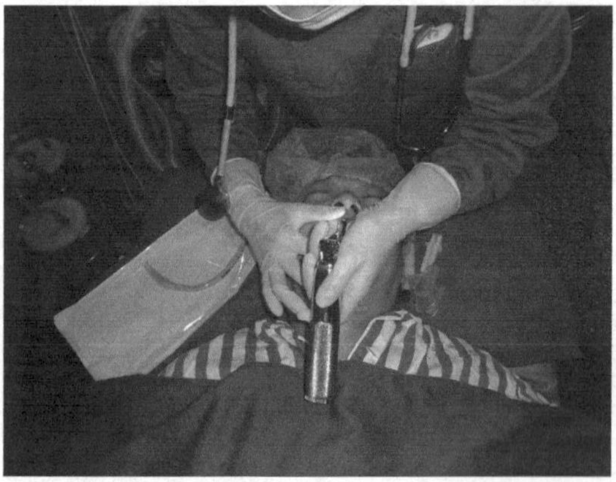

图 4-3　喉片置入

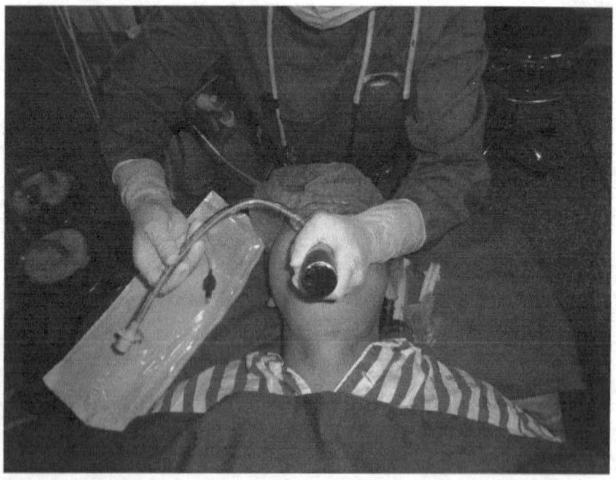

图 4-4　气管插管

6. 放置牙垫　将牙垫置于上下齿间、导管一侧（图 4-5）。

7. 退出喉镜　将喉镜片从病人口中退出。

8. 套囊充气　用注射器向套囊内充气 3～5 ml（图 4-6）。

9. 连接麻醉机　将气管导管接头与麻醉机螺纹管连接，开始人工通气（通气量约 8～10 ml/kg），并观察有无漏气现象。

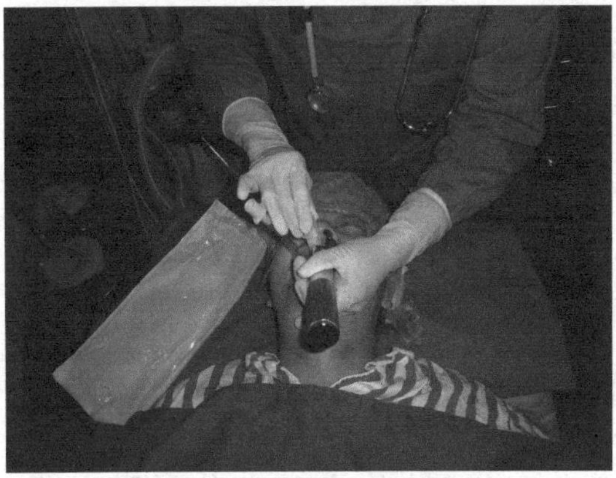

图 4-5　放置牙垫

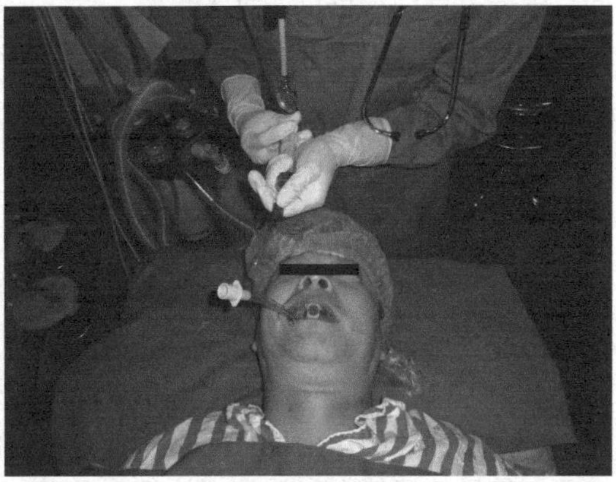

图 4-6　套囊充气

10. 判断气管导管位置　轻轻挤压麻醉机储气囊，同时用听诊器听诊双肺呼吸音是否清晰、对称，还可结合监护仪上 $P_{ET}CO_2$ 波形、纤支镜检等方法判断气管导管是否在气管内（图 4-7）。

11. 机械通气　将设置好呼吸参数的麻醉机转换到机控，开始进行机械通气。

12. 固定气管导管

（1）气管导管的固定深度：以上切牙对应气管导管刻度为准，成年男性常为 23～24 cm，成年女性为 21～22 cm，小儿按照年龄÷2+12 的公式进行计算。导管的适当深度不是固定不变的，颈短、身材矮小者和术中要建立气腹者可适当浅 1～2 cm，身材高大者、颈部手术或口腔内手术需头后仰者可适当深 2～3 cm。

（2）固定方法：第一条胶布从右侧颧骨皮肤处牵出，绕过气管导管前方，将气管导管固定一圈，再将气管导管和牙垫固定一圈，胶布贴在左侧颧骨皮肤处。第二条胶布从右侧下颌骨处牵出，将气管导管和牙垫一起固定后贴在左侧下颌骨皮肤处。固定后，胶布应保持一定张力，避免松散（图 4-8）。

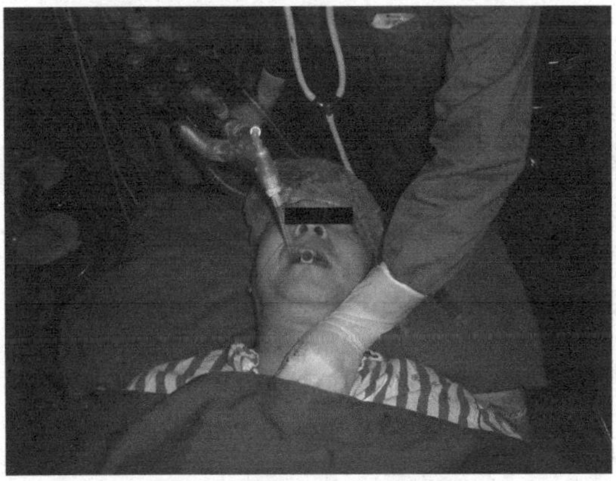

图 4-7　判断气管导管位置

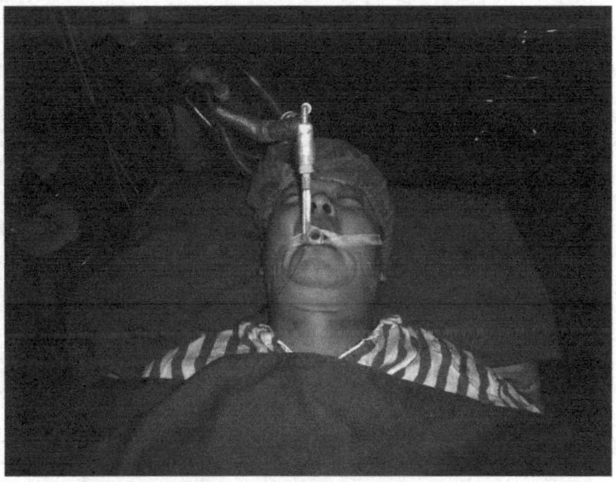

图 4-8　固定气管导管

（二）判断气管导管位置的方法

1. 直视下看见气管导管进入声门　如果在插管时，声门暴露很清楚，在直视下将导管送入声门，插管成功的几率一般较高。但有气管食管瘘的患者，用这个方法判断不一定准确，气管过声门后仍可能进入食管。

2. 按压胸廓 麻醉医师面部接近气管导管口，感知导管口有气流流出，证明导管可能在气管内。由于此方法存在一定几率的假阳性，且存在一定的风险，如按压致病人肋骨骨折，更重要的是为了保护麻醉医师不受经病人气流传播疾病的感染，目前已较少使用。

3. 挤压储气囊 双侧胸廓对称起伏，气道阻力适中。气管插管完成后，挤压储气囊，如果气道阻力非常高，且胸廓未出现明显起伏，应考虑气管导管误入食管内。但在有些病人，即便导管误入食管，也可能因胃的气体膨胀带动胸廓出现起伏，因此胸廓起伏和气道阻力只能作为判断气管导管位置的辅助方法。

4. 挤压储气囊 气管导管内壁出现雾化现象。由于气管导管多由透明塑料制成，气流在气道内外温差的作用下，气管导管内壁可能会出现一层“白雾”。因此“白雾”的出现提示气管导管可能在气管内。从理论上讲，只要有气流通过气管导管，都有可能出现“白雾”。如果气管导管误入食道，挤压储气囊后，进入胃内的气体在松开储气囊的间歇仍可经气管导管反流，在一定湿度和温差的作用下，仍可出现“白雾”。因此雾化现象不能明确排除气管导管误入食管内的可能，所以也只能作为判断气管导管位置的辅助方法。

5. 听诊 听诊是判断气管导管位置比较准确的一种方法，最为常用。在听诊时，首先要判断气管导管是否在气管内，然后要判断气管导管深度是否合适。正常情况下，双侧肺呼吸音应该清晰、对称。如听诊时未闻及任何呼吸音，结合观察双侧胸廓没有起伏，剑突下明显膨隆，基本可以肯定气管导管误入食管内，必须尽快拔出气管导管，并对患者进行有效通气后再行气管插管。如听诊时发现一侧呼吸音明显（多为右侧），而另一侧较弱或未闻及呼吸音，表明气管导管插入过深，需将套囊放气，将气管导管退出一定刻度，再次听诊，直至听到清晰的双侧呼吸音。

6. 呼末二氧化碳分压（$P_{ET}CO_2$）的监测 $P_{ET}CO_2$ 的波形被认为是判断气管导管在气管内的“金标准”。气管插管完成后，将连有呼末二氧化碳分压监测的螺纹管连接到气管导管上，监护仪屏幕上如果出现规则的呼末二氧化碳曲线（城墙波），则表明气管导管在气管内。如果在通气时没有出现呼末二氧化碳曲线则表明气管导管误入食管。但是，监测到 $P_{ET}CO_2$ 曲线只能表明气管导管在气管内，气管导管是否过深或进入一侧支气管则需要依靠听诊或纤维支气管镜检查来确定。

7. 脉氧饱和度（SpO_2） 如果气管插管后通气时 SpO_2 逐渐降低，开始低于麻醉前病人自主呼吸空气的 SpO_2，几分钟后呈进行性降低，此种情况紧急，麻醉医师应立即意识到气管导管很可能误入食管，应立即拔出气管导管，面罩给氧，在 SPO_2 恢复正常后重新插管。由于此法中 SpO_2 变化往往明显滞后于导管误入食道，缺乏及时性，一般不推荐使用。

8. 纤维支气管镜 有条件时可采用纤维支气管镜检来确定气管导管的位置正确与否，尤其是支气管插管时，这是判断气管导管位置最为准确的方法。

四、气管插管并发症

1. 口唇、牙齿及口腔软组织损伤 多由于操作不当或动作粗暴所致。在声门暴露和气管导管插入过程中，动作一定要规范、准确、轻柔，切忌以上切牙作为支点采取撬的方法进行暴露，以免造成上切牙的损伤或脱落。老年人及换牙期小儿，牙齿多有松动，插管时易致牙齿脱落，需提前告知病员或家属。有义齿者插管前需取下。一旦发生牙齿损伤、脱落，应立即取出，以防进入气管或食道，并做好相关记录。

2. 咽喉部水肿　常见于困难气道反复插管或插管时动作粗暴。对于可预测的困难插管，应尽量采取针对性措施如可视技术等，可有效避免或减轻损伤，并提高成功率。

3. 血压升高和心率增快　主要与喉镜显露及插管直接刺激气道所致应激反应有关，和插管时麻醉深度不够及操作者动作粗暴也有一定关系。插管前需要保证麻醉深度足够，尤其是术前有高血压病史的病人，血压的明显增高可能会导致脑内血流量的明显增多，从而导致颅内出血等严重并发症，有心脏病者亦有可能诱发心律失常，发生心脏意外。

4. 气管导管误入食管内　常见于插管不熟练或困难插管，如认真判断多能够及时发现。切忌插管者的盲目自信，没有经过综合分析判断导管位置即固定气管导管，待病人出现严重缺氧表现时才发现，往往会给病人造成比较严重的后果，甚至导致病人死亡。

5. 反流误吸　多见于饱胃病人。在饱胃病人插管前，需要安置胃管减压，使用抑制胃酸分泌的药物。麻醉诱导需采用快速诱导，低压面罩通气，并按压环状软骨，可减少反流误吸的发生。一旦发生，必须尽快进行吸引或冲洗，尽量减少对肺的损伤。

6. 导管打折、脱出

7. 术后喉痛与声嘶

【思考题】

1. 气管插管过程中如何来确定气管导管的位置?
2. 气管插管的并发症有哪些?

第二节　经鼻气管插管术

经鼻气管内插管常用于部分特殊病人的气管插管，如张口困难、颌骨骨折、口咽部感染或拟在口腔内进行手术操作的病人。

一、实验目的要求

（1）掌握经鼻气管插管术的准备工作。

（2）掌握经鼻气管插管术的操作方法。

（3）熟悉经鼻气管插管术的并发症。

二、实验准备

气管插管前准备：与经口气管插管相同，经鼻气管插管前也需要进行气道评估、核对病人信息以及准备气管插管器具、材料，其中比较特殊的是专用于经鼻气管插管的插管钳。经鼻气管插管所用导管应根据拟插管　侧鼻孔（腔）大小选择，一般比经口气管插管导管小一至两个型号。插管前，气管导管外表面应充分润滑。

三、实验步骤

气管插管步骤：

1. 鼻腔准备　用2%利多卡因和麻黄碱对两侧鼻腔进行交替处理。也可用液状石蜡进行鼻腔润滑。

2. 导管插入鼻腔　麻醉诱导后，将表面充分润滑的气管导管从经过处理的一侧鼻腔插入，方向必须垂直于面部。遇到阻力后稍用力即可有落空感，表明通过后鼻孔进入咽部。如果不能通过，可适当调整方向，或试插另一侧鼻腔，或选择小一型号导管插入。

3. 显露声门及导管 方法基本与经口插管相同。喉镜从右侧口角进入，将舌体挡向左侧。找到进入口咽部内的气管导管尖端。喉镜逐渐深入，依次暴露悬雍垂、会厌和声门。如导管位于口咽部，上述操作时可见导管，如未见导管，可将导管推进到口咽部。

4. 气管插管 如声门暴露良好，可以将气管导管直接送入声门内。暴露不佳时，插管者借助插管钳夹住气管导管的前端，对准声门后，助手将气管导管推进导管送入气管内。

5. 退出喉镜 方法同经口气管插管。

6. 套囊充气 方法同经口气管插管。

7. 判断气管导管位置 方法同经口气管插管。

8. 固定 经鼻气管插管仅需一条胶布进行固定。首先从右侧颧骨皮肤处牵出，绕过气管导管前方，将气管导管固定一圈，再将胶布贴在左侧颧骨皮肤处。为防止术中出现导管脱出，可要求外科医生在手术开始前用缝线对导管进行固定。一般经鼻气管插管导管固定深度较经口插管时深 2～3 cm。

四、经鼻气管插管注意事项

（1）由于鼻腔血供丰富，经鼻插管时极易引起鼻腔黏膜损伤、出血，因此在插管前必须采用麻黄碱收缩鼻腔血管，减少出血。气管导管也必须充分润滑，改善导管通过性。

（2）在插管时如遇到阻力，切忌暴力强插，容易造成鼻腔软组织的损伤，从而导致大出血。

（3）插管的方向尽量与面部垂直，切忌将导管向头顶方向推进，这样有可能导致严重出血。

【思考题】

1.经鼻气管插管的适应证有哪些？

2.经鼻气管插管的导管深度如何来确定？

（余庆波　魏继承）

参 考 文 献

郭曲练，姚尚龙. 2011. 临床麻醉学.3 版.北京：人民卫生出版社：34-57.

庄心良，曾因明，陈伯銮. 2003. 现代麻醉学. 3 版.北京：人民卫生出版社：872-927.

第五章　气管内插管术（二）

一、实 验 目 的

学习几种最常用的可视化插管技术的插管方法及各自优、缺点。

二、基 本 要 求

（1）了解可视化管芯、可视化喉罩的构造、用法及临床适应证。

（2）掌握可视化喉镜、气管插管光导纤维内镜的用法、临床适应证及优、缺点。

三、实 验 内 容

在麻醉与急救过程中，无法成功地进行气管插管并保证气道的安全是引起患者死亡的主要原因。在临床工作中，常由于各种原因导致使用常规喉镜暴露声门欠佳甚至无法暴露，而用喉镜反复暴露声门可能会加重患者的病情甚至导致死亡。因此，近年来大量新型气管插管工具不断涌现，尤其是可视化插管技术的发展，让我们麻醉医生在面对困难气道时有了更多的选择。

（一）可视化喉镜

1. Airtraq 光学可视喉镜（图 5-1）

（1）适用对象：普通患者或困难气道患者的插管。

（2）用法：

1）麻醉诱导开始后，立即打开光源，等待充分麻醉诱导后，将喉镜沿患者右口角置入，然后再将舌体推向左侧，移动喉镜至正中。

2）当喉镜接近会厌时，改看目镜，了解镜片深入情况，直到看到悬雍垂和会厌时把镜片置入会厌根部。

3）根据需要调整喉镜，将声门位于视野正中，然后在喉镜的侧面通道中将气管导管送入气管内，直到导管套囊完全通过声门。

4）给套囊充气，连接呼吸回路，然后听诊有呼吸音或观察有 $P_{ET}CO_2$ 波形显示即为气管插管成功。

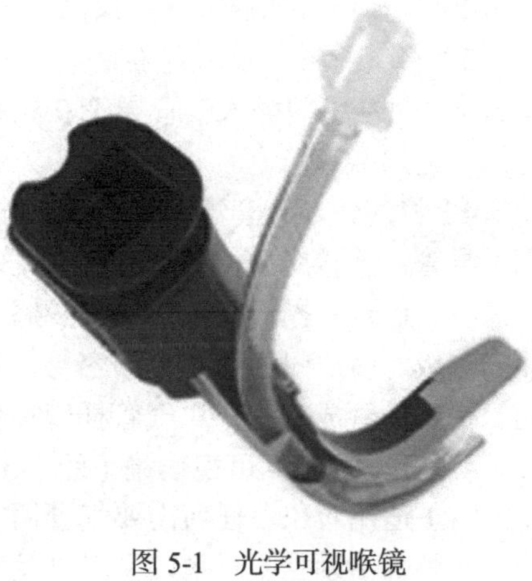

图 5-1　光学可视喉镜

（3）优点：

1）直视下操作，安全性高，减少了盲插的发生率和相关并发症。

2）节约时间，降低了反流误吸的可能。

3）无创性操作，减少了对口腔的损伤，同时减少了心血管不良反应。

4）操作性强，适应范围广。

（4）缺点：一次性使用，价格昂贵。

2. HC 可视喉镜（图 5-2）

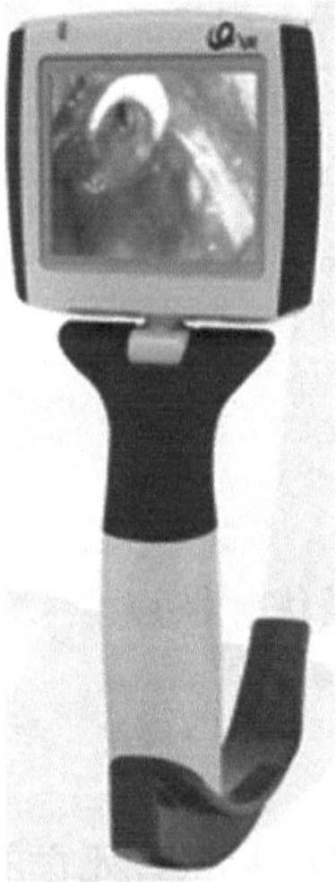

图 5-2 HC 可视喉镜

（1）适用对象：普通患者或者困难气道患者的插管。

（2）用法：

1）麻醉充分诱导过后，使患者取头后仰位，操作者左手持 HC 可视喉镜，将喉镜沿患者右口角置入，然后再将舌体推向左侧，移动喉镜至正中。

2）逐渐向口腔内部推进 HC 可视喉镜，并依次看到悬雍垂和会厌，将镜片前端置入会厌谷。

3）轻轻上提 HC 可视喉镜以在显示器上显露声门。将气管导管沿着镜片背侧插入口腔，至显示屏上显示气管导管前端与声门的关系，调整气管导管位置，使其前端对准声门并稍进入声门下区，拔出管芯，继续推进气管导管。

4）给套囊充气，连接呼吸回路，然后听诊有呼吸音或观察有 $P_{ET}CO_2$ 波形显示即为气管插管成功。

（3）优点：有效缩短气管插管所需时间和减少反复盲目探寻呼吸道所致损伤。提高全麻插管的安全性。

（4）缺点：价格昂贵。

3. TESL-2000 视频喉镜

（1）适用对象：困难气道患者。

（2）用法：

1）麻醉诱导前，安装显示器于镜柄上或显示器置于底座通过导线与镜柄相连，打开电源开关，等待充分麻醉诱导后，操作者将视频喉镜沿患者右口角置入，然后再将舌体推向左侧，移动喉镜至正中。

2）逐渐将可视喉镜推入口内，依次看到舌根，悬雍垂，会厌及声门。

3）将气管导管从镜片右侧插入口腔，当显示器视野出现导管头端，逐渐调整气管导管方向，对准声门插入气管导管 0.5～1cm，由助手拔出管芯并顺势进入声门达导管黑色标记线，退出喉镜。

4）将气管导管套囊充气，听双肺呼吸音对称，固定导管，连接麻醉机控制呼吸。

（3）优点：操作简单，易于掌握；改善声门的显露分级，使声门的暴露更加容易；缩短了插管时间，提高插管成功率；对气管插管损伤小。

4. Glide Scope 可视喉镜（图 5-3）

（1）适用对象：任何需要气管插管者。主要适用于头颈部活动受限、张口受限以及声门位置较高的困难气道患者。

（2）用法：

1）凝胶润滑视频喉镜。

2）左手持视频喉镜取舌正中偏左位进入口咽，

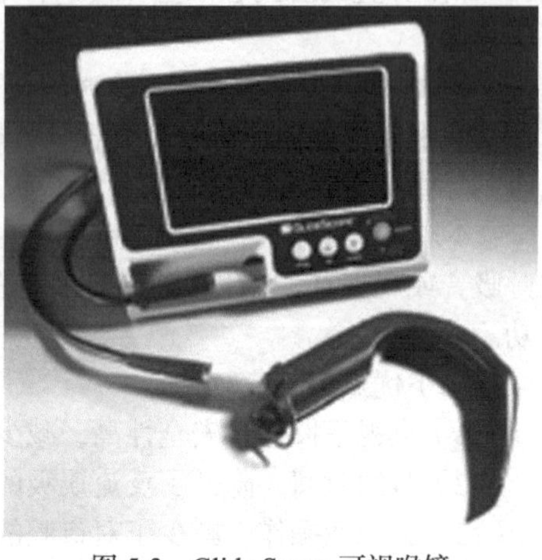

图 5-3 Glide Scope 可视喉镜

显示器同步显示舌根、腭垂、会厌、部分或全部声门。

3）气管导管从镜片右侧插入并进入显示器视野中，直视下将气管导管插入声门。

（3）优点：对喉部暴露清晰、气道损伤小、降低气管插管的难度。

（4）缺点：视频喉镜的镜片较厚，在口腔和咽喉部占据的空间较大，不便于气管导管的置入；前端无给氧和吸引的装置，插管时无法持续给氧及随时吸出口腔及咽喉的分泌物，增加患者在插管期间缺氧的风险。

（二）可视化管芯

1. Bonfils 纤维光导硬镜

（1）适用对象：普通患者或者困难气道患者。

（2）用法：

1）插管前使用抗胆碱能药物以免口腔内分泌物过多对插管操作产生影响。

2）麻醉诱导后，操作者站于患者头部，用左手开启患者口腔，右手持 Bonfils 纤维光导硬镜沿患者右侧磨牙插入，在直视下寻找会厌和声门，如果寻找声门时间超过 120 s，则由助手协助托起下颌。

3）找到声门后，保持声门位于视野的中央并继续迁移 Bonfils 纤维光导硬镜，见气管环后，操作者用右手固定镜干，左手在直视下将气管导管顺入气管内。

4）气管插管成功后，退出 Bonfils 纤维光导硬镜，确认气管导管位于正确位置后，连接麻醉机控制呼吸。

（3）优点：操作简单，视觉效果好，容易掌握，插管成功率高，心血管反应小，携带方便，无须特殊准备等优点，便于普及和在紧急状况下应用。

（4）缺点：Bonfils 纤维光导硬镜不能用于经鼻气管插管；其前端弯曲角度有限，在颈部后仰严重受限时，特别是前屈畸形时，其成功率受到一定影响；操作不当时有发生口咽部损伤的可能。

2. 视可尼光学管芯（图 5-4）

（1）适用对象：普通患者和困难气道患者（声门高，颈椎活动受限，残齿，张口受限，肥胖）。

（2）用法：

视可尼光学管芯的操作方法较多，文献报道有正中入路可视法、正中入路光斑法、右侧磨牙入路法、侧位左磨牙入路光斑法、头位左磨牙光斑法以及多种将可视、光斑、入路复合使用等方法。

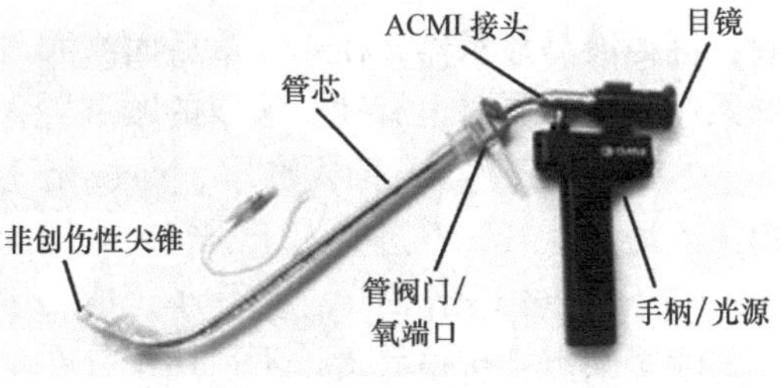

图 5-4　视可尼光学管芯

1）先将气管导经视可尼光学管芯导入并固定。管操作者位于患者头端（同普通喉镜插管），左手上提下颌（或采用其他方式打开患者的咽喉腔），右手操控视可尼光学管芯从正中或右侧口角置入，沿舌体表面前行并通过目镜直视寻找腭垂→会厌→声门后联合→勺状软骨→声门→气管环等解剖结构，推送气管导管进入气管内，退出视可尼光学管芯。

2）确认气管导管位于正确位置后，连接麻醉机控制呼吸。

（3）优点：对气道损伤小，血流动力学稳定，降低了操作难度，缩短了操作时间，避免了完全盲探操作的不确定性，确保了气管插管的成功。

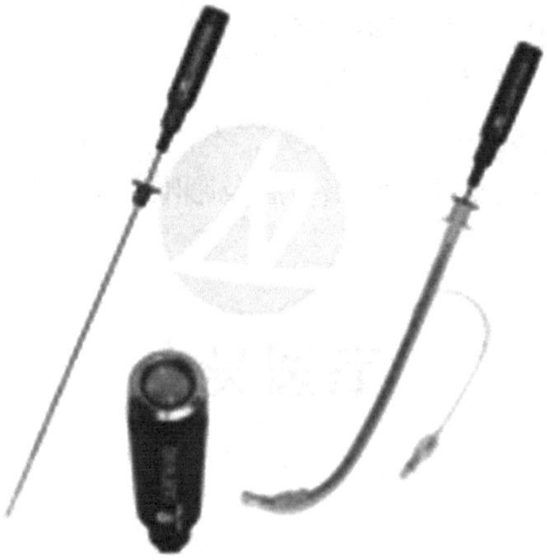

图 5-5　光棒

3. 光棒（图 5-5）

（1）适用对象：正常患者或困难气道患者（颈部活动受限，张口受限患者）。

（2）用法：

1）关掉手术间无影灯、日光灯，以便观察颈部的光斑，操作者位于患者头端，左手推开下颌，右手持光索（气管导管已导入）进入口内，当前端到达舌后根部时，调整灯光向前。

2）注意观察患者颈部的光斑，当光斑最亮处位于环甲膜时，表明光索（气管导管）已对准声门，此时，右手保持光索不动，左手将气管导管轻松送入气管内。

3）确定气管导管位置满意后，接麻醉剂控制呼吸。

（3）优点：易掌握，成功率高，并发症少。

（4）缺点：不能用于上气道异物、肿瘤、息肉、咽后壁脓肿、插管通路上存在易碎的脆弱组织、颈部结构明显异常、过度肥肿、颈部瘢痕。

（三）可视插管喉罩

1. CTrach 可视插管喉罩（图 5-6）

（1）适用对象：除了有反流误吸以外的所有患者，尤其是限制性头部后仰患者，如颈椎外伤，颈椎脱位，颈髓受损等困难气道患者。

（2）用法：

1）将喉罩的主体和液晶显示器连接，调节焦距使显示器屏幕上可以清晰显示大约 3mm 大小的汉字。之后，拆掉液晶显示器，在通气罩后面涂润滑剂，以防光纤系统受损，同时也有利于喉罩的顺利置入。

2）取头正中位，插入喉罩，通过充气阀向通气罩内注入适量空气，并进行人工通气，观察通气情况。

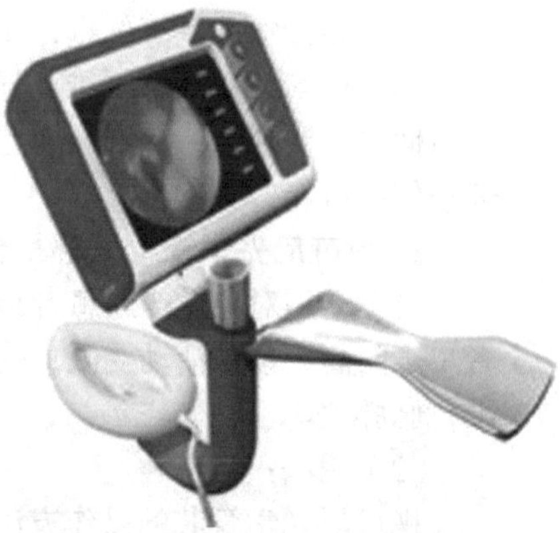

图 5-6　CTrach 可视插管喉罩

（3）优点：操作简单，损伤小，成功率高。

（4）缺点：价格昂贵，不适用于存在呕吐反流误吸风险的患者。

（四）气管插管光导纤维内镜（图 5-7）

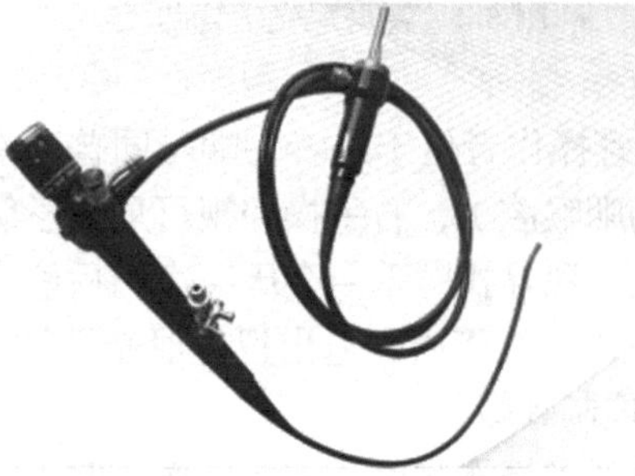

图 5-7　光导纤维内镜

（1）适用对象：正常患者和困难气道患者（暴露声门困难患者）。

（2）用法：

1）将合适型号的气管导管套在光导纤维内镜镜干上，患者头颈部置于自然状态，助手站在患者左侧，轻托起下颌打开口腔，操作者将纤维内镜镜干插入患者口咽部，调整镜干前端寻找会厌和声门。

2）寻找到声门后，应调节镜头保持声门显示在显示器的中央，将镜干轻柔地插入声门，直至看到隆突，然后将气管导管顺镜干插入气管内，并退出光导纤维内镜镜干。

（3）优点：应激反应低，对血流动力血影响小，成功率高，损伤小。

（4）缺点：不易掌握，价格昂贵。

【思考题】

1.比较光导纤维内镜和可视喉镜在困难气道插管时各自的优缺点。

2.视可尼光学管芯的操作要点有哪些？

（钟梓文　曹小平）

参考文献

隋静湖，邓晓明，魏灵欣，等.2007. 颈前透光法用于Bonfils纤维光导硬镜引导全麻患者气管插管的可行性[J].中华麻醉学杂志，27（9）：860-861.

王卫，刘荣胜.2007. 视频喉镜在气管插管术中的临床应用[J].临床麻醉学杂志，23（9）：736-737.

温超，邓小明.2014. 视可尼可视喉镜的临床应用[J].医学综述，20（13）：2409-2411.

中华医学会麻醉学分会．2009. 困难气道管理专家共识[J].临床麻醉学杂志，25（3）：200-204.

第六章　环甲膜穿刺术

环甲膜穿刺术即经环甲膜作切口入路，建立进入气道通路的手术，是临床上对于紧急抢救呼吸道梗阻、严重呼吸困难需建立人工气道而来不及或不具备气管插管、作气管切开术的暂时性急救方法。环甲膜穿刺为气管切开术赢得时间，也是现场急救的重要组成部分。本章节主要讲解环甲膜穿刺术的适应证、操作步骤和相关并发症及其处理。

一、实验目的

（1）掌握环甲膜穿刺术的适应证。

（2）熟悉环甲膜穿刺术的操作步骤。

（3）了解环甲膜穿刺术常见并发症的处理。

二、解剖位置

广义的环甲膜即指弹性圆锥，为圆锥形有弹性的纤维结缔组织膜，连于环状软骨和甲状软骨之间。通常所说的环甲膜一般指狭义的环甲膜，仅指弹性圆锥的前部，其上界为甲状软骨下缘，下界为环状软骨上缘，两侧界为环甲肌内侧缘。环甲膜前方为皮肤及皮下组织，血管仅有来自甲状腺上动脉发出的环甲动脉，左、右环甲动脉之间常有小吻合支自两侧横行，从环甲膜上部进入喉内；而神经只有迷走神经发出的喉上神经的外支，与甲状腺上动脉及环甲动脉伴行，穿过咽下缩肌而终于环甲肌。环甲膜的后方即喉腔的声门下腔部，其后壁为环状软骨板。因环甲膜位置表浅，无重要的血管、神经及特殊的组织结构，因此是穿刺或切开最方便、最安全的部位。环甲膜在前正中线上增厚的部分（即连于环状软骨弓和甲状软骨前角之间的部分）叫环甲正中韧带，环甲膜穿刺术即在此进行。

三、适应证与注意事项

1. 适应证

（1）急性上呼吸道梗阻：因昏迷、颅内病变或周围神经病变等各种原因引起的上呼吸道完全性或不完全性梗阻。

（2）喉梗阻：喉头水肿、异物、喉外伤、喉痉挛或肿瘤等各种原因引起的急性喉梗阻，尤其是声门区梗阻，严重呼吸困难来不及行普通气管切开。

（3）牙关紧闭经鼻插管反复失败。

（4）疑有颈椎骨折脱位或老年性颈椎退行性变需作气管切开者。

（5）心脏直视手术需作胸骨正中切开为避免因气管切开而引起交叉感染者。

（6）气管插管有禁忌或病情紧急而快速开放气道时。

2. 注意事项

（1）环甲膜穿刺术仅是呼吸复苏的一种急救措施，不能作为确定性处理，因此，在初期复苏成功后应改作气管切开或立即消除病因如异物的去除等。

（2）穿刺过程中用力不可过大，以免损伤气管后壁结构。

（3）切忌损伤环状软骨，以免造成喉狭窄、发音困难等严重的喉功能障碍。

（4）穿刺的位置应接近环状软骨的上缘，以免损伤环甲动脉吻合支。

（5）环甲膜穿刺通气所用的粗针头及T型管应作为急救常规装备而消毒备用，且接口必须紧密不漏气。

（6）穿刺部位有较明显的出血时应注意止血，以免血液返流入气管内。

（7）环甲膜穿刺术是一种急救措施，应争分抢秒，在尽可能短的时间内实施完成。

四、实验方法及流程

（一）实验准备

1. 器械及药物 人体模具、无菌手套、负压吸引器、吸痰管、氧气、碘酊、乙醇、消毒棉球、环甲膜穿刺针或注射粗针头、无菌注射器、2%利多卡因（丁卡因）溶液或所需的治疗药物、必要时准备支气管留置给药管（可用输尿管导管代替）。

2. 体位（图 6-1）

（1）如果病情允许，应尽量取仰卧位，垫肩，头后仰，颈部伸直并保持正中位，使气管向前突出接近皮肤。

（2）若不能耐受上述体位者，可取半卧位，垫肩，头向后伸仰，使气管向前突出。

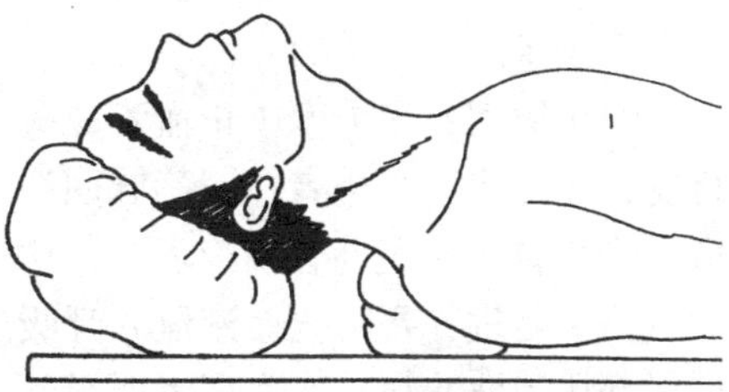

图 6-1 体位

3. 术前准备

（1）准备术中所用器械及药物。

（2）确定穿刺点：颈部前正中线甲状软骨下缘与环状软骨弓上缘之间即为环甲膜穿刺点。

（3）用碘酊、乙醇进行常规颈部皮肤消毒。

（4）戴无菌手套，检查穿刺针是否通畅。

4. 麻醉 穿刺部位局部用2%利多卡因麻醉自甲状软骨下缘至环状软骨弓上缘行皮下浸润麻醉。利多卡因中可滴入肾上腺素数滴止血用。对于窒息、昏迷患者，或危急情况下，也可不予以麻醉。

（二）环甲膜穿刺操作步骤

（1）戴无菌手套，铺无菌巾。情况紧急时，操作均可从简。

（2）再次定位后，固定注射器于垂直位置，注入2%利多卡因 1 ml，然后迅速拔出注射器。

（3）于喉结下方2～3 cm处扪及环甲凹陷，一手食指和拇指固定环甲膜处的皮肤，另一手持注射器或穿刺针垂直下刺，通过皮肤、筋膜和环甲膜，穿刺时进针不要过深，避免损伤喉后壁黏膜。穿刺深度：男性气管直径是12～15 mm，女性气管直径是10～13 mm；皮肤至环甲膜内面黏膜的厚度为4.0±0.5 mm；环甲膜穿刺时穿刺针透过皮肤5 mm基本可达气管内。

（4）到达喉腔时有落空感，回抽注射器有空气抽出；必须回抽有空气，确定针尖在喉腔内才能注射药物；如遇血凝块或分泌物阻塞穿刺针头，可用注射器注入空气，或用少许生理盐水冲洗，以保证其通畅。

（5）确定穿刺针在气管内后，扭下穿刺针，适当固定穿刺套管。

（6）穿刺点用消毒干棉球压迫片刻，如穿刺点皮肤出血，干棉球压迫的时间可适当延长。若经针头导入支气管留置给药管，则在针头退出后，用纱布包裹并固定。注射药物时嘱患者勿吞咽及咳嗽，注射速度要快，注射完毕后迅速拨出注射器及针头，以消毒干棉球压迫穿刺点片刻；针头拔出以前应防止喉部上下运动，否则容易损伤喉部的黏膜。注入药物应以等渗盐水配制，pH 要适宜，以减少对气管黏膜的刺激。

（三）术后处理

（1）术后可经穿刺针接氧气管或简易呼吸器给病人输氧。

（2）患者情况稳定后，尽早行普通气管切开。

（3）术后还应注意患者呼吸情况及有无皮下气肿、气胸、纵隔气肿等，若发生并发症应作相应处理。

五、并发症

1. 出血

（1）原因：多为术中止血不充分或损伤小血管，多发生于左、右环甲动脉之间的小吻合支；在呼吸困难患者，因静脉回流不良，血管怒张容易出血；一些患者因原发病服用肝素、华法林等抗凝药物治疗者，术中也可引起弥漫性渗血。

（2）处理：要防止血液流入呼吸道引起窒息，在确保呼吸道通畅情况下，少量出血可用局部压迫法止血；出血多者要重新打开伤口止血；局部使用止血药；术后如患者咳出带血的分泌物，嘱患者勿紧张，一般在1～2 天内即消失。

2. 气管食管瘘

（1）原因：食管位于气管的后端，若穿刺时用力过大过猛，或没掌握好进针深度，均可穿破食管，形成气管-食管瘘；气管套管放置时间过长、管径过粗，气管内膜受压的地方易导致该处黏膜缺血、坏死、溃破，而致瘘管形成。

（2）处理：瘘口较小者更换短的气管套管，通过鼻饲进食，可自愈。也可安置气道食道支架。瘘口较大者一般愈合困难，需行手术缝合及肌肉修补术。

3. 皮下或纵隔气肿

（1）原因：术中穿刺方向、深度等，吸气时胸腔内负压作用气体经穿刺点进入皮下。

（2）处理：可自行吸收，一般不需特殊处理；若患者存在呼吸困难不能缓解，应及时排除是否有气胸，及时安置胸腔闭式引流。

【思考题】

1. 环甲膜穿刺术的目的及适应证？
2. 环甲膜的位置如何确定？
3. 环甲膜穿刺注意事项有哪些？

（何　浩　葛　颖）

第七章　气管切开术

气管切开术即切开颈段气管前壁，插入适当的气管套管，建立人工气道的手术，以解除喉部及上呼吸道的梗阻。它的意义在于建立新的呼吸通道，减少解剖死腔，降低呼吸道阻力，并可以给予直接的治疗措施。本章节主要讲解常规气管切开术的适应证、操作步骤和相关并发症及其处理。

一、基本要求

（1）掌握气管切开术的适应证。

（2）熟悉气管切开术的操作步骤。

（3）了解气管切开常见并发症的处理。

二、解剖位置

气管颈部位于颈正中部位，上平第6颈椎下缘接环状软骨，下平颈静脉切迹处下移为气管胸部。颈部气管上段较表浅，距离皮肤 1.5～2 cm，下段逐步变深，在胸骨上缘处距离皮肤约 4～4.5 cm。气管前部正中毗邻由浅入深依次为皮肤、皮下组织、浅筋膜、颈深筋膜浅层、气管前筋膜。颈筋膜即颈深筋膜，分浅、中、深三层，颈深筋膜浅层位于浅筋膜及颈阔肌深层，包绕两侧的斜方肌和胸锁乳突肌形成两肌的鞘，向前并在中线连成白色的筋膜线。深筋膜浅层后面即深筋膜中层，其前下覆盖气管，即气管前筋膜。深筋膜深层即椎前筋膜。甲状腺位于气管两侧，甲状腺峡部通常位于 2～3 气管环前壁，被气管前筋膜包绕。气管前间隙位于气管前筋膜与气管颈部之间，内有气管前淋巴结、甲状腺最下动静脉、甲状腺奇静脉丛、头臂干，偏外有颈部主要血管，见图 7-1。

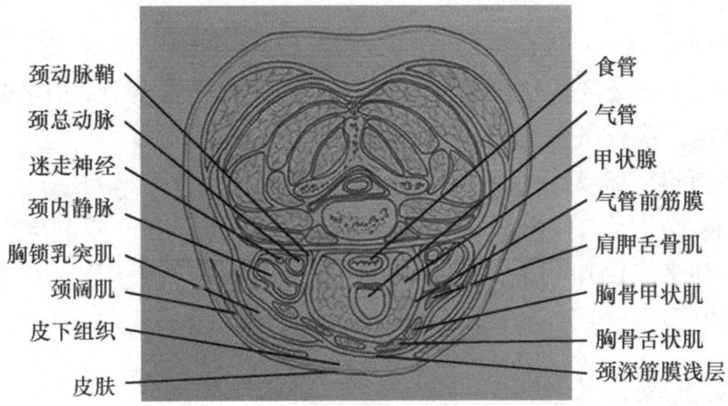

图 7-1　解剖位置

三、适应证及注意事项

（一）适应证

1. Ⅲ～Ⅳ度喉梗阻　各种原因引起的严重喉梗阻，若病因不能快速去除，也应及时行气管切开。

2. 下呼吸道阻塞 昏迷、颅内病变或周围神经病变等各种原因引起的咳嗽反射消失、喉肌麻痹或频繁喉肌痉挛，致下呼吸道分泌物阻塞及呼吸功能障碍；胸、腹部大手术患者术后咳嗽、排痰能力减退者。

3. 需长期呼吸机支持呼吸者 重症患者如重症肌无力、高位截瘫、严重心肺疾病等，或预计短期不能拔出气管导管者。

4. 特例 某些头颈部大手术，为保持气道通畅，预防血液流入下呼吸道或术后局部肿胀致呼吸困难，行预防性气管切开术。

（二）注意事项

颈部切口部位存在感染、患有恶性肿瘤及解剖结构改变是气管切开的禁忌证；若气切部位曾做过手术，或甲状腺较肥大，或患者存在凝血功能障碍，属于相对禁忌证，可根据患者病情衡量是否行气管切开术。

四、实验方法（流程）

（一）实验准备

1. 器械及药物 人体模具、气管切开包、无菌手套、负压吸引器、吸痰管、头灯、氧气、碘酊、乙醇、消毒棉球、相应规格的气管套管、2%利多卡因、肾上腺素、空针（5 ml、10 ml）。

2. 体位 见图 6-1。

（1）一般取仰卧位，肩下用小枕垫高，头后仰，颈部伸直并保持正中位，使气管向前突出接近皮肤。

（2）若不能仰卧位者，取半坐位或坐位，但肩下仍需垫高，头后仰，使气管向前突出。

（3）若头后仰致呼吸困难加重，可将头稍前屈，作切口后再后仰。

3. 术前准备

（1）准备适当大小的气管套管。

（2）打开气管切开包。

（3）戴无菌手套，检查气切包内器械，放入准备好的气管套管，并将内套管取出，套入通管芯。若带有球囊，检查气管套管球囊充气情况。

（4）常规皮肤消毒，铺无菌巾。

4. 麻醉 2%利多卡因自甲状软骨下缘致胸骨上切迹行皮下浸润麻醉，气管两侧也可注射少量麻醉剂。利多卡因中可滴入肾上腺素数滴止血用。对于昏迷患者，窒息或紧急情况下，也可不予以麻醉。

（二）气管切开操作步骤

1. 切口（见图 7-2）

（1）术者用左手拇指、中指固定喉部，食指按喉结定中线。

（2）纵切口：沿颈前正中线自环甲软骨下缘至接近胸骨上切迹上一横指处，作纵向切口；横切口：自环甲软骨下缘 3 cm 处，作颈前横切口。沿上述切口，切开皮肤、皮下组织及颈浅筋膜。

2. 分离气管前组织（见图 7-3）

（1）用止血钳自白线处分离两侧胸骨舌骨肌及胸骨甲状肌，并将肌肉拉向两侧，暴露甲状腺峡部。

（2）分离气管前筋膜，可见气管环。

1）甲状腺峡部通常位于 2～3 气管环前壁，若甲状腺峡部较宽，影响手术操作，可在甲状腺峡部下缘稍加分离，然后用拉钩将甲状腺峡部向上牵引，以便暴露气管。

2）在分离气管过程中，两个拉钩用力应均匀，使术野居中，且经常用手指探查环状软骨及气管位置，保持气管居中。

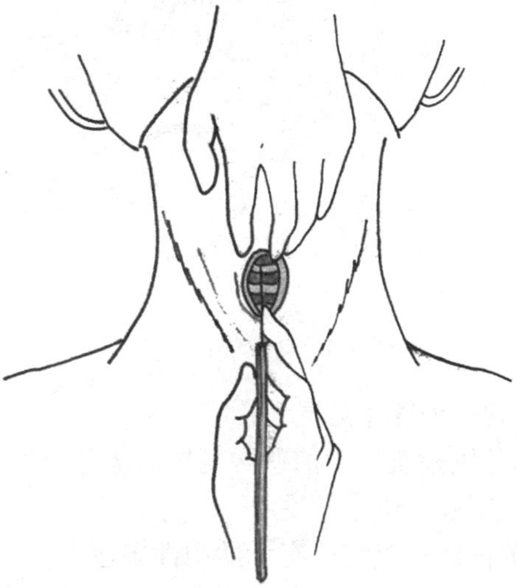

图 7-2　切口

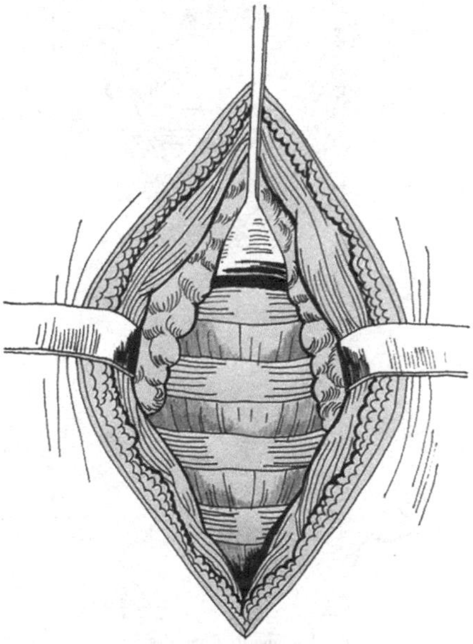

图 7-3　分离气管前组织

3. 确认气管

（1）视诊：分离气管前筋膜后可见到白色的气管环。

（2）触诊：手指可触及有弹性的气管环。

（3）穿刺：用空针穿刺可抽到气体。

4. 切开气管（见图 7-4）

用尖刀于 3～4 环正中自下向上挑开 2 个气管环。注意刀刃勿插入太深，以免损伤气管后壁及食道前壁，致气管食管瘘。

5. 插入气管套管（见图 7-5）

（1）气管切开后，立即用弯钳或气管切开扩张器撑开气管切口，插入气管套管，取出套管中的管芯，放入内套管。

（2）暂用手指固定气管套管。

（3）立即用接有负压的痰液吸引器吸尽气道内的分泌物及血液。

（4）带有气囊的气管套管应适当充气。

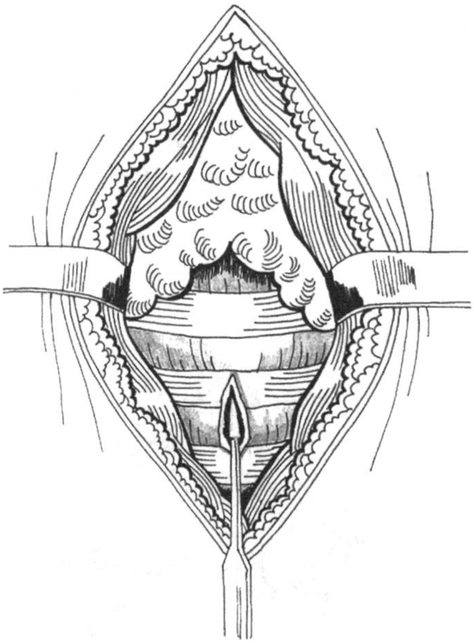

图 7-4　切开气管

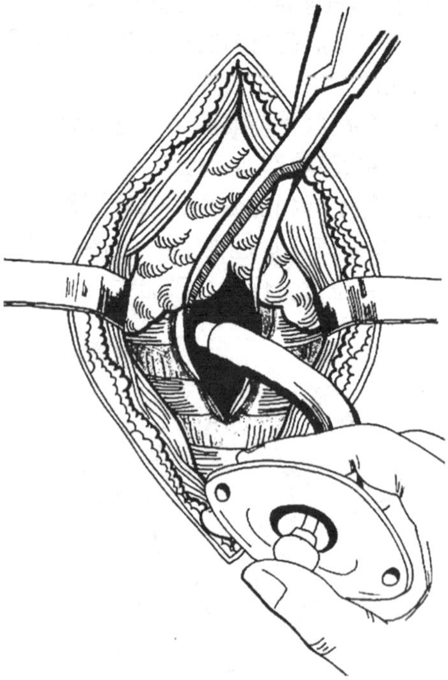

图 7-5　插入气管套管

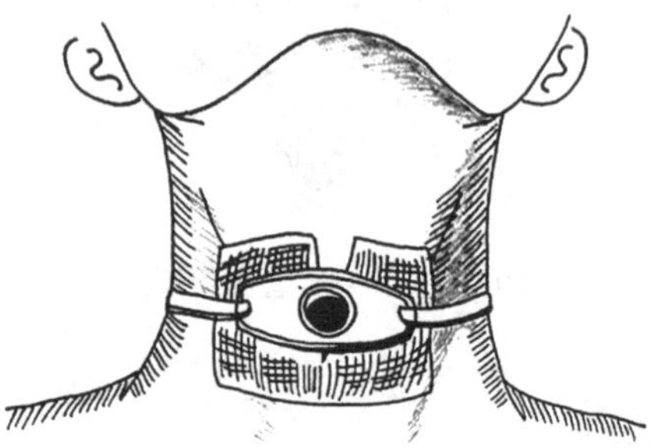

图 7-6　切口处理

6. 切口处理（见图 7-6）

（1）分别检查气管前壁两侧切口缘是否内翻，若内翻应用蚊齿钳向外挑起。

（2）仔细检查伤口有无活动性出血，并予以妥善处理。

（3）气管套管以带子系于颈部，系带打死结固定。

（4）切口一般不予缝合，若切口过长，可根据情况于切口上端缝合 1～2 针。

（5）将一张开口纱垫衬于伤口与气管套管之间，保护切口。

（三）术后检查

术后应注意患者呼吸情况及有无皮下气肿、气胸、出血等，若发生并发症应作相应处理。

五、并发症

（一）术中并发症

1. 窒息、心脏骤停

（1）原因：小儿气管较软，术中钝性剥离或误用拉钩将气管压瘪可引起窒息；在长期阻塞性呼吸困难的患者，呼吸中枢靠高浓度二氧化碳的刺激来维持呼吸，当气管切开后，突然吸入大量的新鲜空气，血氧增加，二氧化碳突然减少。呼吸中枢没有足够的二氧化碳刺激，因而呼吸表浅以致骤停；手术刺激引起的恶性心律失常致心脏骤停。

（2）处理：上述各种原因导致的心脏骤停，应立即按心肺复苏步骤进行。

2. 出血

（1）原因：大部分原因为手术止血不充分或血管结扎处线头脱落，多发生于颈前静脉及甲状腺峡部；在呼吸困难患者，因静脉回流不良，血管怒张容易出血；一些患者因原发病而用肝素等抗凝药物治疗者，术中可引起弥漫性渗血。

（2）处理：要防止血液流入呼吸道引起窒息，在确保呼吸道通畅情况下，少量出血可用局部压迫法止血；出血多者要重新打开伤口止血；应用抗凝药物的患者应在术前 24 小时停药。

3. 皮下气肿

（1）原因：术中软组织分离过多、气管切开过大或伤口缝合太紧等，吸气时胸腔内负压作用气体经切口进入皮下。

（2）处理：可自行吸收，一般不需特殊处理；因伤口缝线过紧引起的应拆除缝线并开放伤口。若患者存在呼吸困难不能缓解，应及时拍摄胸部 X 线片，排除是否有气胸。

4. 气胸

（1）原因：手术分离偏向右侧，位置较低，易伤及胸膜顶引起气胸。若双侧胸膜顶均受损伤，形成双侧气胸，患者可立即死亡。

（2）处理：轻度气胸可密切观察。张力性气胸应立即用较粗针头作胸腔穿刺抽出空气或行胸腔闭式引流。

5. 纵隔气肿

（1）原因：过多剥离气管前筋膜，气体沿气管前筋膜向下进入纵隔所致。若纵隔的壁层胸膜破裂，则可由纵隔气肿转为气胸。

（2）处理：轻度纵隔气肿无需处理。气肿严重者出现纵隔压迫症状并影响呼吸循环时应施减压术，将气体放出。

（二）术后并发症

1. 出血

（1）原因：少量出血多由于创口感染、肉芽组织增生所致，但有时少量出血也可能是致命性大出血的先兆。致命性大出血多数是由于气管套管远端压迫损伤气管前壁及无名动脉壁，加之感染致无名动脉糜烂破溃，而致大出血。

（2）处理：轻者更换合适的气管导管，重者先设法用球囊压迫，造影检查有无气管动脉瘘，再行急诊手术治疗。

2. 气胸、纵隔气肿　同前。

3. 肺部感染及肺不张

（1）原因：经气管套管的非生理性呼吸可引起支气管炎、肺炎等并发症。有时可因分泌物潴留而阻塞下呼吸道引起肺不张。

（2）处理：加强气道管理，吸出呼吸道分泌物。必要时，可使用纤支镜治疗。

4. 气管食管瘘

（1）原因：手术操作粗暴损伤食管前壁及气管后壁，或损伤气管后壁，感染后形成瘘管；气管套管位置不合适，套管压迫及摩擦气管后壁，引起局部溃疡及感染；气管套管放置时间过长、管径过粗或套管气囊压迫，气管内膜受压不均匀，受力大的地方易导致该处黏膜缺血、坏死、溃破，而致瘘管形成；吸痰或取放内套管消毒时动作粗暴，使外套管移位，压迫、摩擦气管后壁引起局部溃疡及感染。

（2）处理：瘘口较小者更换短的气管套管，通过鼻饲进食，可自愈。也可于气道食道分别安放支架。瘘口较大者一般愈合困难，需行手术缝合及肌肉修补术。

5. 气管套管阻塞

（1）原因：患者有呼吸道炎性病变或伤口感染，呼吸道分泌物多且黏稠，吸痰不及时或不彻底，内套管未及时清洗等，导致气管内套管阻塞；气管切开后呼吸道水分丢失增加，若湿化不充分，易造成痰液干燥结痂阻塞气管内套管。

（2）处理：每次吸痰应尽量吸尽，避免反复抽吸，如果痰液黏稠不易吸出，可注入灭菌水稀释后再行吸引；内套管定时清洗；加强气道湿化；定时测量气囊内的压力；若发现痰痂阻塞气管内套管，可行支气管镜直接吸引或钳除痰痂，如无效，则更换内套管。

6. 气管套管脱出

（1）原因：患者对气管插管不耐受，或因疾病的因素使患者处于烦躁、谵妄状态，头部大幅度摆动，气管插管随之移动而脱出，也有患者自行拔管；护理过程中的失误，为患者做口腔护理或更换气管插管的固定胶布时，为患者翻身或抬高放低床头时幅度过大，没有采取可靠的措施，导致导管脱出。

（2）处理：一旦气管插管脱出，立即用血管钳撑开气管切口处，并马上通知医生重新插入。①如切开时间在一周以内，立即先行气管插管，连接呼吸机，再通知专业医师进行重新置管。②切开时间超过一周窦道形成时，更换套管重新置入，连接呼吸机，然后根据病情调整呼吸机参数。③如医生不在场或不熟悉气管插管技术，病人出现严重缺氧症状时，可双手托起病人下颌角进行经面罩球囊通气，处理得当可保证足够的氧供。

7. 拔管困难

（1）原因：引起喉梗阻的原因尚未完全解除；气管切开位置过高，环状软骨受损；气管切口过大或伤口感染气管软化致气管前壁下塌；气管内肉芽组织形成。

（2）处理：要寻找拔管困难的原因加以治疗，多数均可拔管，瘢痕狭窄者可用喉及气管扩张器反复扩张或作喉气管成形术。

六、术后护理

1. 保持套管通畅　是术后护理的关键。清洗内套管，1～2 次/天，根据患者情况增加清洗次数。

2. 保持下呼吸道通畅　保持室内温度和湿度，温度宜在 22℃左右，湿度在 90%以上。定时做气道雾化，也可通过气管套管滴入少许灭菌注射用水和糜蛋白酶。

3. 防止感染　严格无菌操作；每日更换气管套管开口纱 2 次，保持伤口部位的清洁；酌情应用抗生素，控制感染。

4. 防止套管脱出　选择合适的气管套管，对于颈部短粗的患者，应使用加长型气管套管，并固定牢固；气管套管系带以能容纳一个手指为宜；取出内套管时，左手按住外套管，右手取出内套管，以防气管套管脱出；烦躁、谵妄患者应适当肢体约束及镇静。

5. 拔管时机　病因或下呼吸道阻塞症状解除，可考虑拔管。拔管前先堵管 24～48h，若患者活动及睡眠时呼吸均平稳，可拔除气管套管，用蝶形胶布将创缘拉拢，伤口可自愈。拔管后 1～2d 内应严密观察患者呼吸情况。

【思考题】

1. 气管切开术有哪些并发症？如何处理？
2. 气管切开术后出现呼吸困难可能原因有哪些？

（赵　珂　曹小平）

第八章　椎管内穿刺术

椎管内麻醉并非是某一种麻醉方法的名称，其包括蛛网膜下隙阻滞、硬膜外麻醉及腰硬联合阻滞。将局麻药注入蛛网膜下隙，使脊神经前后根及脊髓表面不同程度受到阻滞的麻醉方法称为蛛网膜下隙阻滞，简称脊麻；将局麻药注入硬膜外间隙，使脊神经根阻滞的麻醉方法，称为硬膜外间隙阻滞，简称硬膜外阻滞或硬膜外麻醉。椎管内麻醉是临床常用的麻醉方法之一，椎管内穿刺术是麻醉医师的基本技能。

第一节　硬脊膜外阻滞

将局部麻醉药注射于硬脊膜外间隙，阻滞脊神经根部，使其支配的区域产生暂时性麻痹，称为硬膜外间隙阻滞麻醉，简称硬膜外阻滞。硬膜外阻滞有单次法和连续法两种。单次法因缺乏可控性，易发生严重并发症，故临床上主要采用连续硬膜外阻滞。

根据穿刺（脊神经阻滞）部位不同，可将硬膜外阻滞分为四类：①高位硬膜外阻滞：在 C_5 至 T_6 之间进行穿刺，阻滞颈部及上胸段脊神经，适用于甲状腺、上肢及胸壁手术。②中位硬膜外阻滞：穿刺部位在 T_6 至 T_{12} 之间，常用于腹部手术。③低位硬膜外阻滞：穿刺部位在 L_1 至 L_5 间隙，用于下肢及盆腔手术。④骶管阻滞：经骶裂孔进行穿刺，阻滞骶神经，适用于肛门、会阴部手术。

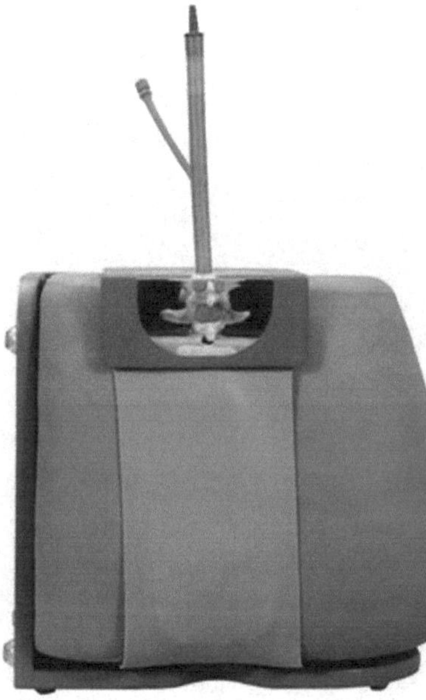

图 8-1　脊椎穿刺模型 1

一、实验目的

（1）掌握硬脊膜外腔麻醉的体位与定位。

（2）掌握硬脊膜外腔穿刺术的无菌原则与操作技术。

（3）掌握进入硬脊膜外腔的确定方法。

二、实验准备

（1）实验对象：脊椎穿刺模型（见图 8-1，图 8-2）。

（2）实验器材与试剂：一次性硬膜外穿刺包、无菌持物钳、无菌手套、注射器、0.9%生理盐水等。

（3）实验解剖：实验前进行相关解剖知识复习。

三、实验方法

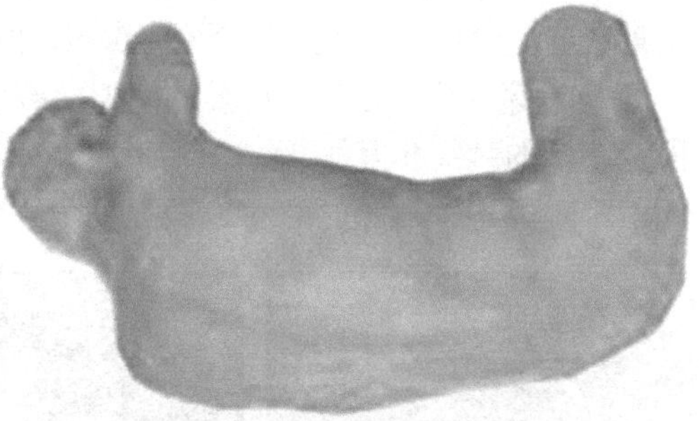

图 8-2　脊椎穿刺模型 2

1. 体位与穿刺定位　利用穿刺模型或自愿者进行椎管内麻醉的体位和穿刺定位训练。体位采用侧卧位或坐位（图 8-3A，图 8-3B），尽量将脊柱向后弯曲，增大棘突间隙。临床上主要采用侧卧位。穿刺点应根据手术部位选定，一般取支配手术范围中央的相应棘突间隙。通常上肢穿刺点在胸 $_{3\sim4}$ 棘突间隙，上腹部手术在胸 $_{8\sim10}$ 棘突间隙，中腹部手术在胸 $_{9\sim11}$ 棘突间隙，下腹部手术在胸 $_{12}$ 至腰 $_{2}$ 棘突间隙，下肢手术在腰 $_{3\sim4}$ 棘突间隙，会阴部手术在腰 $_{4\sim5}$ 间隙，也可用骶管麻醉。确定棘突间隙，一般参考体表解剖标志。如颈部最大突起的棘突为第 7 颈椎棘突；两肩胛冈连线为第 3 胸椎棘突；肩甲角连线为第 7 胸椎棘突；两侧髂嵴最高点的连续为第 4 腰椎棘突或腰 $_{3\sim4}$ 棘突间隙。

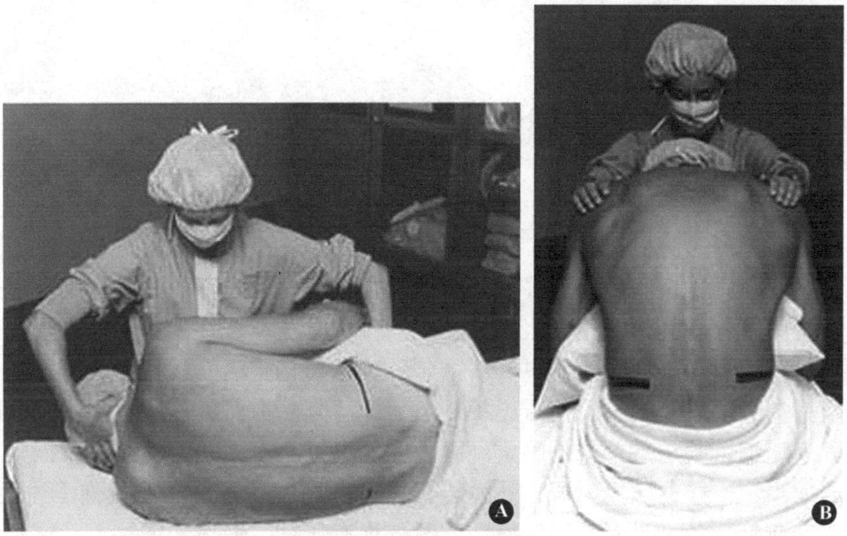

图 8-3　椎管内穿刺体位

A. 侧卧位；B. 坐位

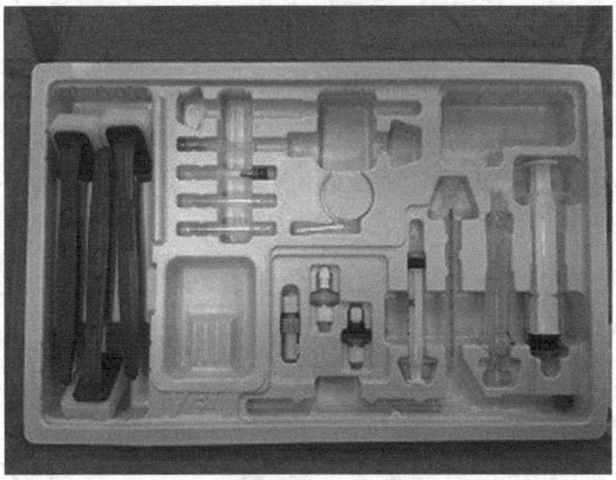

图 8-4　一次性椎管内麻醉穿刺包

2. 摆无菌穿刺包　利用持物钳进行无菌操作。要求无菌、整洁、齐备。熟悉硬膜外穿刺包，一次性使用硬膜外麻醉穿刺包，由一次性使用硬膜外穿刺针、硬膜外麻醉导管、导管接头、一次性使用药液过滤器、一次性使用空气过滤器、一次性使用无菌注射器、一次性使用低阻力注射器、医用手套、纱布块等组成（图 8-4）。

3. 戴无菌手套　先示教，嘱实验后自行练习，务必掌握无菌要求与原则。

4. 用穿刺模型消毒铺巾 确定穿刺间隙，以穿刺间隙为中心，用碘伏或 75%乙醇严格消毒三遍。范围：穿刺点上下位 15cm，两侧至腋后线，然后铺上无菌洞巾。

5. 穿刺术（图 8-5） 硬膜外间隙穿刺术有直入法和旁（侧）入法两种。颈椎、胸椎上段及腰椎的棘突相互平行，多主张用直入法；胸椎的中下段棘突呈叠瓦状，间隙狭窄，穿刺困难时可用旁入法。老年人棘上韧带钙化、脊柱弯曲受限制者，一般宜用旁入法。

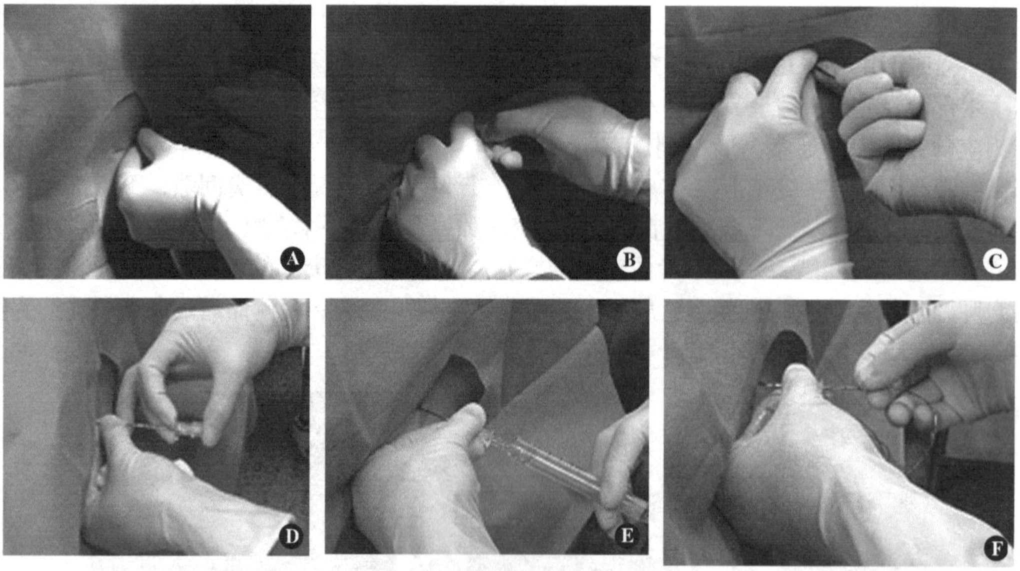

图 8-5 硬膜外穿刺置管步骤

A. 局麻；B. 破皮；C. 穿刺针刺入；D. 进针；E. 气泡压缩试验；F. 置管

（1）直入法：在选定间隙正中作皮丘并向深层浸润局麻，用 15 号针刺破皮肤及棘上韧带，再将硬膜外穿刺针沿此眼刺入。针的刺入位置必须在脊柱的正中矢状线上。左手靠于背部把持针体，右手于针尾缓慢进针。穿刺针到达黄韧带后，根据阻力骤然消失感（突破感）、阻力消失法以及无脑脊液流出等现象，即可判断穿刺针已进入硬膜外间隙。阻力消失法（气泡压缩试验）是首选的确定硬膜外腔的方法，实施时将穿刺针置入到一定深度后，将针芯取出，连接玻璃注射器，其内装有 2 ml 生理盐水和一个小气泡（约 0.25 ml），轻轻推注，穿刺针达黄韧带时有回弹感，同时气泡有压缩，液体不能注入。穿刺针刺破黄韧带后，气泡无压缩，推注无阻力。临床上不应特别强调黄韧带的突破感，穿刺达一定深度后应反复进行气泡压缩试验。临床上也常用负压法来判断硬膜外间隙，即抵达黄韧带后，拔出针芯，于针尾置一滴液体（悬滴法）或于针尾置一盛有液体的玻璃接管（玻璃法），当针尖穿透黄韧带而进入硬膜外间隙时，悬滴（或管内液体）被吸入，此种负压现象于颈胸段穿刺时比腰段明显。除上述两项指标外，临床上还有多种辅助试验方法，用以确定硬膜外间隙，包括气泡外溢试验（将空气快速注入，如针尖在硬膜外间隙，可见多个气泡外溢）、抽吸试验（硬膜外间隙抽吸无脑脊液）。

（2）侧入法：侧入法是在棘突间隙中点旁开 1.5 cm 处进针，避开棘上韧带，经棘间韧带和黄韧带进入硬膜外间隙。操作步骤同直入法。

6. 置管 确定针尖已进入硬膜外间隙后，即可经针蒂插入硬膜外导管。置管前应根据拟定的置管方向调整好针蒂小缺口的方向。如拟向头侧置管，针蒂小缺口应转向头侧，反之，小缺口朝向尾侧。置管时应先测量皮肤至硬膜外间隙的距离，然后即行置管。操作者左手背贴于穿刺模型背部，以拇指和食指固定针蒂，其余3指夹住导管尾端，用右手持导管的前端，经针蒂插入，进至10 cm处稍有阻力，表示导管已到针尖斜口，稍用力推进，导管即可滑入硬膜外间隙，继续缓慢插入3～5 cm，然后拔针。拔针时，应一手退针，一手固定导管，以防将导管带出。在拔针过程中不要随意改变针尖的斜口方向，以防斜口割断导管。针拔出后，调整导管在硬膜外的长度，然后在导管尾端接上注射器，注入少许生理盐水，如无阻力，并回吸无血或脑脊液，即可固定导管。

【思考题】

1. 硬膜外穿刺点的定位常有哪些体表解剖标志？
2. 硬膜外穿刺成功的确定方法有哪些？

第二节　蛛网膜下腔穿刺术

蛛网膜下腔阻滞系把局麻药注入蛛网膜下腔，使脊神经根、背根神经节及脊髓表面部分产生不同程度的阻滞，常简称为脊麻。按照局麻药液的比重与脑脊液的比重的差别，可将局麻药液配成轻比重、等比重和重比重液。选择蛛网膜下腔用药时，阻滞时间和范围要与外科手术和患者情况相符合。根据阻滞平面的不同，临床上将感觉阻滞平面超过胸$_4$者称为高位脊麻，胸$_{10}$平面以下称低位脊麻，阻滞范围局限于会阴及臀部称为鞍麻。

一、实验目的

（1）掌握蛛网膜下腔穿刺术的实施方法。

（2）熟悉蛛网膜下腔麻醉平面的影响因素。

（3）熟悉蛛网膜下腔麻醉的常见并发症及处理。

二、实验准备

（1）实验对象：脊椎穿刺模型（同第八章第一节）。

（2）实验器材与试剂：一次性腰麻穿刺包或腰硬联合穿刺包、无菌持物钳、无菌手套、注射器、生理盐水（0.9%）等。

（3）实验解剖：实验前进行相关解剖知识复习。

三、实验方法

1. 体位　基本同硬膜外穿刺术。蛛网膜下腔穿刺常采用侧卧位。让患者后背与手术台边缘平行，并离操作者最近，大腿屈向腹部，屈头使前额与膝盖最近。采用重比重溶液时，手术侧向下；采用轻比重溶液时，手术侧向上。鞍区麻醉一般取坐位。摆坐位时，患者脚下垫一小凳，膝上置一软枕。助手维持患者于垂直位，使头、臂屈曲于枕上，使腰椎椎间隙展开。

2. 穿刺部位　蛛网膜下腔穿刺常选用腰$_{3\sim4}$或腰$_{2\sim3}$棘突间隙，有时也在腰$_{4\sim5}$间隙穿刺。确定穿刺点的方法是：取两侧髂嵴的最高点作连线，与脊柱相交处，即为第4腰椎或腰$_{3\sim4}$棘突间隙。如果该间隙较窄，可上移或下移一个间隙作穿刺点。

3. 摆无菌穿刺包　同硬膜外穿刺术。

4. 用穿刺模型消毒铺巾 穿刺前须严格消毒，消毒范围应上至肩胛下角，下至尾椎，两侧至腋后线。消毒后穿刺点处需铺洞巾或无菌单。

5. 穿刺术 穿刺点用 1%～2%利多卡因作皮内、皮下和棘间韧带逐层浸润。常用的蛛网膜下腔穿刺术有以下两种。

（1）直入法：用左手拇、食两指固定穿刺点皮肤。将穿刺针在棘突间隙中点，与病人背部垂直，针尖稍向头侧作缓慢刺入，并仔细体会针尖处的阻力变化。当针穿过黄韧带时，有阻力突然消失“落空”感觉，继续推进常有第二个“落空”感觉，提示已穿破硬膜与蛛网膜而进入蛛网膜下腔。如果进针较快，常将黄韧带和硬膜一并刺穿，则往往只有一次“落空”感觉。需要强调的是，切勿追求“落空感”，因现代工艺的进步，穿刺针非常细，许多时候感知不到“落空感”。

（2）侧入法：于棘突间隙中点旁开 1.5 cm 处作局部浸润。穿刺针与皮肤成 75° 对准棘突间孔刺入，经黄韧带及硬脊膜而达蛛网膜下腔。本法可避开棘上或棘间韧带，特别适用于韧带钙化的老年病人或脊椎畸形或棘突间隙不清楚的肥胖病人。当直入法穿刺失败时也可采用此法。

针尖进入蛛网膜下腔后，拔出针芯即有脑脊液流出，如未见流出可旋转针干 180° 或用注射器缓慢抽吸。经上述处理仍无脑脊液流出者，应重新穿刺。穿刺时如遇骨质，应退针至皮下改变进针方向，避免损伤骨质，切勿中途改变进针方向，以免穿刺针弯曲或折断。经 3～5 次穿刺而仍未能成功者，应改换间隙另行穿刺。

【思考题】

1. 蛛网膜下腔穿刺部位有哪些？
2. 蛛网膜下腔穿刺的消毒范围如何确定？
3. 蛛网膜下腔穿刺成功如何确定？
4. 影响蛛网膜下腔阻滞平面的因素有哪些？

第三节 腰硬联合穿刺术

尽管脊麻和硬膜外麻醉在很多方面都相似，但仍是两种不同的麻醉方法，对脊麻来说，决定阻滞效果的是局麻药的剂量，而决定硬膜外阻滞效果的则是局麻药的容量，所以需 5～8 倍产生脊麻的局麻药剂量方能导致硬膜外阻滞。由于脊麻是局麻药通过脑脊液直接作用于脊神经根，而硬膜外阻滞则是通过局麻药的弥散至脊神经根附近方能发挥作用，所以脊麻的阻滞效果好，包括感觉、运动及自主神经纤维均能较好地阻滞，除了镇痛效果确切外，也能获得较好的肌肉松弛，尤其适用于需肌松的手术，而且起效也快。从另一方面讲，脊麻较易导致阻滞平面过高、甚至全脊麻，对循环系统的扰乱程度重于硬膜外麻醉，且发生过程快。硬膜外则可通过调节局麻药的浓度和容量，根据病情和手术的需要来对不同的神经纤维进行分别阻滞。如：腹部手术为了获得较为良好的肌肉松弛，可加大局麻药浓度以阻滞运动神经；而高位硬膜外阻滞时，为了不致使呼吸麻痹，需稀释局麻药浓度；术后镇痛时，为了不影响肌肉运动，仅用低浓度局麻药以阻滞感觉纤维即可。鉴于脊麻（腰麻）及硬膜外麻醉各有其特点，临床上有些情况下采用腰硬联合麻醉技术，此方法既有脊麻的起效时间快、阻滞效果好的优点，也可通过硬膜外置管提供长时间手术麻醉及术后镇痛。腰硬联合麻醉技术常用于产科麻醉和镇痛。

一、实验目的

（1）熟悉硬脊膜外腔麻醉的体位与定位。

（2）掌握硬脊膜外腔穿刺术的无菌原则与操作技术。

（3）掌握进入硬脊膜外腔的确定方法。

二、实验准备

（1）实验对象：脊椎穿刺模型。

（2）实验器材与试剂：一次性腰硬联合穿刺包、无菌持物钳、无菌手套、注射器、生理盐水（0.9%）等。

（3）实验解剖：实验前进行相关解剖知识复习。

三、实验方法

病人准备及穿刺同硬膜外阻滞，当硬膜外穿刺针进入硬膜外间隙后，取脊麻针经硬膜外穿刺针内向前推进，有时可有穿破硬膜的落空感。拔出脊麻针的针芯，见有脑脊液顺畅流出，即可证实。将麻药注入蛛网膜下腔，然后拔除脊麻针，再按标准方法经硬膜外穿刺置入导管。此即为一点法穿刺。

【思考题】

1. 腰联合阻滞的优点有哪些？
2. 腰硬联合穿刺术一点穿刺法穿刺部位的选择？

（左友波　林菁艳）

参考文献

郭曲练，姚尚龙.2011.临床麻醉学. 3 版.北京. 人民卫生出版社：123-144.

庄心良，曾因明，陈伯銮.2003.现代麻醉学. 3 版. 北京. 人民卫生出版社：1083-1094.

Miller RD. 2010. Anesthesia. 7th Edition. Philadelphia：Churchill Livingstone：1611-1638.

第九章　颈丛、臂丛神经阻滞

将局麻药注射至神经干、神经丛或神经节旁，暂时阻断该神经的传导功能，使受该神经支配的区域产生麻醉作用，称为神经阻滞。由于神经阻滞具有安全性大、并发症少、保持病人清醒、对其生理功能影响较小、又能节省病人开支等优点，在临床上得到了广泛的应用。本章主要介绍颈丛神经阻滞与臂丛神经阻滞。

一、实验目的

（1）掌握颈丛、臂丛神经阻滞麻醉所需常用器材及常用药物。

（2）掌握颈丛、臂丛神经阻滞的定位方法，了解操作程序。

（3）掌握颈丛、臂丛神经阻滞的并发症及处理。

（4）了解神经刺激仪的使用方法。

二、常用器材与常用药物

1. 常用器材　皮肤消毒用具，5ml、20ml 注射器，头皮针（图 9-1）。

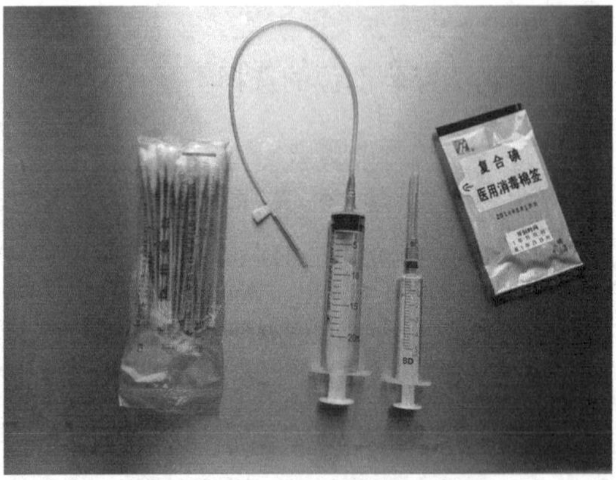

图 9-1　神经阻滞的常用器材

2. 常用药物　见表 9-1。

表9-1　常用局麻药的浓度、用法

常用药物	利多卡因	布比卡因	罗哌卡因
常用浓度	1%～1.5%	0.25%～0.5%	0.25%～0.5%
起效时间（min）	10～20	15～30	2～4
作用时效(min)	120～240	360～720	240～400
一次最大剂量(mg)	400	150	200

注：以上为成人剂量，使用时还应依据具体病人，具体部位决定

3. 常规抢救用品 简易呼吸器、面罩、吸引器、通气道、气管导管、喉镜及抢救药品。

三、实 验 操 作

（一）颈丛、臂丛神经阻滞的定位方法及穿刺操作程序

Ⅰ. 颈丛神经阻滞法

【解剖】 颈神经丛由 C1—C4 脊神经的前支组成，C1 主要是运动神经，后三对是感觉神经。出椎间孔后经过横突尖端分为浅支和深支。颈浅丛神经分为枕小神经、耳大神经、颈横神经、锁骨上神经。颈深神经丛主要支配颈前及颈侧面的深层组织（图 9-2）。

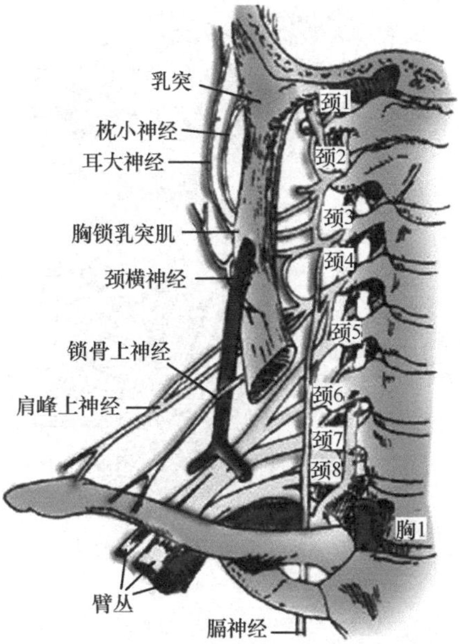

图 9-2　颈丛神经解剖

【适应证】 颈项部的手术，如甲状腺、颈椎、气管切开术等。

1. 颈浅丛神经阻滞法

【穿刺点】 病人仰卧、去枕，头偏向对侧，让病人抬头显露胸锁乳突肌，确定胸锁乳突肌后缘中点位置（图 9-3）。

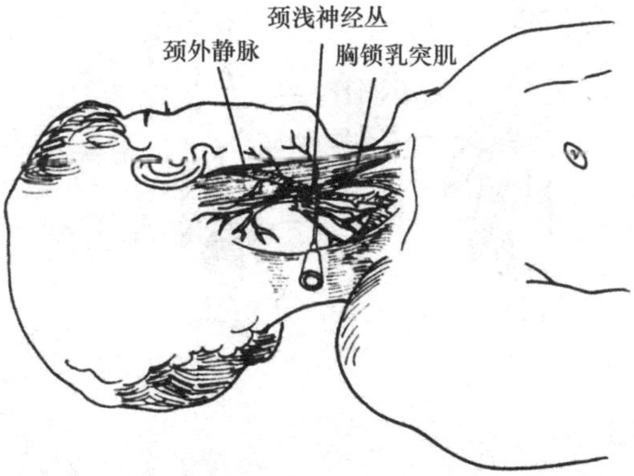

图 9-3　颈浅神经阻滞的穿刺点

【操作方法】 常规皮肤消毒，用 22G 长约 3.5cm 穿刺针自穿刺点垂直刺入皮肤，缓慢进针，有落空感后示针尖已穿透颈阔肌筋膜，将局麻药注射到肌膜下，也可在颈阔肌的表面分别向上、前下方向注射局麻药各 3ml，以分别阻滞枕小、耳大、颈横及锁骨上神经。

【注意】 注药前回抽，无血及脑脊液后才能注射局麻药且不可将局麻药注射到胸锁乳突肌内。

2. 颈深丛神经阻滞法

【穿刺点】 病人仰卧，头偏向对侧，双上肢紧贴身体两侧，从乳突尖至锁骨中点之间作一连线，此线中点即第 4 颈椎横突位置，该点一般在胸锁乳突肌后缘与颈外静脉交叉点附近。乳突尖下方 1～1.5 cm 处为第 2 颈椎横突。第 2、4 横突之间为第 3 颈椎横突。在第 2、3、4 横突处分别作标记（图 9-4）。

【操作方法】 常规消毒皮肤，先于穿刺点做一局麻皮丘。用 22G 穿刺针与颈侧皮肤垂直进针，当进针 2～4 cm，若遇坚实的骨质，说明已触及横突，稍退针回抽无血无脑脊液，即可注入局麻药 3～5 ml。深丛阻滞一般只需阻滞 1～2 点。此外，也可应用改良阻滞

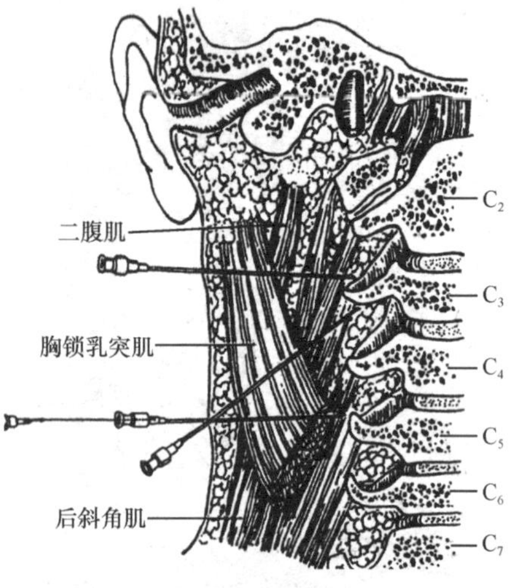

图 9-4 颈深神经阻滞穿刺点

方法，既以第四颈椎横突做穿刺点，当穿刺针达第四颈椎横突后，回抽无血无脑脊液，一次性注入局麻药 10ml 左右。

Ⅱ. 臂丛神经阻滞法

【解剖】 臂丛神经由 C5-C8 及 T1 脊神经前支组成（图 9-5）。

主要支配整个手臂运动和绝大部分手臂感觉（图 9-6）。

【适应证】 肩关节以下的上肢手术。

【阻滞方法】 常用的臂丛神经阻滞方法有肌间沟阻滞法、腋路阻滞法、锁骨上阻滞法和锁骨下血管旁阻滞法。

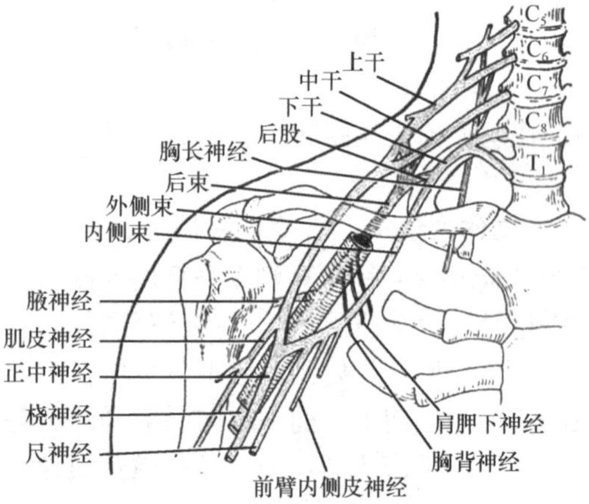

图 9-5 臂丛神经的解剖

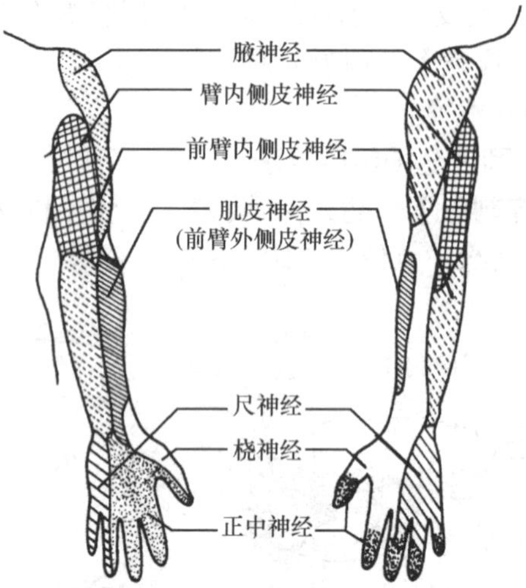

图 9-6 臂丛神经的分布范围

1. 肌间沟阻滞法

【穿刺点】 病人去枕仰卧，头偏向对侧，上肢紧贴体旁，手尽量下垂，显露胸锁乳突肌锁骨头，在锁骨头的后缘摸到前斜角肌，再往后外侧可摸到中斜角肌，在前、中斜角肌之间可摸到一上窄下宽的三角形间隙，其底边是肩甲舌骨肌，此间隙即为肌间沟。穿刺点在肌间沟靠近底边处或锁骨上 2 cm 处（图 9-7）。

【操作方法】 颈部皮肤常规消毒，右手持一长约 3～4 cm 的 22G 穿刺针于穿刺点垂直刺入皮肤。略向尾侧推进，当针穿透鞘膜时，有阻力消失感或出现异感，回抽无血无脑脊液及气体，即可注射局麻药 20～25 ml(成人)，若无异感可稍向后下进针 1 cm 左右，反复回抽无血无脑脊液及气体后注射局麻药。

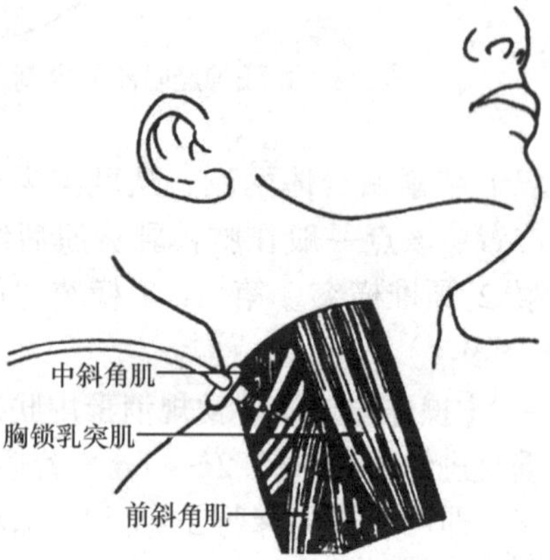

图 9-7 臂丛神经肌间沟阻滞的穿刺点

【优缺点】 此法小容量局麻药即可阻滞上臂及肩部及桡侧，但尺神经阻滞起效迟或阻滞不全。

2. 腋路阻滞法

【穿刺点】　病人仰卧，患肢外展 90°，屈肘 90°，前臂外旋，手背贴床，呈举手敬礼状。于腋窝部扪及腋动脉搏动，搏动最明显处为穿刺点（图 9-8）。

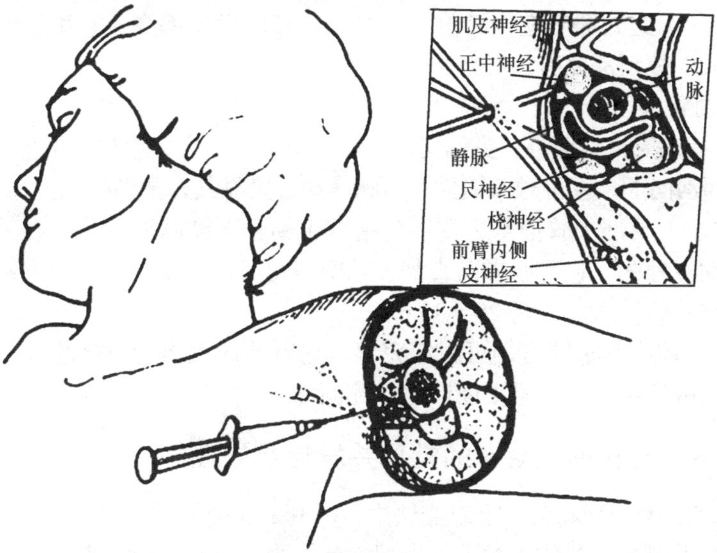

图 9-8　臂丛神经腋路阻滞的穿刺点

【操作方法】　局部皮肤消毒，以左手食指和中指固定于腋动脉搏动处，右手持穿刺针，针与动脉呈 30° 夹角斜向腋窝顶方向刺入，当针尖进入腋鞘时有明显落空感，停针松手，针随腋动脉搏动而摆动，回抽无血后，成人可一次注射局麻药 30～40 ml。注射完毕腋部可扪及一棱形肿胀包块。

【优缺点】　位置表浅，易于阻滞，且不会引起气胸、膈神经迷走神经、喉返神经阻滞也不会发生进入硬膜外隙及蛛网膜下隙的风险。但此法上臂阻滞效果较差，桡神经有时阻滞不全。局麻药中毒风险高。

3. 锁骨上阻滞

【穿刺点】　病人仰卧，头偏向对侧。上肢紧贴体旁并尽量下垂，锁骨中点上方 1～5 cm 处即为穿刺点（图 9-9）。

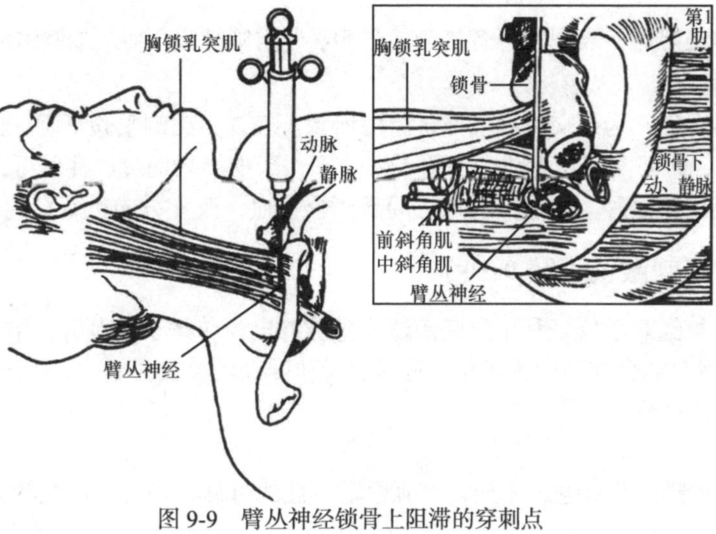

图 9-9　臂丛神经锁骨上阻滞的穿刺点

【操作方法】 局部皮肤消毒，穿刺针刺入皮肤后水平进针，直到上肢出现异感或触及第一肋骨，然后穿刺针延第一肋骨骨面前后移动寻找异感，出现异感后回抽无血、气体即可注入局麻药 20 ml。

【优缺点】 于此处穿刺定位简单，但血胸、气胸发生率高，且由于臂丛神经在锁骨上神经干最粗大，故阻滞完善但起效慢。

4. 锁骨下血管旁阻滞

【穿刺点】 病人去枕仰卧，头偏向对侧，上肢紧贴体旁，手尽量下垂，穿刺者手指延前中斜角肌肌间沟向下，直至触及锁骨下动脉搏动，紧靠其外侧做标志。

【操作方法】 局部皮肤消毒，左手食指放于锁骨下动脉搏动处，右手持穿刺针，从锁骨下动脉搏动点外侧，朝下肢方向直刺，延中斜角肌内侧缘推进，有突破感时即为刺破神经鞘，出现异感后注入局麻药 20～30 ml。

【优缺点】 较小剂量即可即可阻滞完善，局麻药误入血管及硬膜外腔或蛛网膜下腔可能性小。但气胸发生率高，且不能同时双侧阻滞。

（二）颈丛、臂丛神经阻滞的常见并发症及处理

1. 气胸 多发生于臂丛锁骨上阻滞法中，多由于穿刺针方向不正确及进针过深、或穿刺过程中病人咳嗽引起。多数小时后方出现症状。当疑有发生时应双肺听诊及叩诊，用 X 线确诊。小量气胸可继续严密观察病人，大量气胸伴有呼吸困难时可行胸腔抽气或闭式引流。

2. 药物误入硬膜外隙或蛛网膜下隙 多见于颈丛或臂丛肌间沟阻滞，可引起高位硬膜外麻醉或全脊髓麻醉，多由于进针过深或推药时固定不稳逐渐推进引起。预防方法为使用短针且进针勿过深，针尖要触及骨质，注药前回抽无脑脊液方可注入，注药 2～3 ml 后观察病人有无呼吸困难，然后在注入余下药液。一旦发生全脊麻，可按照硬膜外麻醉中发生全脊麻意外处理。

3. 局麻药的毒性反应 主要是穿刺针误入动脉未被发现，因此注药前要先回抽。此外，阻滞部位血管丰富，药物吸收过快也可导致中毒，因此注药速度切记太快，药物不可过量。

4. 膈神经阻滞 阻滞可出现胸闷和呼吸困难。应立即吸氧，辅助通气，一般在 30 min 内即可恢复。

5. 喉返神经阻滞 表现为声音嘶哑或失声，严重则呼吸困难。单侧阻滞临床症状多在 0.5～1h 内缓解。

6. 霍纳综合征 为颈交感神经节被阻滞所致。表现为患侧眼睑下垂、瞳孔缩小、眼结膜充血、鼻塞、面部发红及无汗。一般不需处理，药物半衰期过后症状可自行消失。

7. 出血及局部血肿 拔出穿刺针、局部压迫止血，改变方向重新穿刺或更改麻醉。

（三）神经刺激仪（图 9-10）

1. 机制 神经刺激仪是利用电刺激器产生脉冲电流传送至穿刺针，当穿刺针接近混合神经时，就会引起混合神经的去极化，而其中运动神经较易被去极化，则会出现肌肉抽搐，这样就可以通过肌颤来定位。

2. 组成

（1）电刺激器：要求电压安全、电流稳定、性能可靠。理想的电刺激器采用直电流，

电流在 0.1～10 mA 之间，能随意调节并精确显示数值（图 9-11）。

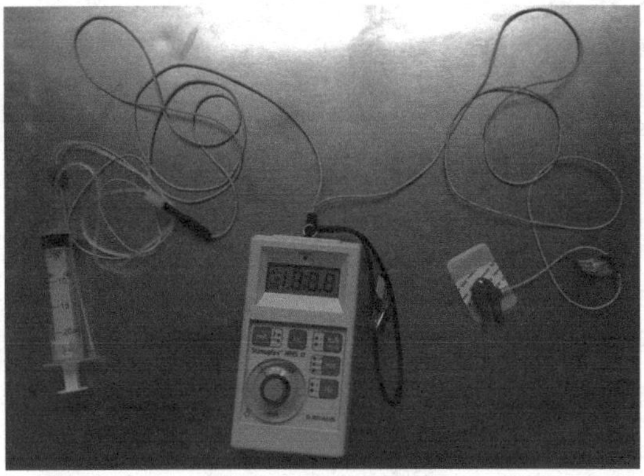

图 9-10　神经刺激仪

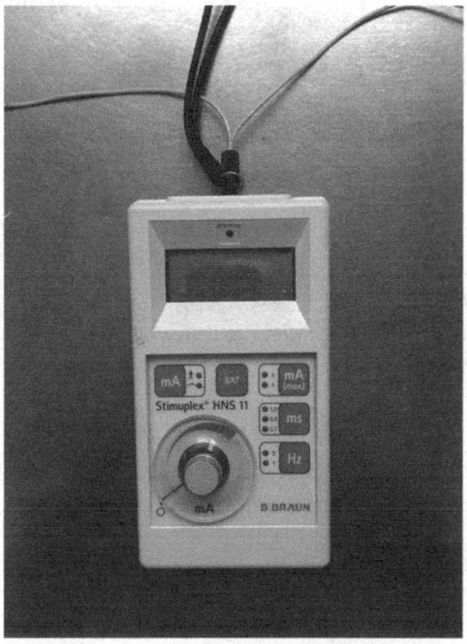

图 9-11　神经刺激仪-电刺激器

（2）电极：两个电极，负极通常连接穿刺针，正极可与心点图电极片连接，贴于患者肩部或臀部（图 9-12）。

（3）穿刺针：带绝缘鞘的专用穿刺针（图 9-13）。

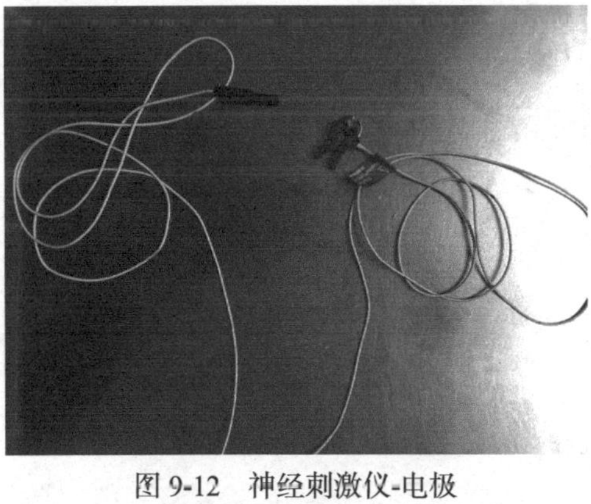

图 9-12　神经刺激仪-电极

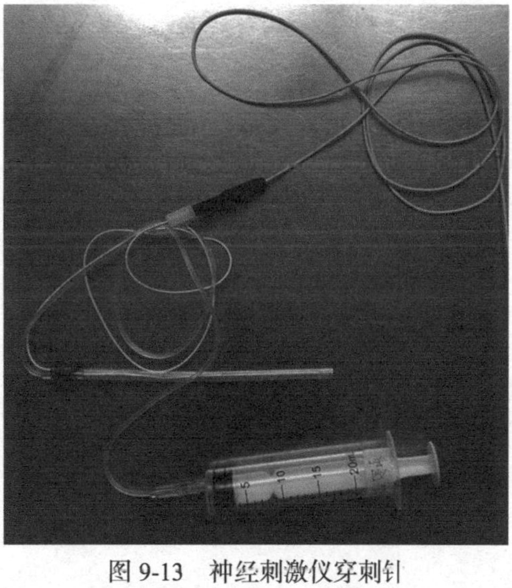

图 9-13　神经刺激仪穿刺针

3. 定位方法　神经刺激仪用于定位时通常和常规神经阻滞摆一样的体位、定位、消毒和铺巾。刺激仪与人体连接好后进针，开始以大于 1～2 mA 的电流以确定是否接近神经，2 mA 的电流可以使距离 1 cm 的运动神经去极化，然后调节穿刺针方向，深度及刺激器电流，直至以最小的电流（0.5 mA）产生最大的肌颤。此时说明穿刺针以接近神经，此时停针，回抽无血和液体时方可注药。

4. 适用范围　可用于各种阻滞及混合神经干的定位。除用于一般患者外，更适用于不能合作及反应迟钝的患者。

【思考题】

局麻药中毒的原因、表现及如何处理?

（王　丹　思永玉）

参 考 文 献

潘晓军,傅志俭,宋文阁.2003. 临床麻醉与镇痛彩色图谱.济南：山东科学技术出版社：32-41.
盛卓人,王俊科.2009. 实用临床麻醉学.4 版.北京：科学出版社：341-345.
徐启明.临床麻醉.3 版.北京：人卫出版社：102-115.
庄心良,曾因明,陈伯銮.2005. 现代麻醉学.3 版.北京：人民卫生出版社：1052-1073.

第十章　动脉穿刺置管术

有创动脉血压监测是将穿刺管直接插入动脉内，通过测压管连接换能器直接测压的监测方法，能连续、准确地提供动脉收缩压、舒张压以及平均动脉压的数据，同时能绘制动脉压力曲线，可随时发现动脉压力变化，还可取动脉血做动脉血气分析。不受人工加压减压、袖带宽度及松紧度的影响，是危重患者监测的首选方法。因此，动脉穿刺置管是危重病患者监测的一种常用技术。

周围浅表动脉只要内径够大、可扪到搏动，均可供穿刺置管。具体选用何处动脉要结合手术部位、麻醉和手术时病人体位、局部动脉通畅情况以及预计留管的时间等综合考虑。原则上应该选择即使由于插管引起局部动脉阻塞，其远端也不会发生缺血性损害的动脉。由于桡动脉（最常用左侧）部位表浅，侧支循环丰富，为首选，其次为足背动脉、股动脉、腋动脉、尺动脉和肱动脉。

各动脉穿刺置管优缺点为：桡动脉在腕部桡侧腕屈肌腱的外侧可清楚摸到桡动脉搏动。由于此动脉位置浅表，相对固定，因此穿刺插管比较容易。桡动脉与尺动脉在掌部组成掌深、浅血管弓，形成平行的血流灌注。桡动脉插管后发生了阻塞或栓塞，只要尺动脉平行循环良好，手部血流灌注不会引起障碍。因此在作桡动脉插管前可测试尺动脉供血是否畅通。清醒病人可用改良 Allen 试验法测试。足背动脉是股前动脉的延续，比较表浅易摸到，成功率也较高。

股动脉位于腹股沟韧带中点的下方，外侧是股神经，内侧是股静脉。血管搏动清楚，穿刺成功率高，但管理不方便，潜在的感染机会较大，不适宜于较长时间保留导管，目前应用已减少。腋动脉在腋窝部远近之间有广泛的侧支循环，腋动脉管径粗，靠近主动脉，即使周围动脉收缩搏动摸不清，腋动脉常维持其压力和搏动，有利于穿刺。一般在腋窝的最高点，摸清动脉搏动，直接经皮穿刺并不困难。经此动脉插管不但成功率高，且病人舒适、方便，即使较长时间留管，并发症发生也只在 0.1%～0.2%左右，均无肢体或手指坏死，值得推广。但冲洗时务必防止血凝块、其他颗粒物质或空气误入而引起脑血管栓塞。尺动脉可代替桡动脉插管，特别是经 Allen 试验证实手部血供以桡动脉为主者，选用尺动脉可提高安全性，但成功率较低。肱动脉在肘窝上方，肱二头肌内侧可触及，但位置深，穿刺时易滑动，成功率低，并且侧支循环少，一旦发生血栓、栓塞，可发生前臂缺血性损伤，一般不用。本章以桡动脉为代表介绍动脉穿刺置管术。

一、实验目的

（1）熟悉动脉穿刺置管的选择部位。

（2）掌握动脉穿刺置管方法。

（3）掌握 Allen 试验。

二、实验准备

1. 实验对象 动脉穿刺手臂模型。

2. 实验器材与试剂 动脉留置针、无菌手套、注射器、0.9%生理盐水、肝素钠、消毒棉签等。

3. 解剖定位与 Allen 试验练习 先同学间相互进行桡动脉穿刺的解剖定位与 Allen 试验练习。在桡动脉穿刺前一般需行 Allen 试验，以判断尺动脉循环是否良好，是否会因桡动脉置管后的阻塞或栓塞而影响手部的血流灌注。Allen 试验的方法是：① 手保持温暖，便于察看手掌部的颜色。② 将穿刺侧的前臂抬高，用双手拇指分别摸到桡、尺动脉后，让受试者作数次握拳和放拳动作。③ 双拇指同时压迫阻断桡、尺动脉血流，待手部变白后保持对桡动脉的压迫，嘱患者将前臂放平。④ 解除对尺动脉的压迫，观察手、掌部颜色由苍白转红的时间。若尺动脉畅通和掌浅弓完好，转红时间多在 3 秒钟左右，最长也超不过 6 秒钟。若颜色恢复延迟至 7～15 秒为可疑，说明尺动脉充盈延迟、不畅。当手部颜色在 15 秒以上仍未变红，说明尺动脉血供有障碍。一般高于 7 秒为 Allen 试验阳性，不宜选用桡动脉穿刺。

三、实验方法

（一）经皮桡动脉置管

先固定肢体，腕部垫高使腕背伸，拇指保持外展，消毒铺巾，保持无菌技术。穿刺者右手示、中指与拇指持针，于腕横线桡骨茎突旁桡动脉搏动最明显处进皮。在左手示、中指摸清桡动脉搏动行踪的引导下向着动脉进针。一般针干与皮肤呈 30°～45°角，针尖抵达动脉表面略带冲击的力量将针尖刺入动脉，此时有鲜红的血液喷射至针蒂，表明内针已进入动脉。再进针约 2 mm，使外套管也进入动脉内，此时一手固定内针，另一手捻转并推进外套管，在无阻力的情况下将外套管送入动脉腔内。拔除内针，有搏动性血流自导管喷出，证实导管位置良好，即可连接测压装置。若外套管推进遇有阻力，常表示导管未进入动脉管腔。穿刺时有突破感，且有少量血液入针蒂，但血流不畅，此时穿刺针可能偏向一侧或已穿透动脉血管后壁。遇此可拔除内针，接上注射器并缓慢拔退外套管，当见有血液喷出时，保持导管与血管行向一致，捻转推进导管，不成功则可再次拔退外套管，见有良好的血液喷、滴出时可经套管内插入细导引钢丝，在导引钢丝引导下推进套管，若均未成功则重新穿刺。经皮桡动脉穿刺成功率当与动脉搏动是否强而明显，以及技术熟练程度有关。

（二）直视穿刺插管

遇有桡动脉搏动微弱、休克、低心排血量和经皮穿刺失败的病人，则切开皮肤，显露桡动脉，直接明视穿刺插管。方法是在上述穿刺部位作约 1 cm 长纵切口，显露动脉后在动脉下安置一根丝线，不结扎，仅作远端血流阻断和牵引用。直接用外套管针进行穿刺都能成功。移除牵引线，缝合皮肤。遇有局部出血，加压包扎均能止血。由于超声技术的发展，临床中有条件的情况下也可使用超声引导置管，即超声扫描以确定针的存在及位置，然后进行即时的超声引导血管穿刺与置管过程。

【思考题】

1. 为什么动脉穿刺常选择桡动脉?
2. 桡动脉穿刺前需作什么试验?

（左友波　马汉祥）

参考文献

庄心良，曾因明，陈伯銮. 2003. 现代麻醉学. 3 版. 北京：人民卫生出版社：1919-1925.
Miller RD. 2010.Anesthesia. 7th ed. Philadelphia：Churchill Livingstone：1272-1284.

第十一章　中心静脉置管术

第一节　概　　述

中心静脉穿刺置管术（如图 11-1）是经体表穿刺进入相应的静脉，并插入各种导管至大血管腔内或心腔，监测中心静脉压（central venous pressure，CVP）及建立有效输液给药途径的方法。目前已广泛应用在 ICU、大手术和救治危重病员的监测中，并成为麻醉科、重症医学科和急诊科医生的基本技能之一。看似简单的一门技术，却经历了漫长的发展史，1733 年 Stephen Hales 首次将玻璃管插入母马的颈内静脉（internal jugular vein，IJV）测压，直到 1905 年才用于人体，1929 年 Sottin 首次使用深静脉置管术观测 CVP，1952 年 Aubanica 首次使用锁骨下静脉（subclavian vein SCV）穿刺置管术，直到 1962 年 Wilson 完整介绍监测中心静脉压（central venous pressure，CVP）的临床意义，但人体 IJV 测压 1966 年才被 Hermosura Colleagues 首先报告。虽然中心静脉穿刺置管术已广泛应用，但临床应根据具体情况，把握好适应证和禁忌证等。

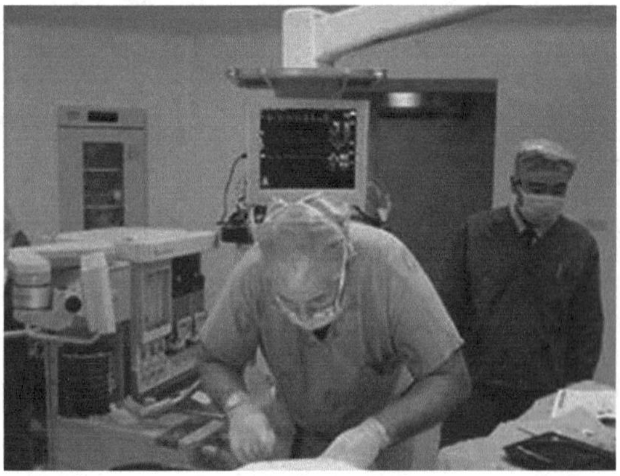

图 11-1　中心静脉穿刺置管术

一、实 验 目 的

（1）掌握中心静脉穿刺置管术的适应证和禁忌证。
（2）熟悉穿刺物品的准备。

二、实 验 准 备

（1）一次性使用中心静脉穿刺包、无菌手套、消毒液等。
（2）模拟人或患者。

三、实 验 方 法

（一）适应证和禁忌证

1. 适应证

（1）大量、快速输血、输液的手术，如：严重创伤、休克以及急性循环衰竭等危重病人的抢救，体外循环下各种心脏大血管手术，预计术中将出现血流动力学剧烈波动的手术。

（2）心脏充盈压，如 CVP 监测、Swan-Ganz 导管监测 PAP 等。

（3）经中心静脉给药：血管活性药物或对周围血管有刺激性药物、长期药物给予（高营养、化疗、抗生素）。

（4）血液透析、血浆置换术。

（5）经静脉放置心脏起搏器。

（6）外周静脉穿刺困难或周围静脉通路不足时。

（7）抽吸空气栓塞。

（8）反复抽取血样。

2. 禁忌证

（1）严重的出、凝血障碍。

（2）穿刺部位皮肤感染。

（3）穿刺静脉近心端有静脉损伤或栓塞。

（4）病人不合作或躁动。

（5）重症肺气肿及呼吸急促者。

（二）准备工作

（1）与病人及家属沟通，交代相关风险，签署穿刺同意书。

（2）复习患者的血小板计数、凝血功能、感染等指标。

（3）备齐一次性使用中心静脉穿刺包、无菌手套、口罩、帽子、手术衣、消毒液（碘伏、洗必泰、酒精等）、2%利多卡因、肝素钠、生理盐水等（图 11-2 至图 11-4）。

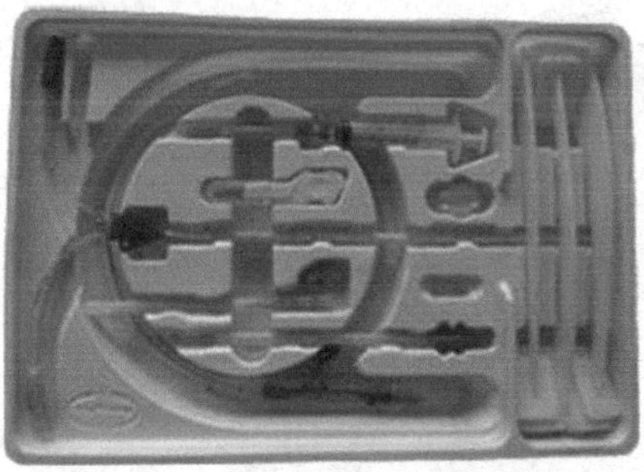

图 11-2　一次性使用中心静脉穿刺包

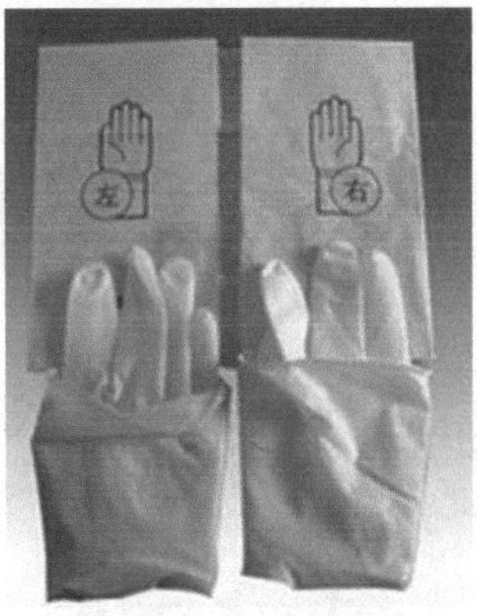

图 11-3　无菌手套

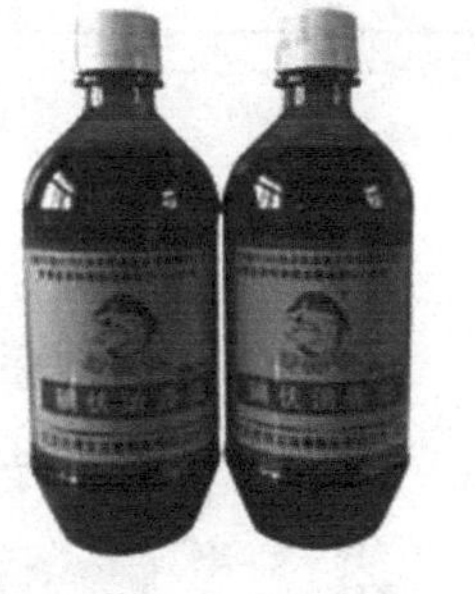

图 11-4　消毒液

第二节　穿 刺 路 径

中心静脉是右心房连接的上下腔静脉（图 11-5），因此，中心静脉穿刺置管有多种途径，常用的有锁骨下，颈内，股静脉，外周（头静脉、贵要静脉）等入路。不同的入路，均有各自的优缺点，其相关并发症的发生如表 11-1。在临床过程中，我们应结合病人实际情况及相应的并发症特点，选择合适的穿刺点。

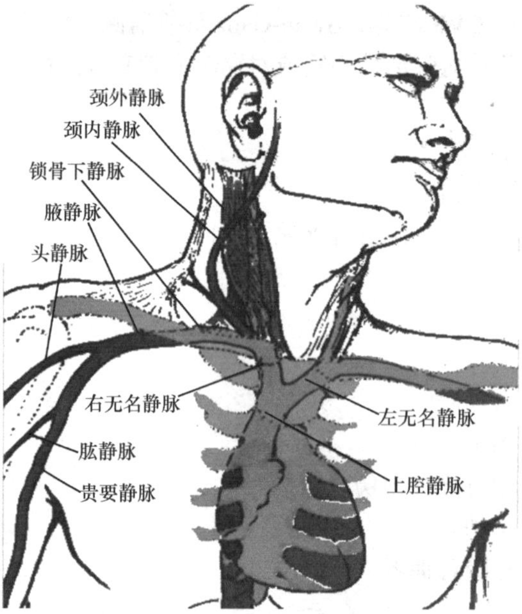

图 11-5　颈胸部血管解剖图

表11-1　各种穿刺路径的并发症发生率

并发症	不同穿刺部位		
	颈内静脉	锁骨下静脉	股静脉
气胸（%）	< 0.1～0.2	1.5～3.1	NA
血胸（%）	NA	0.4～0.6	NA
感染（‰）	8.6	4	15.3
血栓形成（‰）	1.2～3	0～13	8～34
误穿动脉（%）	3	0.5	6.25
异位风险	低风险	高风险	极低风险

一、实 验 目 的

（1）掌握各种穿刺路径解剖特点。
（2）熟悉各种穿刺路径的操作流程。
（3）掌握各种穿刺点的选择。

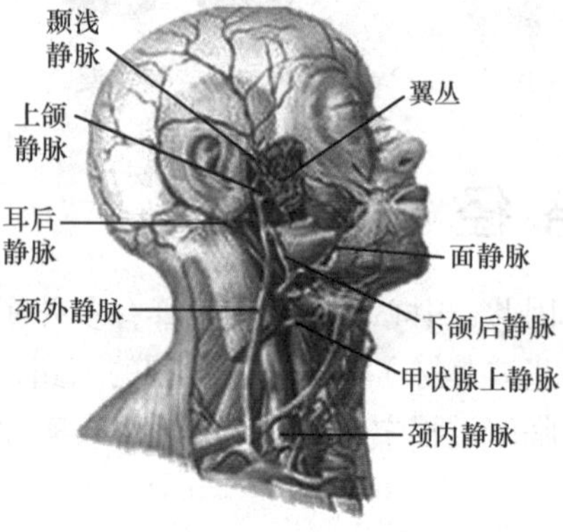

图 11-6　头颈部静脉

二、实 验 步 骤

（一）经颈内静脉穿刺

1. 解剖结构　颈内静脉从颅底静脉孔穿出，包裹在颈动脉鞘内，先位于颈内动脉后侧，然后在颈内与颈总动脉外侧下行，全程由胸锁乳突肌覆盖。颈内静脉上段在胸锁乳突肌胸骨头内侧，中段在胸锁乳突肌两个头的后方，下段位于胸锁乳突肌胸骨头与锁骨头构成的颈动脉三角内。该静脉末端后方是锁骨下动脉、膈神经、迷走神经和胸膜顶，在该处颈内静脉和锁骨下静脉汇合进入右头臂静脉（如图 11-6）。

成人颈内静脉颇粗，扩张时最粗直径可达 2 cm，成年男性约为 1.28 cm，成年女性约为 1.23 cm；颈内静脉下 1/3 段右侧管径粗为 1.6（0.8～2.4）cm；左侧管径粗为 1.2（0.5～2.5）cm；在甲状软骨上缘平面，右侧管径粗为 1.27 cm，左侧管径粗为 1.22 cm。总的来说，颈内静脉解剖形态和位置变异少，管径粗，各穿刺法在成年人与小儿之间无明显差异（小儿穿刺深度略浅），但颈内静脉为负压静脉，而且与颈总动脉、颈根部结构关系密切，若穿刺操作不当，可造成气栓、气胸、血气胸、误入动脉、损伤神经等并发症。从图 11-7 和图 11-8 我们可以看出，右侧颈内静脉与无名静脉和上腔静脉几乎成一直线，并且右侧胸膜顶低于左侧，右侧无胸导管，因此，右侧颈内静脉优于左侧，我们也常选择右侧。

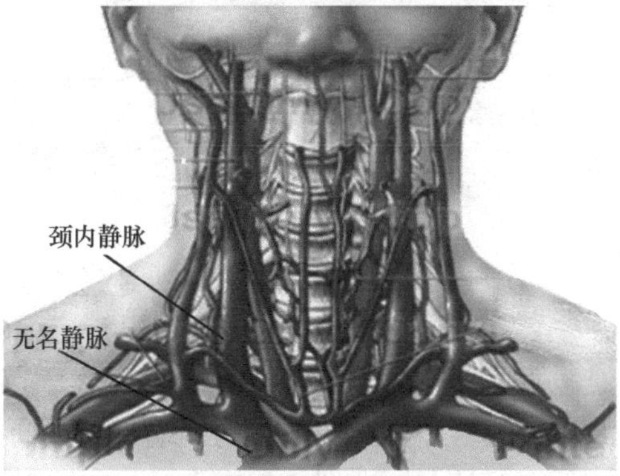

图 11-7　颈内静脉大体示意图

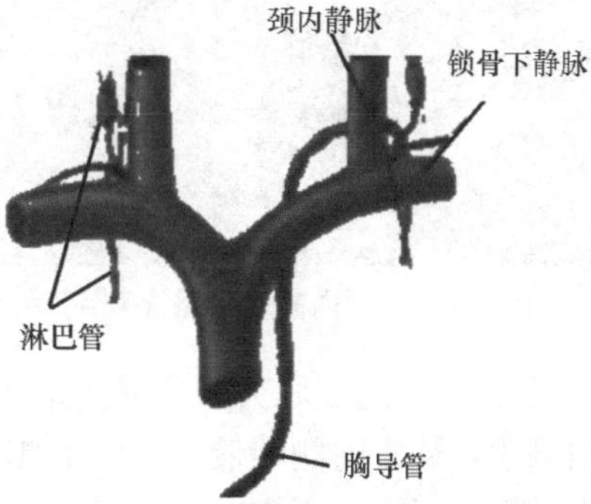

图 11-8　颈内静脉微观示意图

2. 方法

（1）穿刺法：根据进针点、进针方向与颈内静脉、胸锁乳突肌的关系，穿刺方法有前路、中路、后路三类方法（图 11-9）。

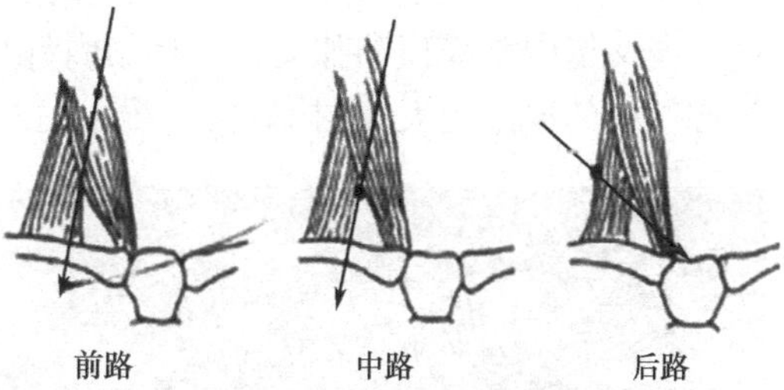

图 11-9　颈内静脉穿刺路径

（2）前路法：于喉结或环状软骨平面与胸锁乳突肌前缘相交点（胸锁乳突肌前缘中点，如图 11-10 和图 11-11），触摸颈总动脉，将动脉向内侧轻推，在动脉搏动点外侧 0.3 cm 处刺入，与皮肤夹角 30°～45°，方向垂直向下或略朝外向下进针，针尖指向锁骨中、内 1/3 交界处，深度约 2.0 cm 即可进入静脉。该方法位置高，损伤颈根部结构如胸膜顶、肺尖的几率较小；但靠近颈动脉窦（大小变化较多），与颈总动脉关系密切，误入动脉几率较大。

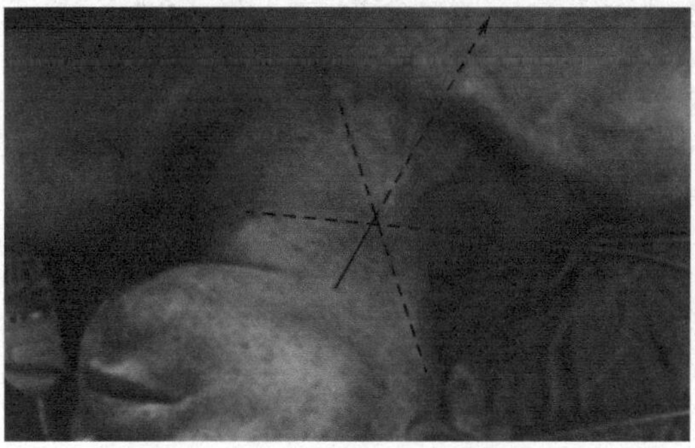
图 11-10　颈内静脉前路穿刺点

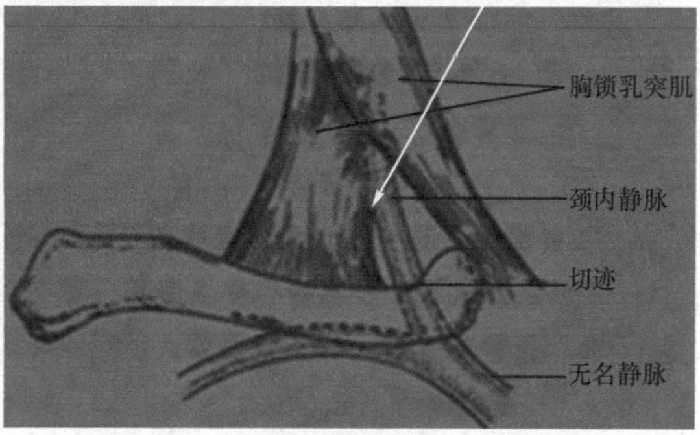

图 11-11　颈内静脉前路穿刺点示意图

（3）中路法：于胸锁乳突肌三角（锁骨上小窝）尖端（传统法）或尖端上方 1.5～3.0 cm 处（改良法）刺入，与皮肤夹角 30°～40°，与中线平行或朝胸锁关节中点外侧 1.5 cm 左右向下进针，深度约 2.0～2.5 cm 即可进入静脉。该方法正对颈内静脉的中部，穿中的概率高，最为常用；但距颈根部较近，有损伤颈根部结构的风险，胸锁乳突肌不明显时，不易定位（图 11-12、图 11-13）。

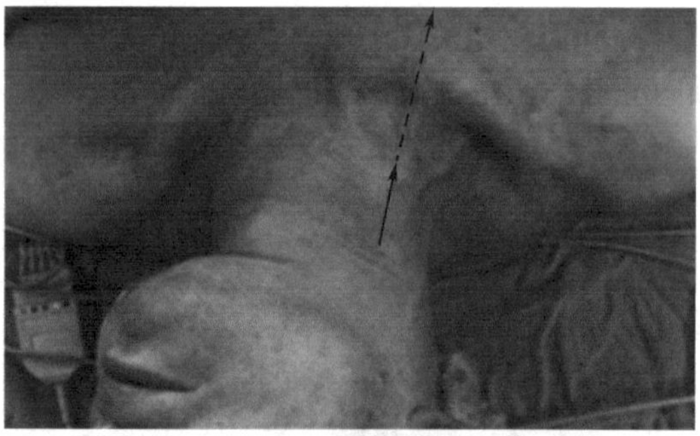

图 11-12　颈内静脉中路穿刺点

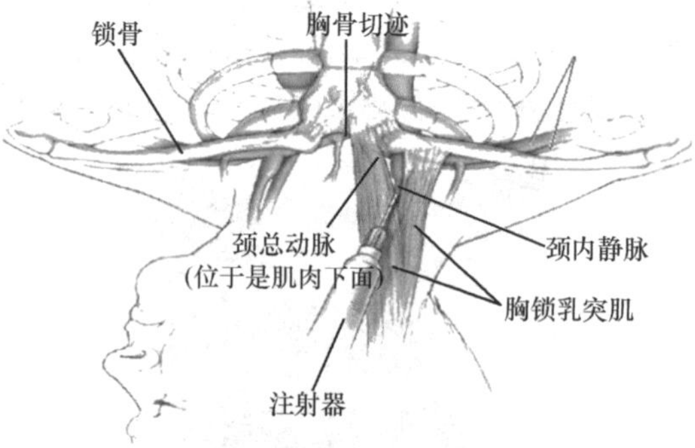

图 11-13　颈内静脉中路穿刺点示意图

3. 后路法　胸锁乳突肌后缘中下 1/3 交点处，朝胸骨上窝方向进针；或在颈锁等腰三角（内侧边：锁骨内侧端最高点向上作 2.5 cm 的垂直线；外侧边：锁骨内侧端最高点向外左 2.5 cm 的水平线，底边：连结两边最远点的连线）底边的中、外 1/3 交点处，与皮肤夹角 36°，朝向锁骨内侧端最高点进针，深度约 2 cm 即可进入静脉。该方法从颈内静脉下段的后缘穿入，此处颈内静脉较固定、粗大，为穿刺的有利条件；但下段距颈根部较近，穿刺方向又指向胸膜顶和肺尖，并且颈内静脉与周围结构关系复杂，造成气胸或损伤其他颈根部结构的风险较大（图 11-14、图 11-15）。

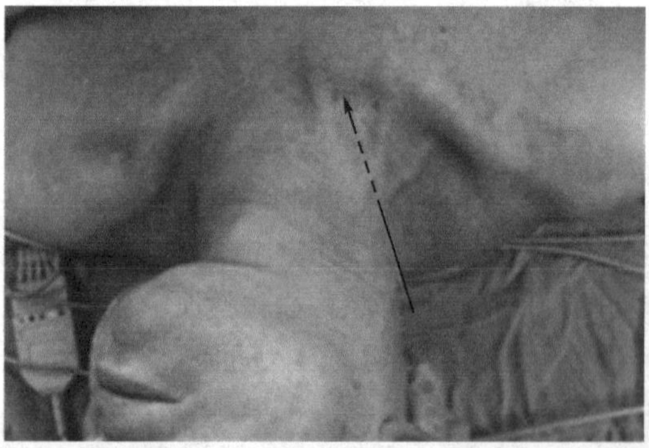

图 11-14　颈内静脉后路穿刺点

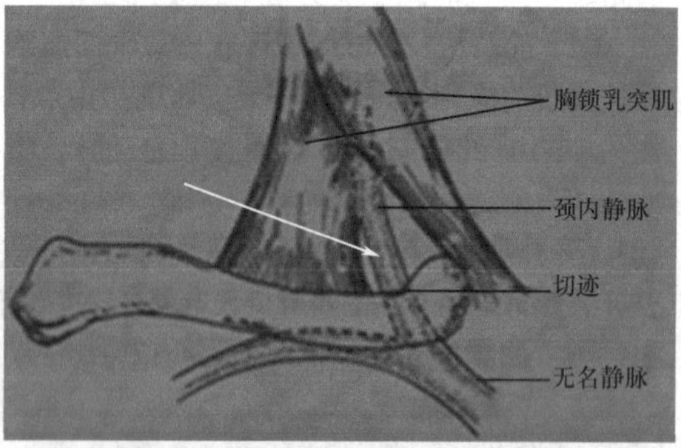

图 11-15　颈内静脉后路穿刺点示意图

4. 穿刺具体步骤

（1）体位：去枕平卧，头转向对侧，肩背部垫一个薄枕，取头低位 10°～15°角。穿刺侧大腿外展、外旋 30°～45°（图 11-16、图 11-17）。

（2）消毒、铺巾：严格按照外科消毒原则进行，一般消毒范围为穿刺点周围 15 cm，考虑到换用其他穿刺点，因此消毒范围可扩展到乳头平面，向内应该超过正中线。

（3）定位：通常是用小针试穿定位。

1）局麻下穿刺定位：2%利多卡因 2 ml 在穿刺点周围皮下做浸润麻醉，用穿刺针试穿，探明位置、方位和深度（图 11-18、图 11-19）。

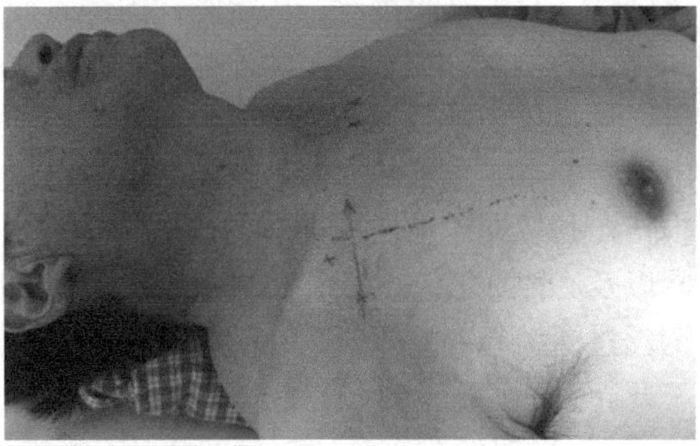
图 11-16　颈内静脉穿刺体位

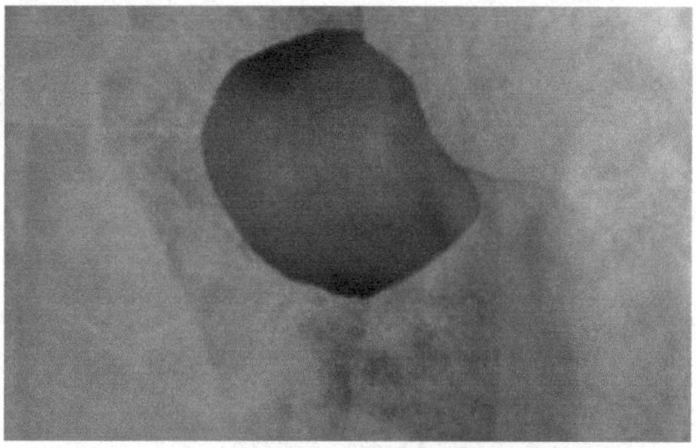
图 11-17　颈内静脉穿刺体位

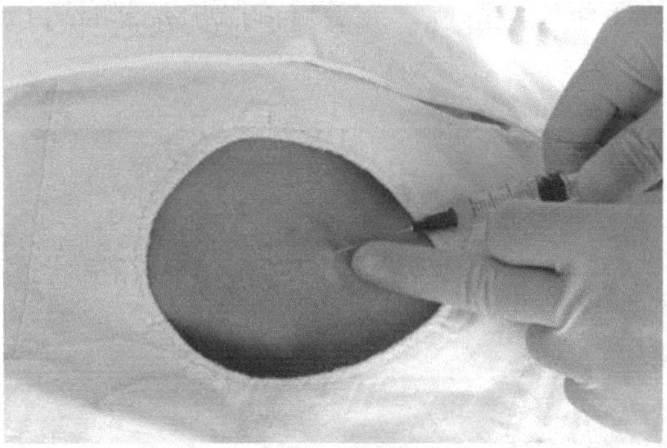
图 11-18　局麻

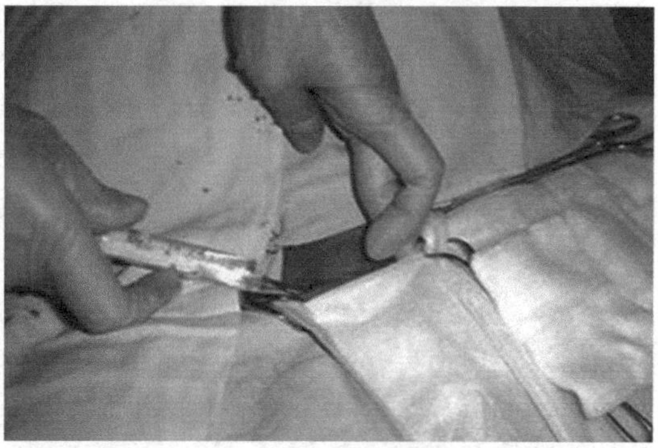
图 11-19　试穿

2）全麻下穿刺定位：对需要行全麻手术的患者，在病人病情允许的情况下，可在全麻后，用穿刺针试穿，探明位置、方位和深度。

（4）穿刺置管

1）右手紧握带有空针的穿刺针，在穿刺过程中，始终保持负压。

2）缓慢进针，进针深度一般为 1.5～3 cm，肥胖者为 2～4 cm，当针尖进入静脉，可有突破感，轻轻回血通畅，呈暗红色，压力不高。进针时应注意病人体位和局部解剖标志以及进针方向与角度，静脉张力过低可将采用贯穿。当有回血，但钢丝推进有困难，可能是顶于对侧壁，应调整针尖位置或方向（图 11-20、图 11-21）。

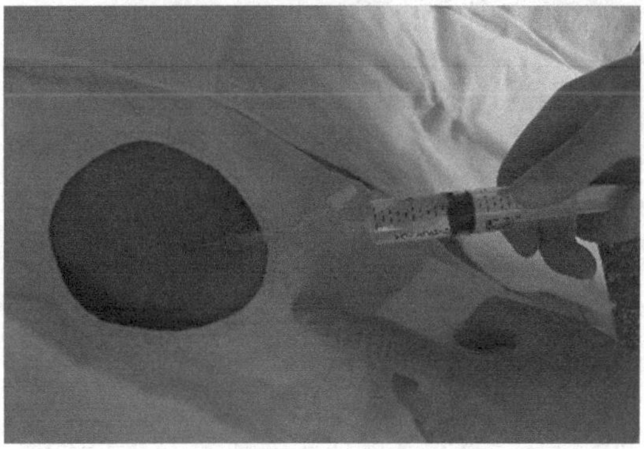
图 11-20　穿刺进针

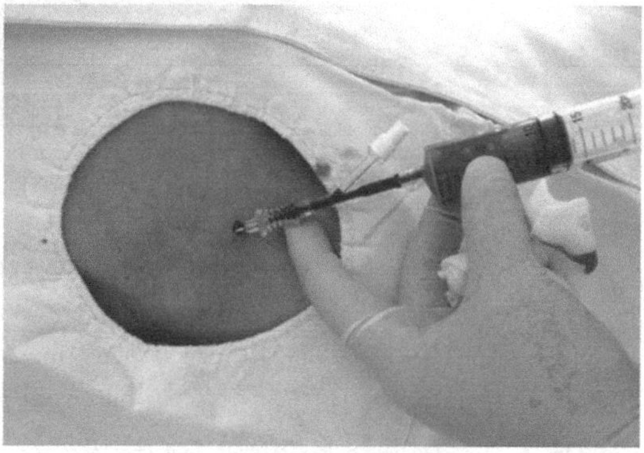
图 11-21　回抽

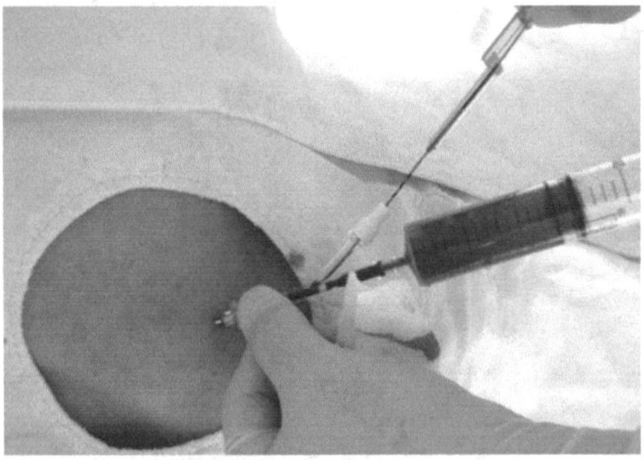

图 11-22　置钢丝

3）Seldinger 法置入钢丝：左手固定好穿刺针，右手拿起钢丝，从穿刺针内侧孔插入导引的钢丝，缓慢滑行置钢丝，用力适当，置钢丝过程中无阻力感，深浅合适，当遇到阻力时，不能采取暴力向外拔出钢丝，以免损伤血管；同时应注意导丝的刻度、弯头，同以及心律和心率的变化，尽量避免应置入钢丝过深引起心律失常，一般钢丝置入最好不要超过 20 cm（图 11-22）。

4）当钢丝置入合适深度时，固定好钢丝，缓慢拔除穿刺针（图 11-23）留置钢丝血管内（图 11-24），压迫穿刺点，需用静脉扩张器时，可插入静脉扩张器（图 11-25）扩张皮下组织或静脉。在放置静脉扩张器时可捻转前进，扩管有度。

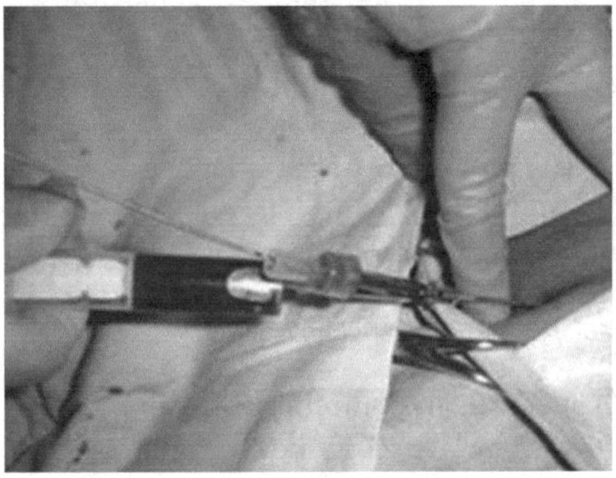

图 11-23　拔出穿刺针

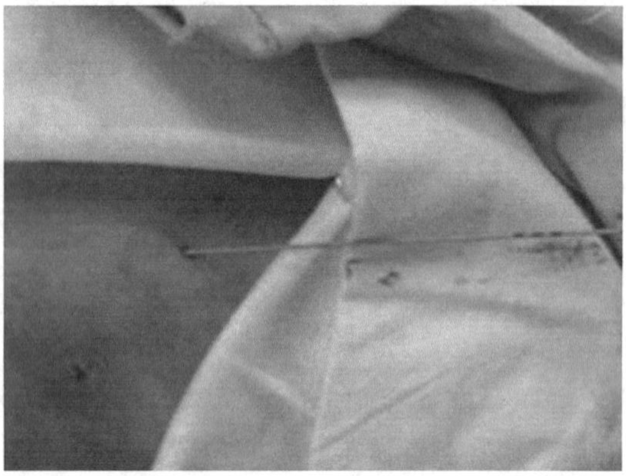

图 11-24　留置钢丝在血管内

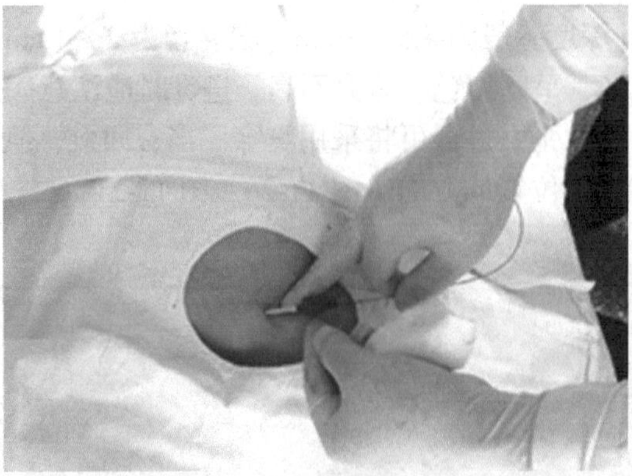

图 11-25　静脉扩张器阔开皮肤

5）退出静脉扩张器，将中心静脉导管套在导引钢丝的外面，当导引钢丝伸出导管尾端，左手抓住导引钢丝，右手将导管与钢丝一起插入，导管进入静脉后，边进导管，边退钢丝，一般成人从穿刺点到上腔静脉右心房口处约 10 cm 左右，置管深度成年男性为 12～15 cm，成年女性为 12～14 cm，小儿为 5～8 cm，当置管深度合适时退出钢丝（图 11-26、图 11-27）。

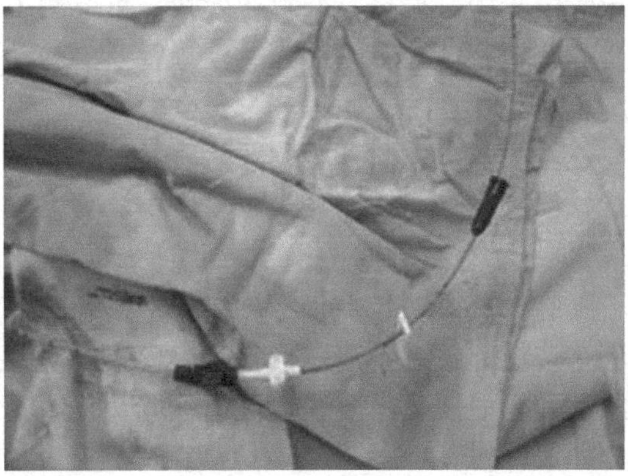

图 11-26　置管

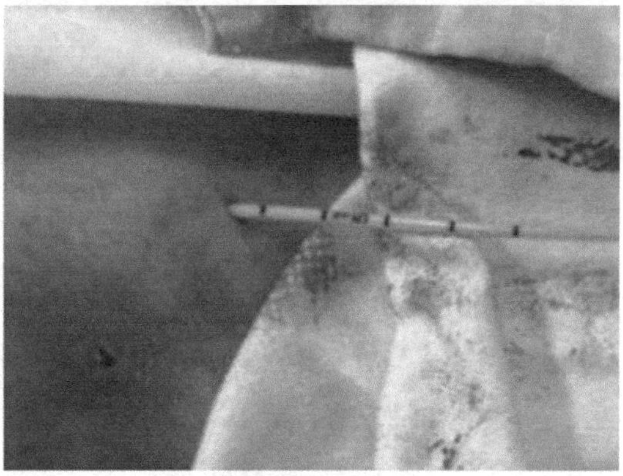

图 11-27　置管深度

6）封管：回抽血液顺畅，用 1～2 ml 肝素生理盐水冲管，用肝素帽封闭导管尾端，用线固定导管，贴好敷贴，标注好穿刺日期，导管接测压装置或输液。在封闭导管室，应避免空气进入导管，尤其当病人体位不合适，CVP 低，或清醒的病人深吸气时（图 11-28、图 11-29）。

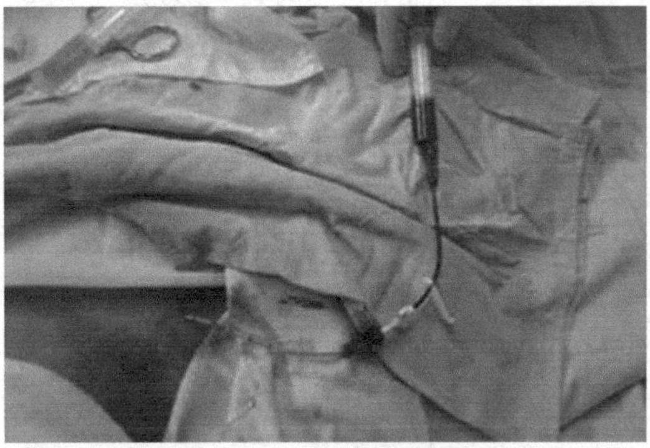

图 11-28　置管后回抽

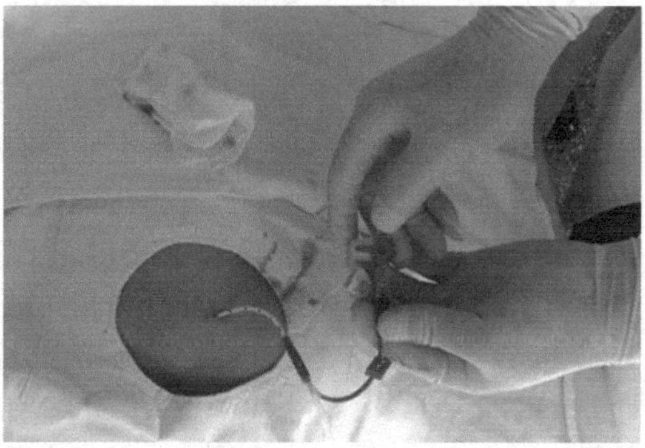

图 11-29　肝素帽封闭

7）固定（图 11-30、图 11-31、图 11-32）。

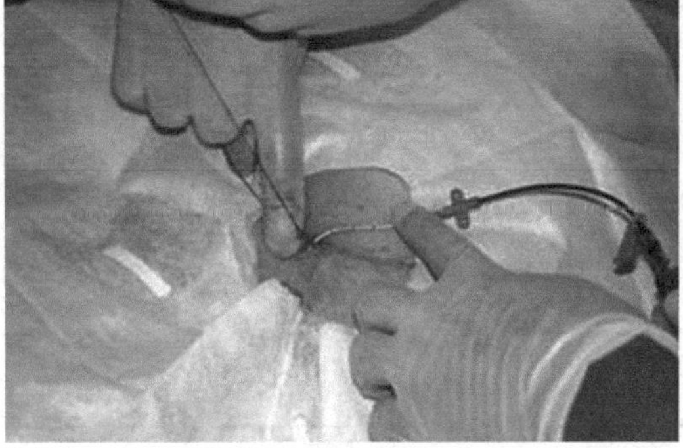

图 11-30　缝线

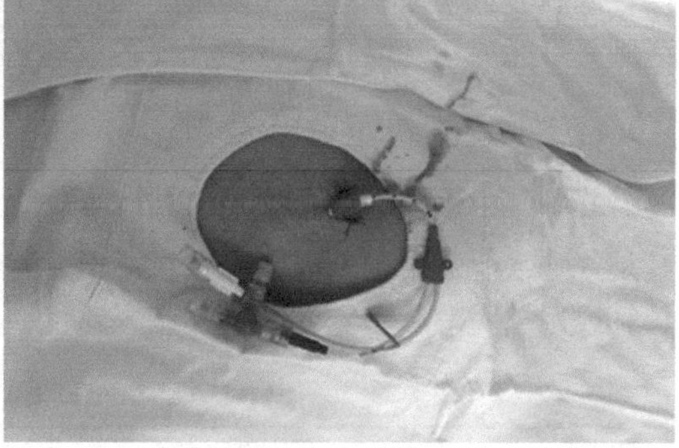

图 11-31　缝线固定

5. 优缺点

（1）优点　颈内静脉穿刺成功率高，重危病人可经颈内静脉快速输血、补液和给药，

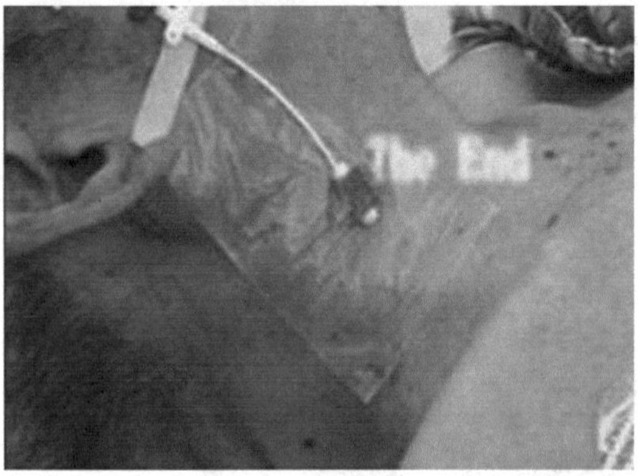

图 11-32　贴敷贴

导管位于中心循环，药物起效快，可监测中心静脉压和经导管鞘插入漂浮导管监测肺动脉压，并发症少，相对较为安全。

（2）缺点：插管后颈部活动受限。

6. 并发症

（1）误穿动脉：常误穿到颈动脉及锁骨下动脉，其原因是由于穿刺操作不熟练，解剖结构毗邻关系不清楚；临床表现为血色鲜红，并且血压喷出或快速流出；此时我们应立即拔针，指压 5～10 min，否则可发生血肿，如果还伴有胸膜刺破，在胸膜腔负压作用下极易形成血胸，对于肝素化、凝血功能障碍病人应特别谨慎。

（2）气胸：大多是因为进针部位较低或进针过深，发生率为 0.5～5%，临床上大多为局限气胸，病人可无症状，自行闭合，严重者可出现呼吸困难，同侧呼吸音减低，可采用胸片确诊，当遇到这种情况时，可进行胸腔闭式引流，既可作为诊断，也可用于治疗。

（3）气体栓塞：主要原因是导管接头脱开，占气栓发生率的 71～93%（100 ml 空气即可致命）；主要表现为突发呼吸困难，右室流出道阻塞，CO 下降，缺血、缺氧；此时应与心律失常、大面积肺栓塞、急性心梗、心包填塞相区别，听诊时心尖部可闻及水轮样杂音，超声有助于诊断；遇到这种情况，我们应采取左侧头低位，通过导管抽吸空气或者经皮行右室穿刺抽气，严重者需急诊行体外循环。

（4）导管相关血流感染（CRBSI）：此类患者的导管培养阳性（半定量或定量），拔除导管前外周血培养阳性，且两者为相同微生物；对于不拔除导管的患者，插管部位脓性分泌物，导管接头培养阳性，导管血培养分离出相当于外周血培养 5 倍的微生物或培养阳性差异时间大于 2 小时也应考虑 CRBSI。如果导管培养（半定量或定量）阳性，但（不）伴局部症状（红，痛），且没有全身炎症反应可考虑导管局部感染。

（5）神经和淋巴管损伤：其原因为颈内静脉穿刺进针太偏外侧，损伤臂丛神经，主要临床表现为上臂由触电样麻木感或酸胀或上臂抽动，面对这种情况我们应立即退出穿刺针，调整后重新穿刺或重选穿刺部位。由于颈内静脉与胸锁乳头肌汇合处有胸导管汇入，穿刺时可能损伤淋巴管，引起乳糜胸。

（二）经锁骨下静脉穿刺

经锁骨下静脉穿刺置管与经颈内静脉置管相比，成功率较低，并发症发生率较高，尤其是气胸，但适用于颈动脉手术，由于置管后位置易固定、病人耐受性好，宜于长期留置导管或用于大静脉营养，两种穿刺入路优缺点如表 11-2。

表11-2　颈内静脉和锁骨下静脉穿刺优缺点比较

穿刺部位	优点	缺点
颈内静脉	血管较粗，易于定位和穿刺；到腔静脉的距离短而且直（右侧）并发症少	病人不舒适；覆盖较困难；穿刺点易被污染；气切病人不合适；离颈动脉近
锁骨下静脉	大血管，流量大；容易覆盖穿刺部位；对病人限制少；感染可能性小	与肺尖近，易于造成气胸；靠近锁骨下动脉；止血困难

1. 解剖结构　锁骨下静脉是腋静脉的延续，直径 1～2 cm，起于第 1 肋骨外侧缘，于前斜角肌的前方，跨过第 1 肋骨，将锁骨下静脉与位于前斜角肌后侧的锁骨下动脉分开，行走于锁骨下内 1/3 及第 1 肋骨上，在前斜角肌内缘与胸锁关节后方，与颈内静脉汇合入上腔静脉。成人锁骨下静脉长约 3～4 cm（图 11-33）。

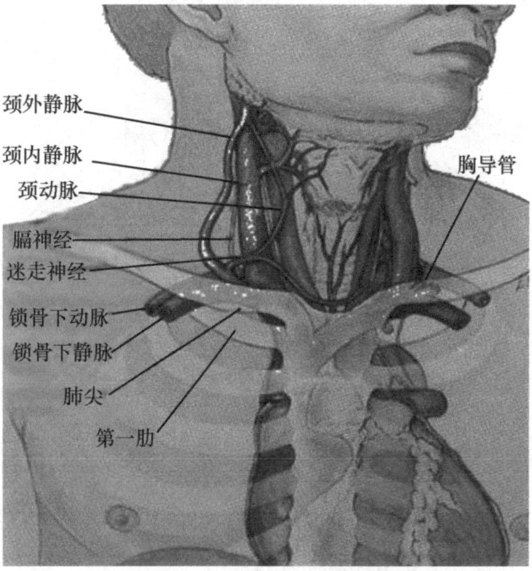

图 11-33　锁骨下静脉示意图

2. 方法

穿刺法：根据进针点的不同，穿刺方法有锁骨上路和锁骨下路两种方法，常用锁骨下途径（图 11-34）。

（1）锁骨上路（图 11-35）：从胸锁乳突肌外侧缘与锁骨上缘相交的夹角顶端或自顶端后移 0.5～1.0 cm 处刺入，从后向前与冠状面呈 8°～9°、与水平面呈 28°，朝胸锁关节或稍偏外的方向进针，深度约 2～3 cm 即进入静脉。该方法容易掌握，穿刺深度较浅，但离颈根部重要结构近，误伤的心理压力大，容易导致穿刺失败，胸锁乳突肌不明显者，定位不准。因该穿刺点是从静脉角处刺入，左颈静脉角有胸导管汇入，应选右侧穿刺。此种穿刺方法的体位为头低脚高仰卧位，肩部垫高，上肢紧贴体侧，头尽量转向对侧以挺露锁骨上窝。

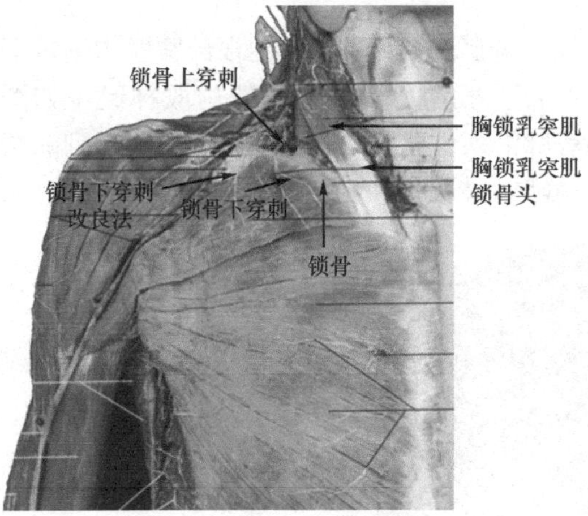

图 11-34　锁骨下静脉穿刺入路

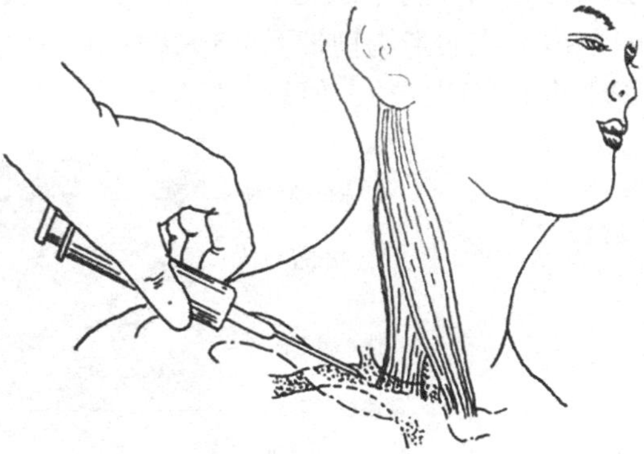
图 11-35　锁骨下静脉穿刺锁骨上路

（2）锁骨下路：从锁骨内、中 1/3 交点处下缘，与皮肤呈 30°～40°，朝胸锁关节后上角进针，深度 1～3 cm 即进入静脉。改良法为从锁骨下缘中点外侧 1.0 cm 处，与锁骨下缘呈 50° 、皮肤呈 35°～40°，紧贴锁骨下缘进针，深度 1～3 cm 即进入静脉；改良法 2 则从锁骨下缘中点下方 1.0 cm、外侧 0.5 处（普通体形和消瘦性）或下方 2.0 cm、外侧 1.0 cm 处（矮胖型），贴锁骨下缘，朝胸锁乳突肌胸骨头与锁骨的夹角方向进针，深度 3～4 cm

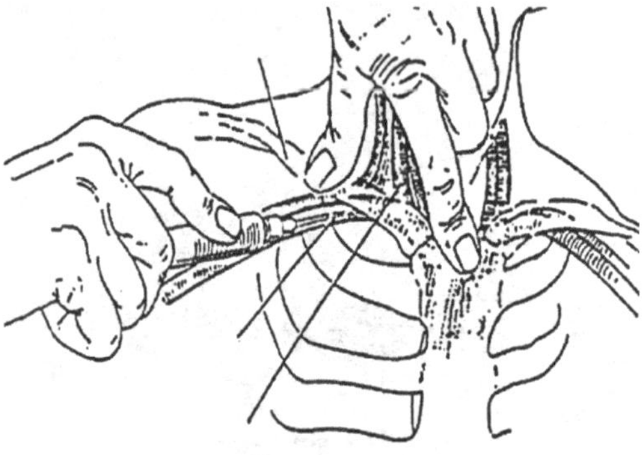

图 11-36 锁骨下静脉穿刺锁骨下路

即进入静脉。此种穿刺方法主要进入锁骨下静脉的第 2 段，此处前有锁骨、后有前斜角肌附着的腱性结构作为进针的参考。由于前斜角肌将静脉与动脉、臂丛等分隔，减少了误伤风险，但穿刺方向的内侧为胸膜顶和肺尖，深度和方向掌握不好时可引发气胸，但可长时间留置导管，导管容易固定及护理，颈部活动不受限，是颈内静脉穿刺插管困难者的另一途径。同时具有并发症较多，易穿破胸膜，出血和血肿不易压迫等缺点（图 11-36）。

该方法的体位是上肢垂于体侧并略外展，头低位 15°，肩后垫小枕（背曲），使锁肋间隙张开，头转向对侧，进针点在锁骨中、外 1/3 交界处，锁骨下 1.0 cm。

3. 穿刺具体步骤（主要讲锁骨下静脉穿刺锁骨下路）

（1）消毒铺巾同前。

（2）穿刺置管：在锁骨中、内 1/3 段交界处下方 1 cm 定位，右手持针，保持注射器和穿刺针与额面平行，左手食指放在胸骨上凹处定向，穿刺针指向内侧稍上方，紧贴锁骨后，对准胸骨柄上切迹进针，进针深度一般为 3～5 cm，穿刺针进入静脉后，即可回抽到血，旋转针头，斜面朝向尾侧，以便导管能顺利转弯经过头臂静脉，进入上腔静脉。进针时可用左手拇指向下按压皮肤以避开锁骨。

（三）经股静脉穿刺

1. 解剖结构 股静脉是下肢最大静脉，为髂外静脉的延续，在大腿根部腹股沟韧带下方与股动脉同行于股血管鞘内，位于腹股沟韧带下股动脉内侧，外侧为股神经（如图 11-37）。在腹股沟韧带下 1.5～2 cm 处有大隐静脉汇入，在股动脉搏动微弱或摸不到的情况下也易穿刺成功，但易于发生感染，下肢深静脉血栓形成的发生率也高，不宜于长时

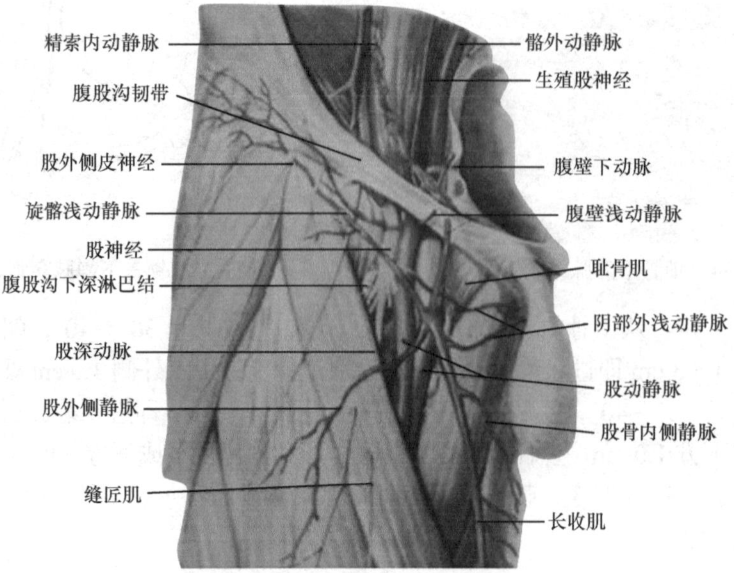

图 11-37 股静脉解剖示意图

间置管或静脉高营养治疗（图 11-37）。

2. 操作步骤

（1）体位：病人仰卧位，膝关节微屈，臀部稍垫高，髋关节伸直并稍外展外旋 45°。

（2）穿刺点：股静脉穿刺点选在髂前上棘与耻骨结节连线的中、内段交界点下方 2～3 cm 处，股动脉搏动处的内侧 0.5～1.0 cm，腹股沟韧带中部下方 2～3 cm 处，左手食、中、无名指并拢，成一直线，置于股动脉上方，触摸股动脉搏动，确定股动脉走行，穿刺针是与皮肤呈 30°～45°，以股动脉内侧 0.5 cm 与腹股沟皮折线交点为穿刺点针尖指向正中线上的肚脐进针，穿刺针经皮肤、浅筋膜、阔筋膜和股鞘而进入股静脉。穿刺时，可选用任一侧股静脉，但因右侧股静脉与下腔静脉连接处夹角小，更常选用，如为右利手者操作选右侧股静脉插管更顺手。临床上因过度肥胖或高度水肿的患者股动脉搏动摸不到时，穿刺点选在髂前上棘与耻骨结节连线的中、内 1/3 段交界点下方 2～3 cm 处，穿刺点不可过低，以免穿透大隐静脉根部；若体位不理想者，适当加大一些穿刺的角度或把穿刺点更靠近腹股沟韧带一点可能会好一些。穿刺时不宜压迫动脉过紧，以免在左手的压迫下使静脉移位。如果股静脉的穿刺点旁开股动脉超过 1 cm，易导致股静脉在穿刺点近动脉侧，穿刺容易穿到动脉。

（3）穿刺：图 11-38～图 11-40。右手持穿刺针，针尖朝脐侧，斜面向上（很重要），

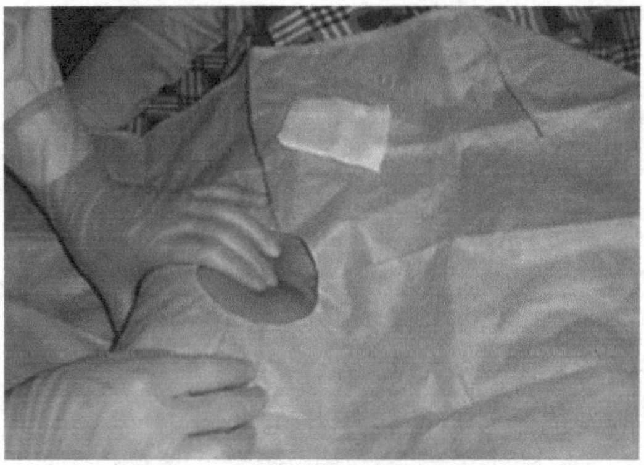

图 11-38　触摸股动脉搏动

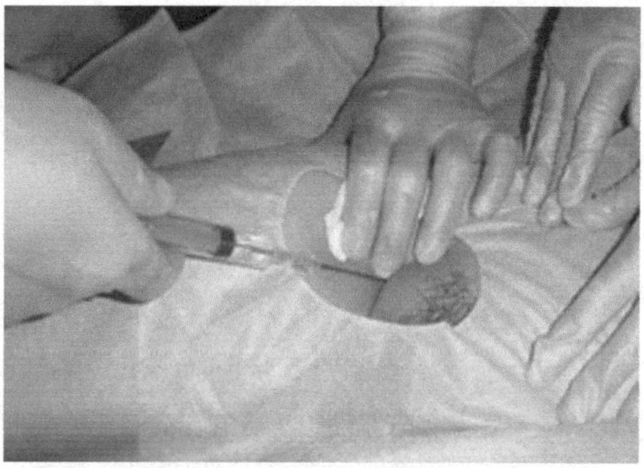

图 11-39　穿刺进针

沿股动脉走行，持续负压进针，一般进针深度 2～5 cm。胖人角度宜偏大。确认针孔全部进入血管后固定针头、保持针的位置，见到回血后再作微调。将针头略推进，以免在呼吸或活动时针尖脱出血管之外。余同颈内静脉穿刺。如果穿刺点下方的硬节，可能是误穿股动脉后出现的渗血，不要再在此处反复穿刺。此外，股静脉穿刺时，不可盲目用穿刺针向腹部方向无限制地进针，以免将穿刺针穿入腹腔，引起并发症。

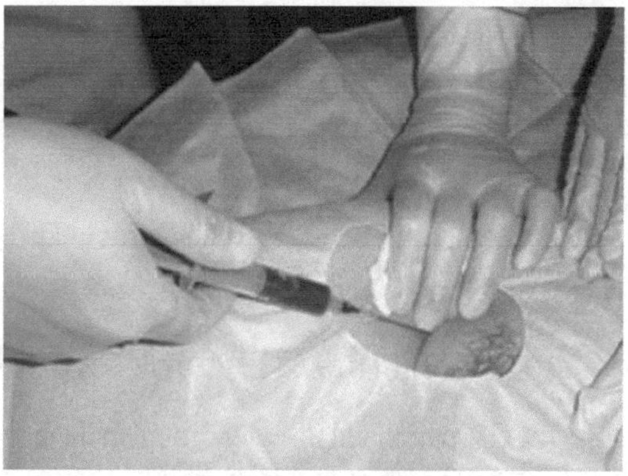

图 11-40　回抽

（4）封管固定：用低浓度肝素液冲洗导管（先回抽血液，排尽空气），连接输液系统及导管，用专用固定器固定导管并将其与皮肤缝合固定，用无菌贴膜保护穿刺点。

（5）穿刺技巧：穿刺失败超过三次时，心情比较烦躁，特别是在病房时，还有其他床

病人或家属在旁观看，最好换人穿刺或等心情平静后再穿刺。有时患者血压偏低或休克血压时，回血较慢，不要以为没有穿入股静脉。患者贫血较重时，回抽入注射器中的血液较鲜红，不要误认为穿入股动脉。

（6）注意事项：

1）必须做好局部皮肤清洁、严格消毒。

2）穿刺时不要过浅或过深，若过深时，应在渐退针的同时回抽。

3）若穿刺时，抽出鲜红色血液即提示穿入股动脉，应压迫数分钟，必要时重新穿刺。

4）如需进行中心静脉压测定，需用较长导管，且准确性较上腔静脉差。

5）易感染，如护理不当，易引起导管性菌血症。

6）因为影响病人活动，不能作为长期 TPN 之用。

3. 穿刺过程中可能出现问题

（1）误伤动脉：因进针点和角度偏侧外或解剖异位，或穿刺过深而误入动脉，立即拔出，局部加压 5～10min。

（2）导丝置入不畅：导丝前端触及血管壁，退出少许旋转导丝即可送入。

（3）导管堵塞：穿刺时间过长，病人年龄偏大，血黏稠度高，在穿刺前可将导管注满肝素盐水后再穿刺。

（4）心律失常：导管尖端位置过深所致，退出导管少许即可。

（5）液体输入不畅：因为导管只有一末端孔。如末端孔顶到血管壁，可将导管外抽 1～2cm，如果再不畅，可将导管外端转几圈，避开静脉壁。

4. 股静脉穿刺术置管并发症

（1）空气栓塞：在置管、更换正压接头、输液时，严格排气。

（2）感染：与无菌技术和不及时换药有关，或者因为病人免疫力低下。严格无菌技术，遵医嘱给予抗生素治疗，加强换药即可降低感染发生率。

（3）导管阻塞：脂肪乳剂沉淀引起或血管内膜损伤，正压封管不严格引起。

（4）导管断裂：血管内导管断裂与导管质量有关；血管外导管导管断裂，与导管折痕或止卡压痕处断裂、漏液。血管内断裂形成导管栓塞，需开胸手术；血管外断裂，重新更换导管即可。

（5）股神经损伤。

（6）下肢静脉血栓形成和肺栓塞。

（7）动静脉瘘或假性静脉瘤。

（8）出血和血肿。

（9）穿透大隐静脉根部（穿刺点过低）。

（10）血管和心脏穿孔、心包填塞。

（四）经外周静脉中心静脉导管（PICC）术

PICC（peripheral inserted central catheter）：经外周静脉途经置管至中心静脉技术 1997 年引进中国，其感染的发生率较锁骨下静脉置管（CVC）低且无类似 CVC 置管中危及生命的并发症，操作简便，留置时间较长，近十几年来在我国肿瘤化疗、刺激性药物输注、静脉营养治疗、长期静脉输液中得到了广泛的应用。目前我国每年应用 50 余万条 PICC 导管。

PICC 置管的目的保护外周静脉，预防化学性静脉炎和药物渗漏性损伤，建立中长期安全静脉通道减少患者反复静脉穿刺的痛苦，减少置管后并发症的发生，PICC 与 CVC 优缺点的比较如表 11-3。

表11-3　PICC与锁骨下静脉置管优缺点的比较

	PICC	CVC
优缺点	外周穿刺	颈内、锁骨下穿刺
	穿刺危险小	盲穿
	穿刺成功率高	穿刺并发症危险
	外周留置	躯干部位留置
	感染率低 （<2%）	感染率高 （>26%）
	留置时间长 （数月至壹年）	短期留置
	长期静脉输液	急重症、大手术，短期留置

PICC 主要适应证于外周静脉不好，难以维持静脉输液的患者；输液时需要使用一些对外周静脉刺激性较大的药物（如化疗、大剂量补钾、TPN 等）输液治疗超过一周以上者；长期需要间歇治疗者；需反复输入血液制品者（如全血、血小板等）；23～30 周的早产儿（极低体重儿<1.5 kg）；需进行家庭静脉治疗者。

PICC 的绝对禁忌证为上腔静脉综合征（上腔静脉完全阻塞）；确诊或疑似导管相关性血流感染，菌血症或脓毒血症；感染性心内膜炎；确诊或疑似患者对器材的材质过敏；相对禁忌证为严重的出凝血功能异常；乳腺癌患侧肢体；置管部位拟行放疗；血栓栓塞史；安装起搏器；拄拐杖；置管部位或全身皮肤感染；血液透析患者。

目前国内使用的 PICC 一般为硅胶或聚氨酯材质，按导管型号可分为 1.9Fr、3Fr、4Fr、5Fr 及 6Fr；其中成年人一般选择 4Fr、5Fr，儿童选择 3Fr，新生儿选择 1.9Fr。按导管结构分为前端开口式，三向瓣膜式；按导管功能分为耐高压注射型及非耐高压注射型；另外还有单腔、双腔及多腔之分（图 11-41）。

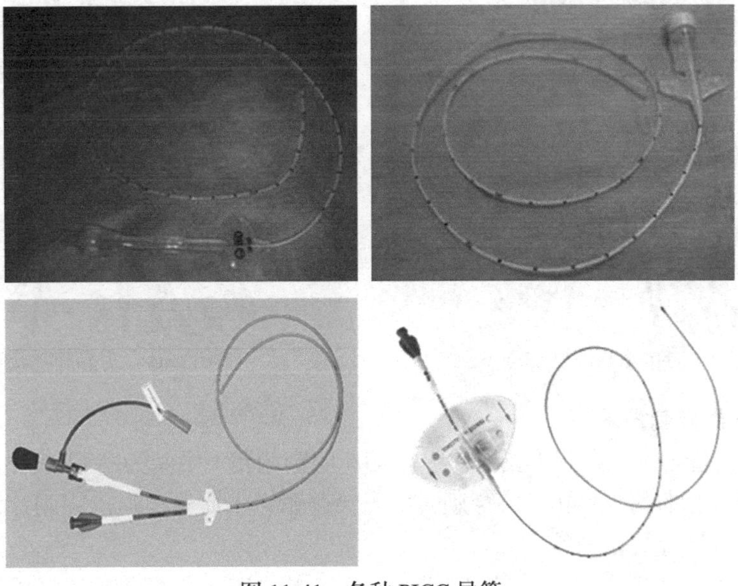

图 11-41　各种 PICC 导管

PICC 多由上臂头静脉、贵要静脉等将很细的导管插入中心静脉。导管细，但强度很好，可以在体内保存 1～2 年。贵要静脉常首先选择，其次是肘正中静脉，头静脉可作为第三选择（图 11-42）。

贵要静脉直且粗，静脉瓣较少，当手臂与躯干垂直时，为最直接的途径经腋静脉、锁骨下、无名静脉，达上腔静脉（图 11-43）。

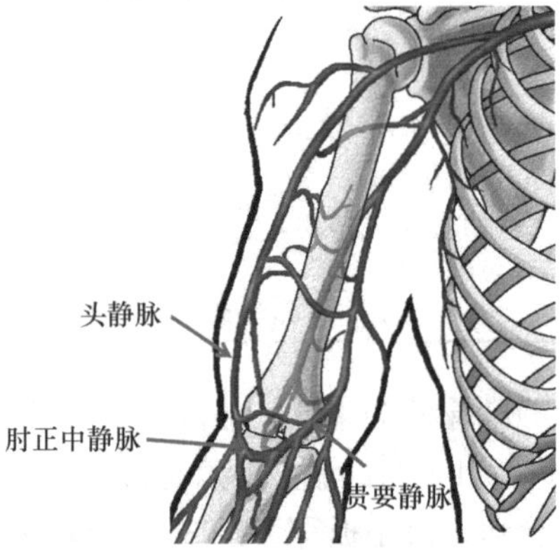

图 11-42　PICC 的穿刺点

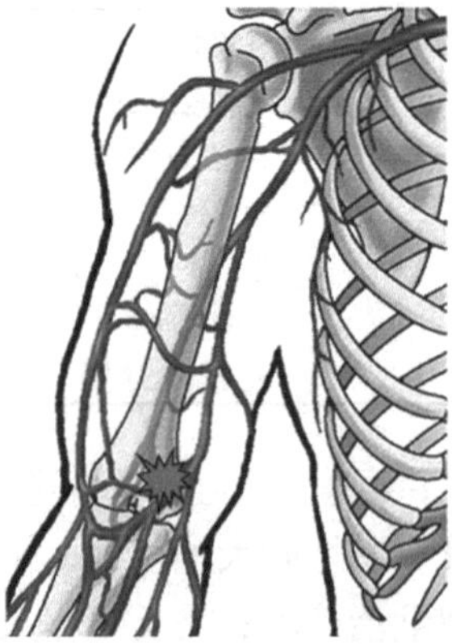
图 11-43　贵要静脉穿刺点

肘正中静脉粗直，但个体差异较大，静脉瓣较多。故应于静脉穿刺前确认定位。理想情况下，肘正中静脉加入贵要静脉，形成最直接的途径，经腋静脉、锁骨下、无名静脉，达上腔静脉（图 11-44）。

头静脉前粗后细，且高低起伏。在锁骨下方汇入腋静脉，进入腋静脉处有较大角度，可能有分支与颈静脉或锁骨下静脉相连，导致导管推进困难，让患者的手臂与躯干垂直将有助于导管推入（图 11-45）。此穿刺点导管容易发生反折进入腋静脉/颈静脉。

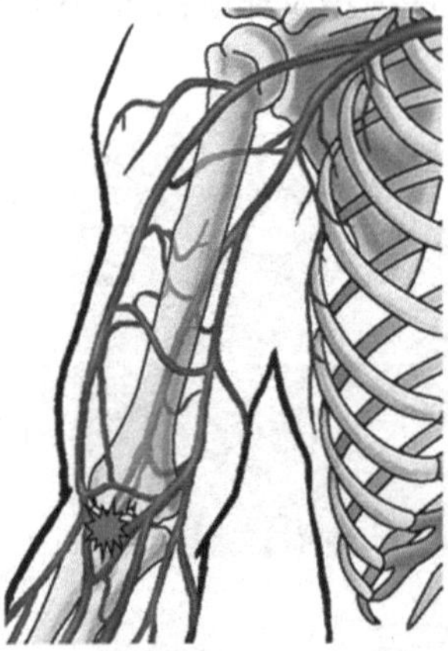
图 11-44　肘正中静脉脉穿刺点

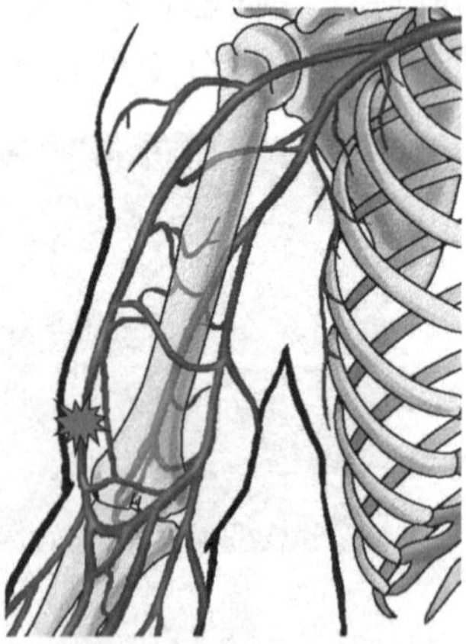
图 11-45　头静脉穿刺点

1. 临床常用穿刺技术

（1）传统置管技术：穿刺工具为 14～16GA 的穿刺鞘（中间为穿刺针，外套置管鞘），结构类似套管针（如图 11-46），穿刺时，当穿刺鞘穿入血管，退出穿刺针，保留置管鞘在血管内，最后经置管鞘送管。

（2）改良塞丁格置管技术：穿刺工具为 22GA 或 21GA 的套管针，经可撕裂型带扩张器的置管鞘（扩展器外套置管鞘）送管。当套管针刺穿刺成功后，保留套管在血管内，送导丝，退套管，沿导丝送入带扩张器的置管鞘，退导丝及扩张器，保留置管鞘在血管内，最后经置管鞘送管。

（3）B 超引导下的改良塞丁格技术：穿刺工具为 21GA 或 20GA 的 B 超引导专用穿刺针（穿刺针中间为空心，导引导丝可以通过），穿刺针尖带有金属涂层或经过磨削技术制造，在 B 超下可以显影；经可撕裂型带扩张器的置管鞘（扩张器外套置管鞘）送管（图 11-47）。

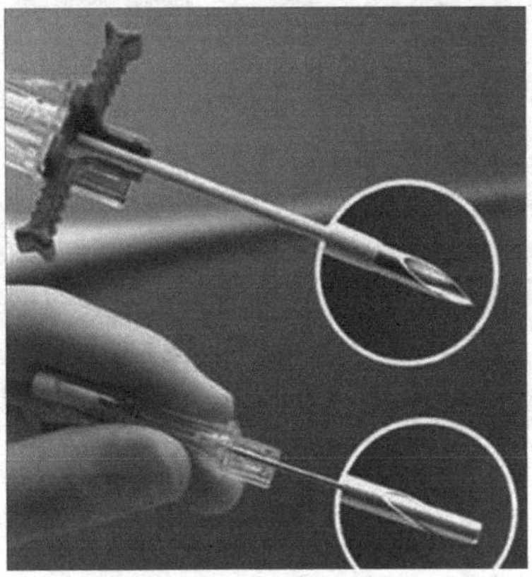

图 11-46　穿刺套管针

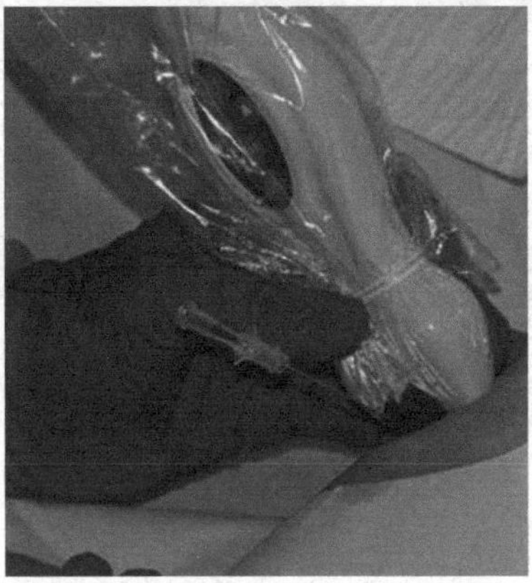

图 11-47　B 超引导下的改良技术

2. 物品准备

（1）常规输液车、一次性治疗巾、无菌手套 2 副、无菌生理盐水、20 ml 注射器 3 支，1 ml 注射器 1 支、2%利多卡因 1 支（根据需要）。

（2）PICC 穿刺包（治疗巾 4 块、孔巾 1 块、止血钳 2 把、直剪 1 把、纱布 5 块、大棉球 6～10 个、治疗碗 1 个、弯盘 2 个、无菌隔离衣）。

（3）微插管鞘，PICC 导管、弹力绷带（根据需要）、皮尺、止血带。

3. 测量导管置入长度及臂围　患者臂与身体成 90° 角，自穿刺点至右胸锁关节，然后向下至第三肋间为预置入导管长度，成人测量肘上 10 cm 臂围，儿童测量肘上 6cm 臂围。注意体外测量永远不可能与体内的静脉解剖完全一致（图 11-48）。

4. 穿刺步骤

（1）皮肤消毒：戴无菌手套，患者臂下铺垫无菌治疗巾，75%乙醇溶液、碘伏以穿刺点为中心，螺旋式消毒皮肤，消毒范围为穿刺点上下各不小于 10 cm（即上下直径不小于 20 cm），左右至臂缘；消毒时顺时针和逆时针方向交互使用（图 11-49）。

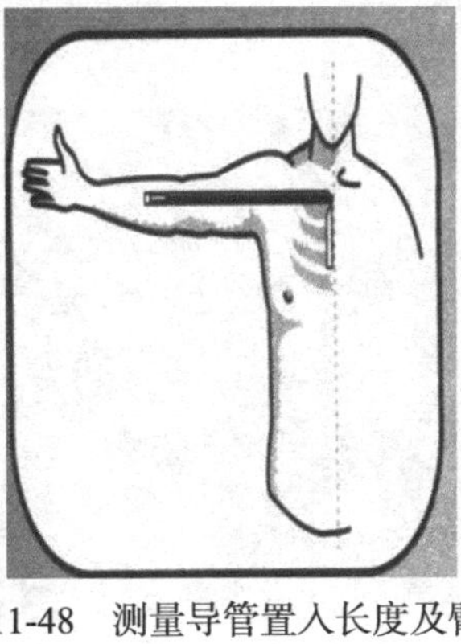

图 11-48　测量导管置入长度及臂围

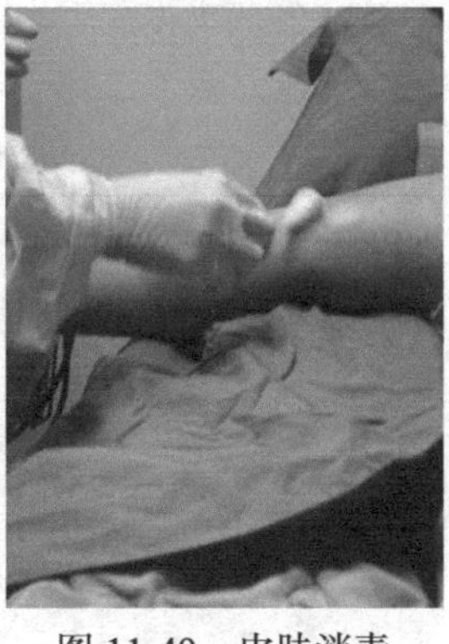

图 11-49　皮肤消毒

（2）建立无菌区（图 11-50）。

（3）检查微插管鞘配置（图 11-51）。

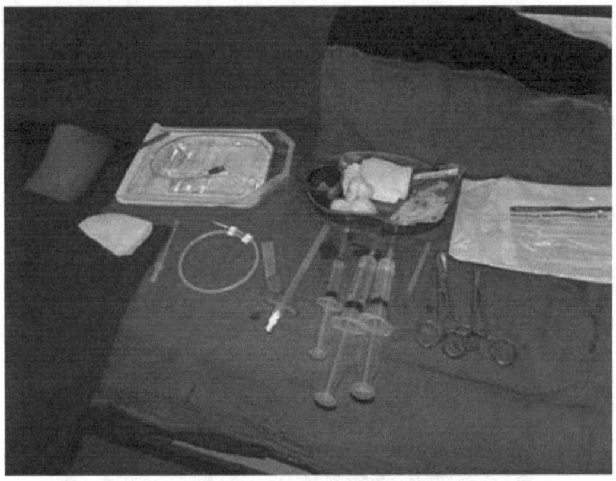

图 11-50　无菌区

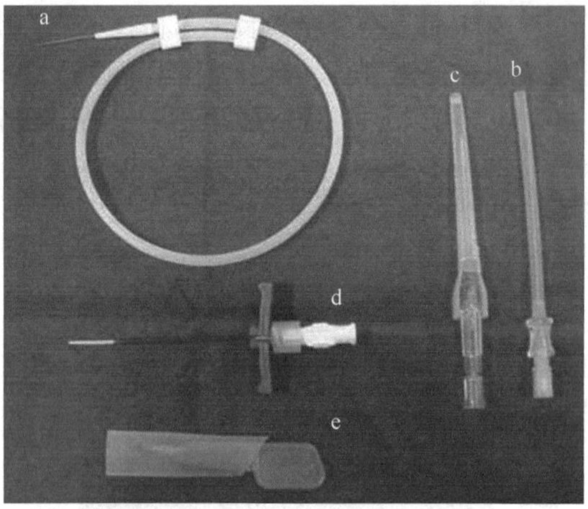

图 11-51　插管鞘配置

a.导丝；b.21G 的钢针；c.20G 的套管针；d.皮肤扩张器；e.刀片

（4）穿刺：以 15°～30° 角进行静脉穿刺，见回血后（图 11-52），放平穿刺针继续推进 0.5～1 cm，将导丝沿穿刺针送入血管（图 11-53），撤出穿刺针并扩大穿刺点（图 11-54），沿导丝插入扩张器/插管鞘组件（图 11-55），将扩张器推入静脉内（图 11-56），撤出导丝及扩张器（图 11-57），将导管从插管鞘中送入上腔静脉（图 11-58、图 11-59）并修剪导管长度（图 11-60）。体外留 6cm 导管，以无菌剪刀剪断导管。注意修剪导管时不要剪出斜面，导管最后的 1 cm 一定要剪掉。

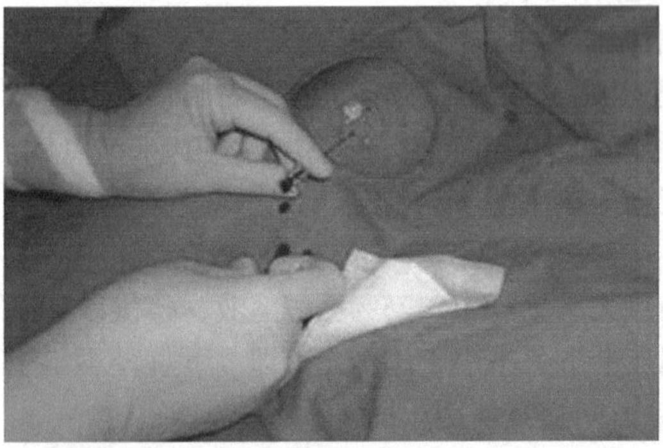

图 11-52　穿刺成功后有回血

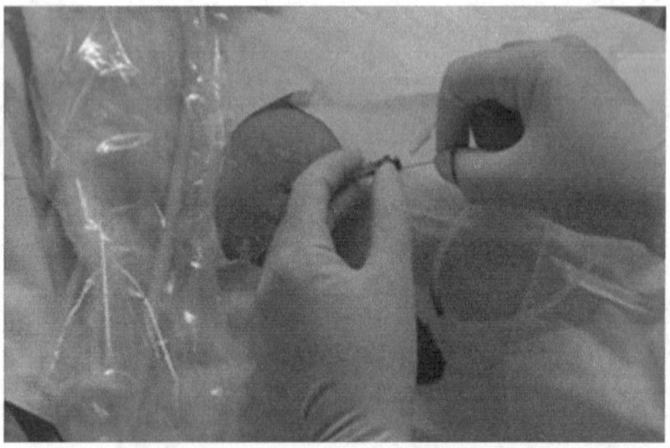

图 11-53　导丝沿穿刺针送入血管

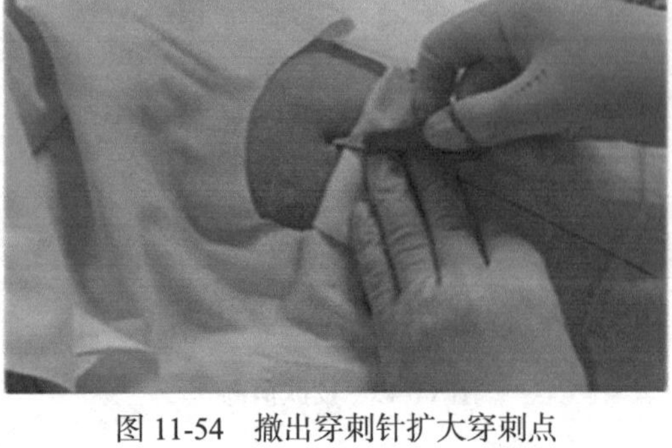

图 11-54　撤出穿刺针扩大穿刺点

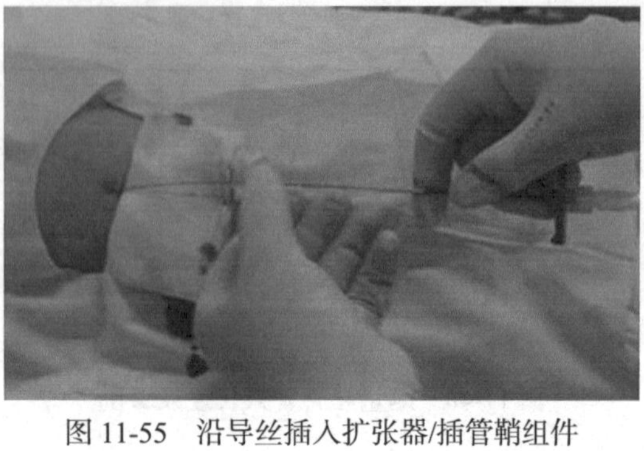

图 11-55　沿导丝插入扩张器/插管鞘组件

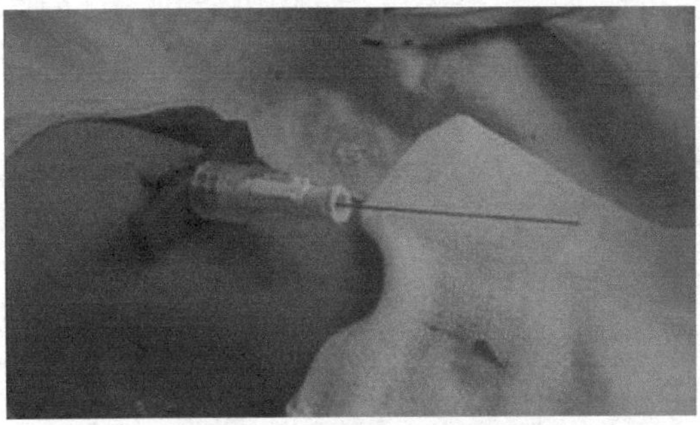

图 11-56　扩张器推入静脉内

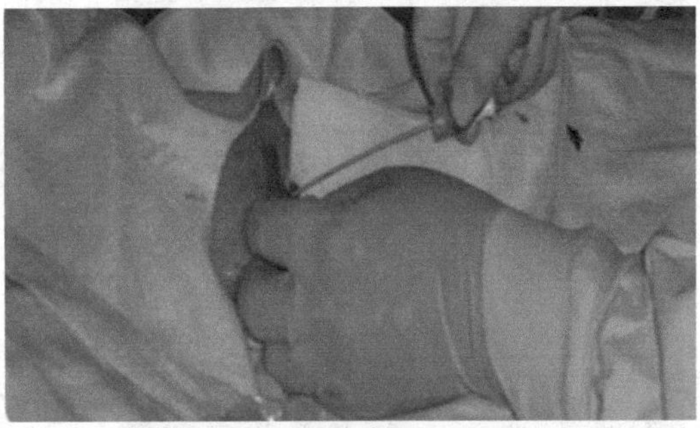

图 11-57　撤出导丝及扩张器

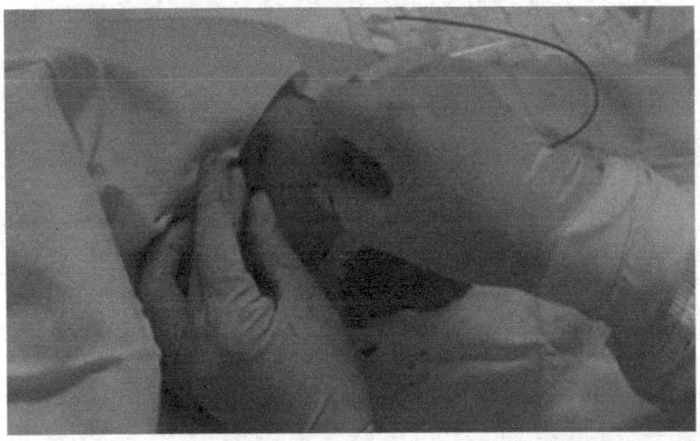

图 11-58　导管从插管鞘中送入到上腔静脉

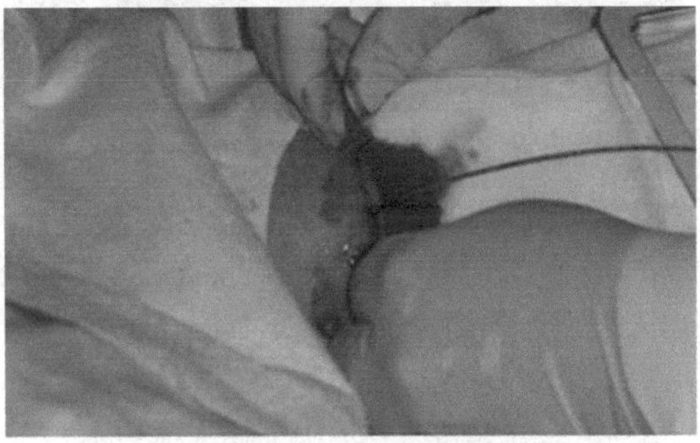

图 11-59　撕裂穿刺鞘

（5）安装连接器（图 11-61）：先将减压套筒套到导管上，再将导管连接到连接器翼行部分的金属柄上，注意一定要推到底，导管不能有皱褶，将连接器锁定，连接器一旦锁上就不能再拆开重新使用。

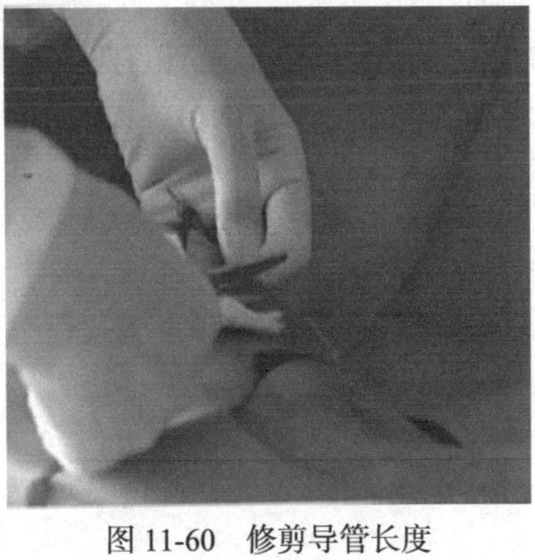

图 11-60　修剪导管长度

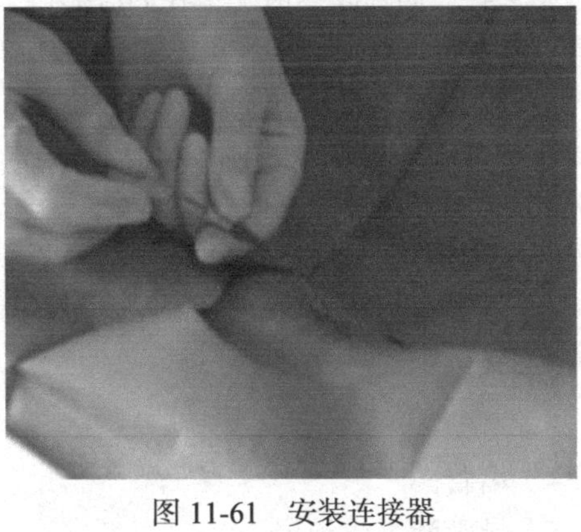

图 11-61　安装连接器

（6）冲管封管（图 11-62）：NS 20 ml 脉冲式冲管，安装正压接头、正压封管（应边注射最后 0.5～1 ml 生理盐水边撤针）。

（7）导管固定：摆放 U、L、P 型等弯曲，穿刺部位用方形纱布块加压，扣上白色固定翼，无菌胶布固定连接器翼形部分，贴以透明贴膜，胶布蝶形交叉加强固定，再以胶布横向贴覆固定肝素帽。

（8）穿刺时的并发症、原因及处理

1）渗血、血肿：其原因是导入鞘过大，穿刺不当，穿刺、静脉损伤、血小板计数低、有

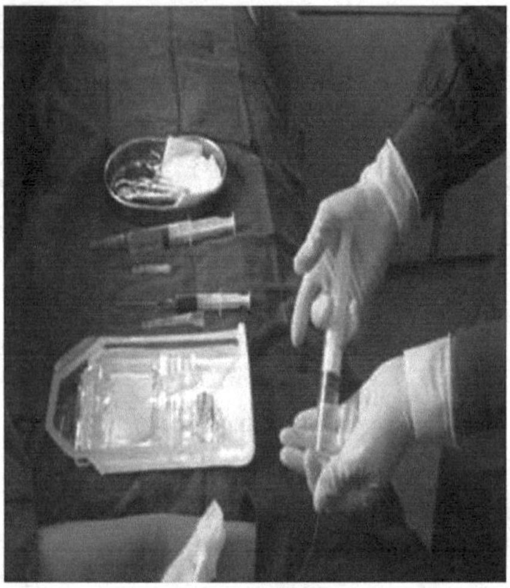

图 11-62 冲管封管

出血倾向的病人、抗凝治疗（如服用阿司匹林）的病人、化疗病人（凝血机制障碍、营养不良、血浆蛋白降低），穿刺后活动过度。其处理方法为穿刺后 24 小时避免过度活动；安装完毕后于穿刺点加压止血；有出血倾向病人，术后第一个 24 小时采取加压敷裹，敷料湿了及时更换敷料；必要时给予止血剂。

2）心律失常：其原因是导管尖端位置过深，刺激上腔静脉神经丛；病人体位改变或测量静脉长度不准确，导管进入右心房。此时应退出导管少许，观察病人情况。准确测量静脉长度，递管动作轻柔可预防其发生。

3）刺激神经：由于穿刺过深而刺激血管周围神经或穿过静脉瓣刺激瓣膜神经，应避免穿刺过深和在静脉瓣处进针。

4）空气栓塞：其原因可能是未及时上肝素帽，空气进入血液系统或空气意外注入。临床表现为胸痛、气急、低血压、脉速、意识改变、休克甚至死亡，此类问题预防为主，一旦发生应改变体位、监测生命体征。

5）导管异位：其原因为病人体位不当，选择头静脉穿刺，既往手术史或外伤史，测量误差，此种情况尽量避免在头静脉穿刺，改变体位，导管进入颈静脉可用 20 ml 生理盐水快速冲管；可以走楼梯数次或者等 24h 由于重力影响，血液的流动，90%导管会自己下来。

6）送管困难：临床表现为阻力感，无法送管、导管皱起或蛇样弯曲，其原因是选择头静脉穿刺，病人体位不当或选择了远端静脉，因血管小、静脉瓣多；静脉疤痕；静脉分叉；病人情绪紧张。遇到此种情况，我们应等待，放松。在腋窝处扎止血带后送管，一边输液一边送管。必要时重新穿刺。尽量不在头静脉穿刺；选择肘窝下两横指处进针可以预防。

7）拔导丝困难：其原因为强行送管，导管扭曲所致；在生理角度处；因此不能强行送管，如遇阻力，调整穿刺时的体位，暂停 1～2 分钟后，轻力拔出导丝即可。

8）穿刺入动脉：及时拔管即可。

（9）PICC 穿刺后的并发症

1）静脉炎：机械性、血栓性、药物性。

2）感染。

3）血栓。

4）堵管。

5）导管断裂或破损。

6）局部皮疹。

7）肉芽组织增生。

（徐继前 庞 勇）

参考文献

安刚，薛富善. 2001. 现代麻醉学技术. 北京：科学技术文献出版社：5-56.
庄心良，曾因明，陈伯銮. 2005. 现代麻醉学. 3 版. 北京：人民卫生出版社：866-870.

第十二章　超声在麻醉中的应用

近年来，随着超声影像技术的发展、超声设备的集成化和小型化，以及高频率超声在人体浅表组织的应用，超声引导技术在临床麻醉中已逐步成为一种常规的检查、诊断和穿刺引导的手段。超声在很大程度上提高了神经阻滞、动静脉穿刺和置管的成功率，减少了并发症的发生；经食道超声可以帮助麻醉医生实时了解患者心脏的前后负荷以及心室的充盈状态，能够对患者心脏功能做出快速有效的评估。本章将介绍超声在神经阻滞、动静脉穿刺置管中应用，以及经食道超声在心脏手术中的应用。

第一节　超声引导下中心静脉穿刺

在临床上，监测中心静脉压或肺动脉压，给予肠外营养、补液、细胞毒性药物或血管加压药物，或者外周小静脉置管困难的患者需要解决静脉通路时，都需要中心静脉置管。在中心静脉置管中，使用超声有以下优点：在进行置管前可以确定管腔是否通畅，管径的粗细，血管有无变异，可以提高穿刺成功率，减少损伤动脉及周围软组织的损伤，如肺脏、神经等。

以颈内静脉穿刺为例，介绍超声引导下颈内静脉穿刺的方法。我们一般选择线阵探头，频率为 7.5～10.0 MHz（图 12-1）。将患者头部转向对侧，探头取颈部的横切面图像，可见颈内静脉及搏动的颈动脉（图 12-2）。调整探头将颈内静脉显示在图像中央，通过加压来排除血栓。旋转探头 90° 可以获得静脉的纵轴图像，有时，可以看到颈内静脉瓣，此时置管时应注意避开此处。在超声引导下，将动静脉区分开非常重要，动脉是搏动的而且难以压扁的。（图 12-3）在上述基础上，当我们无法区分时，可以通过测量动静脉的血流频谱来加以区分。动脉频谱有波峰和波谷，而静脉频谱是相对平直，大的静脉有呼气相和吸气相的频谱改变（图 12-4）。

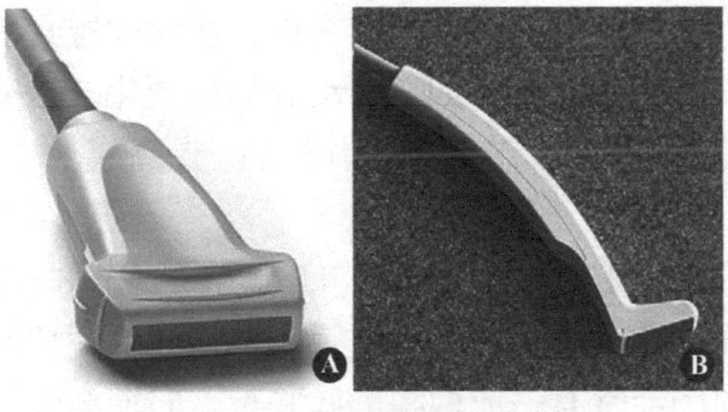

图 12-1　常用的线阵探头

A. 普通线阵探头，B.“T”形线阵探头

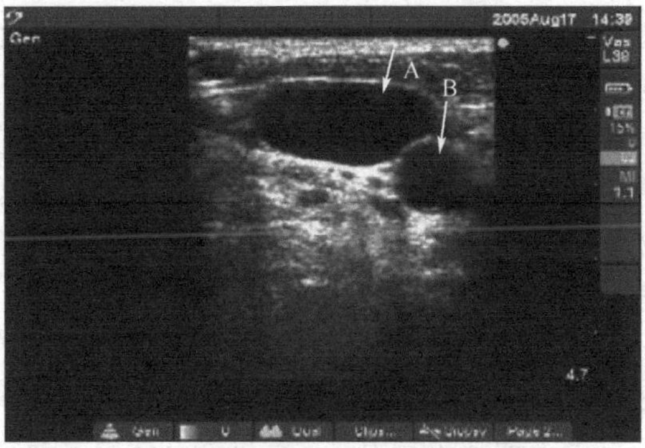

图 12-2　颈内静脉及颈总动脉的横切面

A. 颈内静脉；B. 颈总静脉

操作：穿刺颈内静脉时，横向扫描技术和纵向扫描技术都可以运用。患者取头低脚高平躺位，可以增加颈内静脉的管径。颈部消毒后，超声探头涂抹无菌耦合剂并用无菌护套

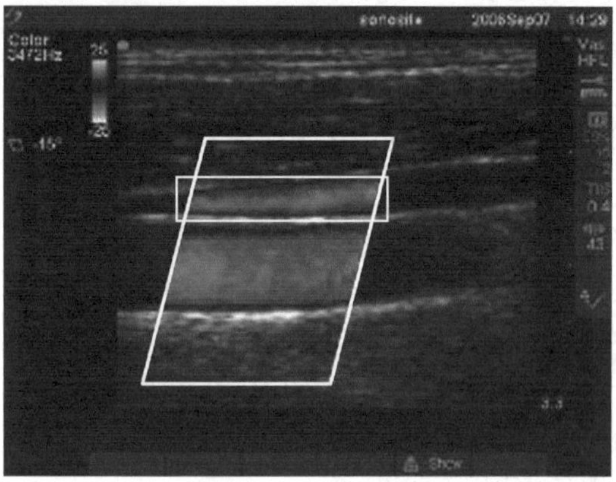

图 12-3　颈总动脉及颈内静脉的长轴截面，颈内静脉（框出部分）可被压扁

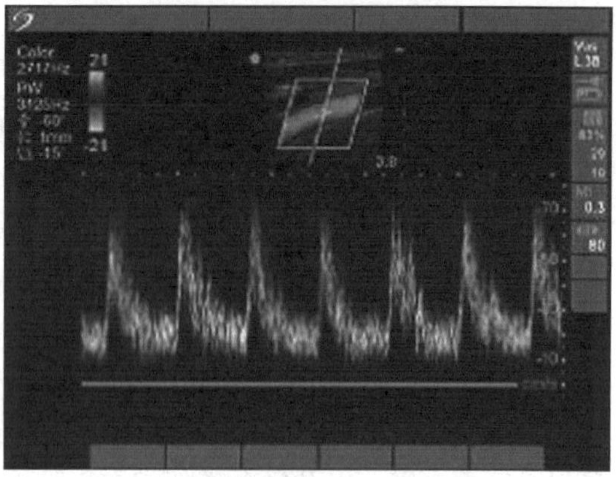

图 12-4　颈总动脉的血流频谱

包裹，并在包裹的超声探头和皮肤之间涂抹一薄层无菌耦合剂。横轴扫描技术最为常用，获取颈内静脉的横切面图像，并将颈内静脉的图像移动到显示屏中央。用 18 号针头在距离超声探头中间的 0.25 cm 的地方穿刺，可以在实时成像下观察进针情况。针头很难被发现，可以通过压迫静脉间接的获知针头的具体位置。吸入血液可以证明静脉穿刺成功。纵轴扫描技术较横轴扫描技术安全，因为可以看到穿刺针，周围组织损伤几率相对较小。获得颈内静脉横轴的图像后，先将静脉置于图像中央，然后将超声探头旋转 90°便可得到它的纵轴图像。18 号穿刺针在距离探头 0.5 cm 处向头侧穿刺，针头在实时成像下穿刺至静脉前壁。用一个短小快速的动作来穿透静脉的前壁即可。这个动作可以防止将静脉的前后壁都贯通，针头有可能会滑到静脉的一侧，此时应将针头后退并重新调整位置至静脉的正中。空针抽出静脉血后，置入导丝，撤出探头。导丝活动度不好的原因可能为卷曲静脉瓣或是进入了锁骨下静脉；在实时成像下退出一部分导丝再慢慢送入。

第二节　超声引导下动脉穿刺置管

在进行连续的动脉压力检测、血液取样、靶器官化疗给药、血管内移植物的置入和治疗性动脉栓塞术时，都需要动脉导管置入。在临床实践中，脉搏难以触及常导致动脉置管失败。使用超声可以提高成功概率，减少穿刺的次数。当患者患有低血压或外周血管疾病时，超声引导可以作为一种最主要的手段。超声引导的优点在于以下方面：在动脉置管前可以帮组确定动脉是否通畅及动脉的直径；监测血管内病变，如血管动脉粥样硬化、管壁内中膜局限性增厚导致管腔局限性狭窄，在置管前，防止远端栓塞的并发症；提高成功率；减少周围组织、神经和血管的损伤。

以桡动脉置管术为例：我们一般选择线阵探头（频率为 7.5～10.0 MHz），桡动脉的成像：将手臂展开置于托手板上，超声探头深度设置为 1～2 cm 后放置在桡动脉的横切面上。由于动脉非常表浅，有可能有假象，动脉周围经常有一或两根静脉并行，向探头施加一些压力可以使搏动更加明显，并可以使静脉闭合。彩色多普勒超声可以确定其血流量。将超声探头旋转 90°可以获得动脉纵向的图像。当超声束垂直时，血流的颜色可能看不清，轻微倾斜超声或是离开血流方向可以更好地显示彩色血流。这对于区分动脉和静脉很重要，动脉一直在搏动并且很难被压扁。

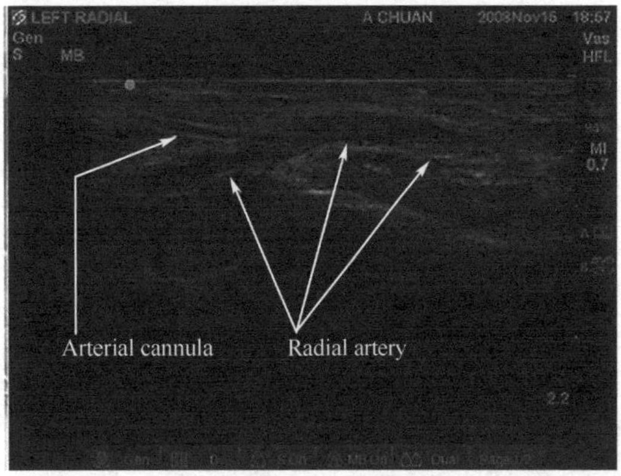

图 12-5　桡动脉的纵轴图像
可见导管已进入桡动脉

操作方法：可以选用横轴穿刺技术进行动脉置管，也可以选用纵轴穿刺技术。我们常选择纵轴操作技术，因为纵轴技术较横轴技术更为安全，可以看到针头，能减少周围组织的损伤。获得桡动脉的横切面图像后，将探头旋转 90°后可看到桡动脉的纵轴图像。采用 20 号的静脉套管针，在手一侧距离超声探头 0.5 cm 的地方穿刺，在实时图像引导下推进，直至接触动脉前壁（图 12-5）。为避免穿刺整个动脉，应采用一个短小而快速的动作突破动脉的前壁。如果针头滑到动脉的另一侧，应小幅回抽针头并重新定位于动脉中央部位。看到搏动血液流出后，保持针芯不动，将套管推入动脉内。血管痉挛、血管内膜剥离、动脉周围血肿或外周血管病都将影响到远端桡动脉，可以选择近端桡动脉置管。近端桡动脉置管可以在超声实时引导下进行横轴和纵轴操作，因为肱桡肌在桡动脉上方，所以很难触及[1]。

第三节　超声引导在外周神经阻滞中的应用

神经组织比肌肉密度更高，所以看上去更亮一些（高回声）。神经会沿着组织边缘分布，尤其是在不同的肌肉群之间。外周神经横截面的特征表现类似一捆吸管自端部取得的视像。神经沿其路径可呈圆形、椭圆形或三角形或三者兼有。神经是可以移动的组织，可能会因为进针或麻醉剂扩散而移位。颈部神经根在超声上显示为一个单束支的神经，而更多的外周神经具有内部管束状，超声表现为高回声结缔组织包绕低回声管束。

在神经的横断面上，这种束状回声像是“蜂窝”。横断面扫查是追踪神经的首选。多普勒成像可以用于区分细小神经和血管。与血管不同，神经并不是可压缩的组织，血管可以用彩色多普勒来监测血流。此外，肌腱和外周神经有相似的超声表现。肌腱的回声有细纤维状结构构成，精细的线性回声与小纤维相似，低回声区并不明显。肌腱形成于末端，而神经则顺其路径一致性延伸。

在超声引导下行神经阻滞，必须遵循无菌原则。我们在超声引导下神经阻滞一般选用短轴神经图像。因为首先，识别周围神经相对比较容易。其次，神经周围的筋膜有很好的分辨率。再次，可以动态评估和合适局麻药在神经周围的分布。

超声与传感器的相互作用：可以分为平面外针头入路和平面内针头入路。平面外入路（OOP）是针头穿过成像平面到达目标的方法。针头与传感器面垂直进入皮肤，保持目标处于视野中央，可以显示深度，在超声屏幕上，针尖显示为一个小圆点（图 12-6）。平面内针头入路（IP），是针头在整个穿刺过程中，在成像平面可以完整地看到针杆和针头（图 12-7）。将目标置于观察窗视野旁侧，即远离入针方向，以保证针路影像最大化，这需要操作传感器使针在成像平面内显影。除非针头清楚地显示在扫描平面内，否则不要轻易进针。当针在平面内时，在体内表现为高回声影像，且平行于远离传感器方向的高回声轨迹。在本节中，将重点介绍超声引导下肌间沟臂丛神经阻滞和股神经阻滞。

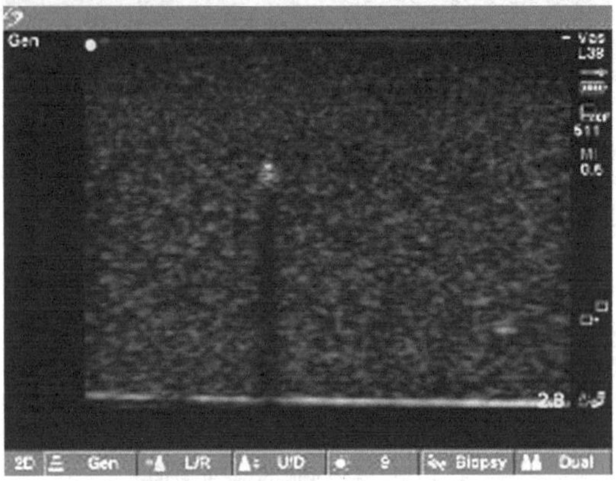

图 12-6 平面外入路的穿刺针（圆点为穿刺针，模型上显示）

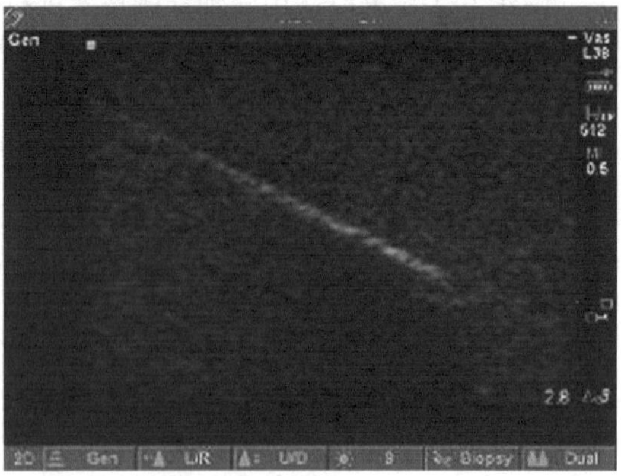

图 12-7 平面内入路的穿刺针（可见完整的穿刺针，模型上显示）

一、超声引导肌间沟臂丛神经阻滞

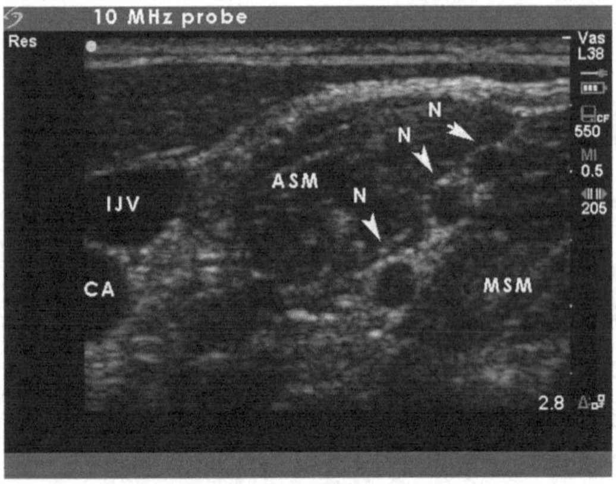

图 12-8 肌间沟部位臂丛神经（圆形低回声结构，成“串珠”状）

臂丛神经起自第五颈神经根（C_5腹支）到第一胸神经根（T_1腹支）组成。臂丛神经有时也接受 C_4和 T_2发出的分支。臂丛神经的神经根位于前斜角肌与中斜角肌之间的位置，此处被称为肌间沟。超声引导下肌间沟技术一般在环状软骨水平的胸锁乳突肌锁骨头外侧缘操作的。在这里，臂丛神经非常表浅，可以使用高频率的超声探头（10～15 MHz）。使用高频率超声探头可以清晰地看到深度为 4～5 cm 的结构。将超声探头倾斜的放置于轴平面，最表浅的就是胸锁乳突肌，其下方就是前斜角肌和中斜角肌。臂丛神经根就位于这两条肌肉之间的肌间沟内。在这个层面上，超声通常可以看见 1～5 个低回声组织（神经根或神经干），这取决于探头放置的位置。它们可能是椭圆形的或圆形的，在这里，臂丛神经距离皮肤大约 1 cm（图 12-8）。

阻滞技术：需要建立静脉通路，监测心电图，脉搏血氧和氧分压。术前准备中一个重要的步骤是最大限度地使术者和患者舒适和安全。行超声引导下肌间沟阻滞时，患者取仰卧位，头转向阻滞的对侧。术者站在或坐在阻滞侧近旁。超声显示屏、传感器、穿刺针及成像平面都应摆在术者视野内。对于肌间沟阻滞，超声显示器应置于阻滞侧的肩膀之下。消毒皮肤并用无菌巾覆盖，超声探头用无菌套包裹并涂抹无菌耦合剂。在臂丛神经肌间沟水平进行扫查。首先，找到胸锁乳突肌，在胸锁乳突肌的外缘下面，臂丛神经根位于前斜角肌与中斜角肌之间。术者可以要求患者吸气，以确定斜角肌的位置。顺着颈部向下移动探头以确认臂丛神经根。神经根是一个大的低回声结构。在超声探头的外侧，局麻后的皮肤是微微隆起的，针的斜面应面对传感器，以增强传感器对针尖的可视程度。使用一根 21 号 50 mm 长的绝缘针，以平行于超声探头光束轴的方向进针。针头连着一个无菌长管，后者接一个 20 ml 的注射器。

整个系统中的所有空气均已用局麻药注满排空。术者可以移动和倾斜探头，以尽可能保证针头在成像平面视野内。针头在实时成像下缓慢前进，直到达到要找的神经。同时使用神经刺激器，可以进一步证实最终的进针位置。可以看到前臂和手的特征性运动活动，之后，推注麻醉药。臂丛神经阻滞还有锁骨上入路法、锁骨下入路法以及经腋路法等，其操作方法大同小异，由于篇幅的关系，在此不再一一赘述。

二、超声引导下股神经阻滞

股神经是腰丛的末端分支，它于腹股沟韧带下方穿出，与股动脉伴行，它支配大腿前部、股骨、膝内侧和前方的感觉，并通过其隐神经分支支配的内踝的感觉。股神经阻滞可以从为股骨颈骨折固定到双膝关节置换术的各类外科手术,并提供麻醉和术后镇痛。超声解剖：在腹股沟，股神经位于股动脉的外侧，股鞘的外面和阔筋膜的下方。在超声上的现象与许多外周神经相似，被描述为多个圆形高回声或椭圆形低回声区（暗区），被高回声（亮）边缘包绕（图 12-9）。股神经在超声上显示为椭圆形或三角形结构，测量其前后径约 3 mm，内外径约 10 mm。股血管显示为大的低回声圆形结构，血流可以用彩色多普勒来显示。

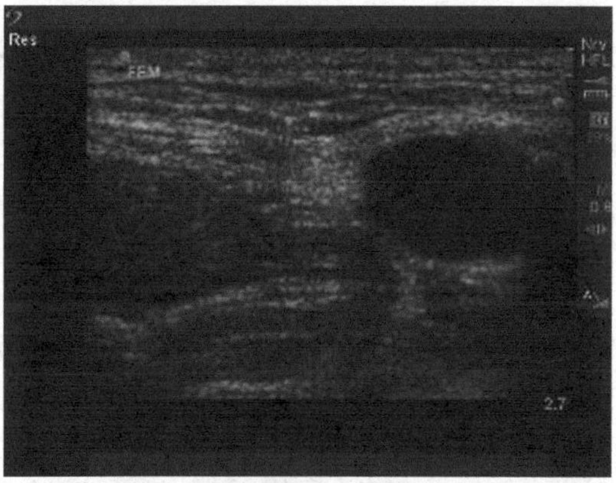

图 12-9　腹股沟区股神经超声图像（低回声圆形结构为股动脉）

阻滞技术：术前准备基本同前（此处略），股神经、股动脉、股静脉的横向图是很容易被获得的，将股神经放置于视野中央，神经刺激针从线阵探头的最外侧进入。在实时超声引导下，推进一个 23 号得刺激针，在刺激针进入处给予局麻药。应用 21 号 50 mm 绝缘刺激针要超声束水平进针，刺激针上附有一个无菌的延长管，连接一个 20ml 的注射器，向其中注射满局麻药以排尽空气。从探头的外侧进入，在直视下到达股神经（图 12-10），此时可以出现特征性的运动，之后再推注局麻药。

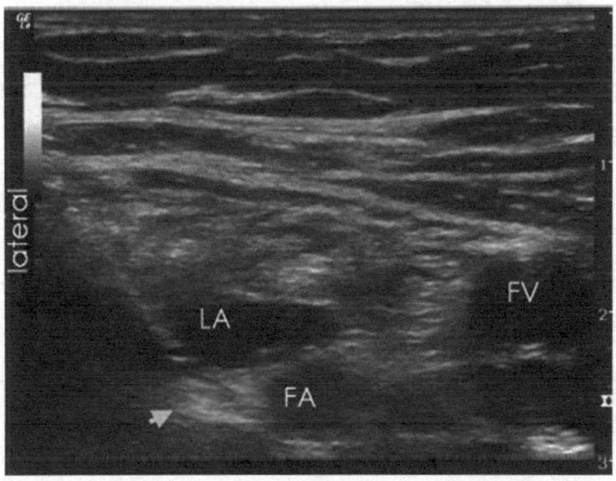

图 12-10　神经刺激针在超声下显影（箭头为股神经）

第四节　经食道超声在麻醉中的应用

经食道超声心动图（TEE）主要用于瓣膜疾病、冠脉搭桥、先天性心脏病、主动脉夹层等疾病的术前、术后评价以及对患者容量状态和心脏功能的评估。

一、TEE 的禁忌证和并发症

插入和操作 TEE 探头发生相关并发症的危险性较低，在一项大规模的心脏外科手术患者的单中心研究中，患者的死亡率为 0.2%(严重的吞咽痛占 0.1%，气管内插管移位占 0.3%，上消化道出血占 0.03%，牙齿损伤占 0.03%，食管穿孔占 0.01%）。虽然食管损伤导致的纵隔炎少见，但其死亡率却有 10%。因此，食管病（例如，食管蹼、食管缩窄、食管憩室、食管癌）和有食管手术病史均是插入食道探头的禁忌证。

二、TEE 的操作方法

TEE 探头的放置与胃管的放置相类似。最简单的方法就是用左手抬起下颌，使用一个咬口器，用右手插入探头。探头可持续的轻度加压进入，然后从左至右轻微的试探直至发现食管的开口，如果遇到阻力，最常见的原因是头部和颈部的过度仰伸，当探头的顶端通过了喉与咽环肌，会出现突破感，此时可以停止探头的推进。探头位于食管上段平面。通过不同的操作可以改变 TEE 探头的位置和方向。探头进入的深度可在探头入口处对探头柄进行调整：深入或后撤。通过管体上标示的深度可控制探头进入的深度。在扫查心脏时，探头的位置可以从食管上段一直深入到胃内。在食管上段平面，靠近 TEE 探头的心脏结构时大血管；在食管中段切面（ME）则是左房；在经胃底平面（TG），最接近的心脏结构则是左室。调整手柄上的大盘旋钮可以前屈或后倾探头，而手柄上的小旋钮可以将探头向左或右侧弯曲。目前使用的成 TEE 探头都使用多平面探头，通过探头手柄旋转电子晶片扫查角度，当探头管体在某一个位置时可以选择性的从 0～180°进行扫描。

三、TEE20 切面讲解

TEE 切面即 6+8+6 切面，共分为 6 个大血管平面，8 个食道中段切面和 6 个胃底切面(图 12-11）。探头位于食道和胃中，按位置可分为食道上段、食道中段和胃底三段。

（一）食管上段大血管切面

1. 升主动脉短轴 位于食管上段，0°左右，可见升主动脉、主肺动脉和环绕主动脉的右肺动脉、上腔静脉。偶有患者可在此处看见奇静脉。

2. 升主动脉长轴 在升主动脉短轴转晶片 90°，可见升主动脉长轴和右肺动脉。

3. 主动脉弓长轴 升主动脉或降主动脉短轴将探头向上拔，可见椭圆形主动脉弓长轴。

4. 主动脉弓短轴 在主动脉弓长轴切面转晶片 90°，可见圆形主动脉弓短轴以及主肺动脉。

5. 降主动脉短轴 四腔心切面向左转探头，可见一圆形搏动血管即为降主动脉。

6. 降主动降长轴 在降主动脉短轴上转晶片 90°，可见降主动脉长轴。

大血管切面均可观察血管有无狭窄或扩张，有无夹层，有无粥样硬化斑块，有无附壁血栓等情况。

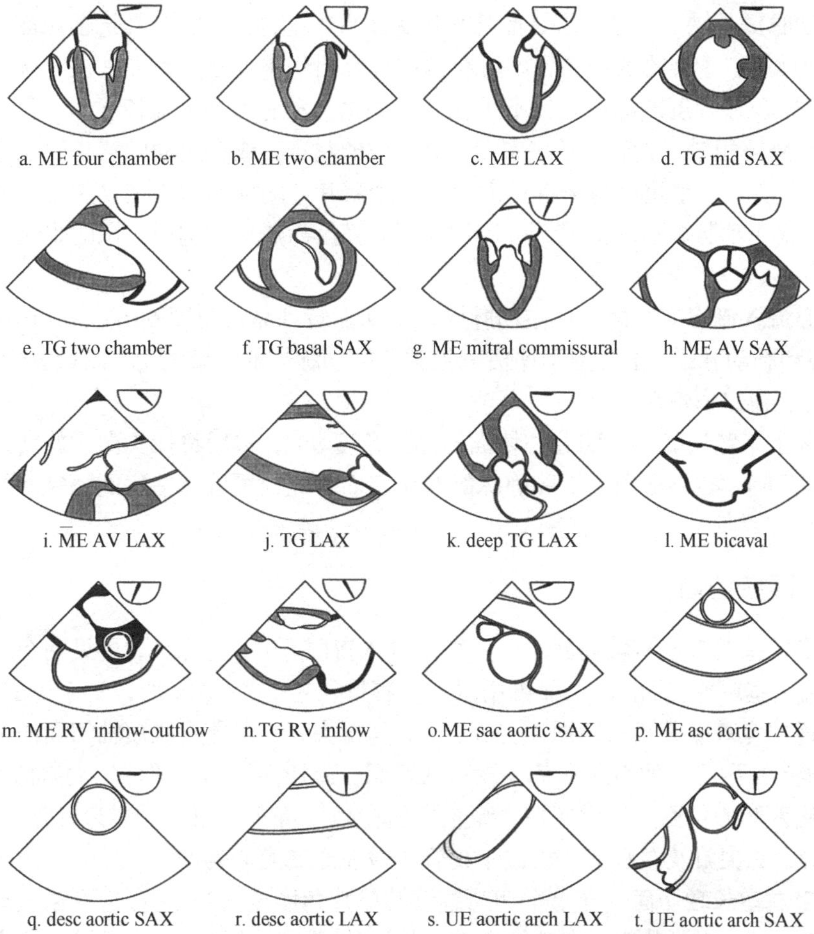

图 12-11　经食道超声心动图系统检查的 20 个标准切面

ME：食道中断；LAX：长轴；TG：经胃；SAX：短轴；AV：主动脉瓣；RV：右室；UE：食道上段（引自 Shanewise JS，Cheung AT，Aronson S，et al. ASE/SCA guidelines for performing a comprehensive intraoperative multiplane transesophageal echocardiography-examination: recommendations of the American Society of Echocardiography Council for Intraoperative Echocardiography and Society of Cardiovascular Anesthesiologists Task Force for Certification in Perioperative Transesophageal Echocardiography. Anesth Analg 1999: 89: 870-884）

（二）食道中段切面

1. 四腔心切面　在食道中段 0～15°之间，描述整体各心腔大小，可见左右心房和心室，在左心室里可见前外乳头肌。

2. 二尖瓣交界切面　在四腔心位置将左心放到屏幕中间，转晶片角度至 60°左右，可见左心房、二尖瓣、左心室和两个乳头肌，此时切面经过二尖瓣瓣叶交界，从左至右瓣叶分区分别为 P_1、A_2 和 P_3。

3. 左心二腔心切面　继续转晶片角度至 90°左右，可见左心房、二尖瓣、左心室、后内乳头肌和左心耳（此处房颤和二尖瓣狭窄患者容易发生血栓）。

4. 左心长轴切面　继续转晶片角度至 120°左右，可见左心房、二尖瓣、左心室、心尖和主动脉瓣。在所有左心切面均可观察二尖瓣开闭情况，有无反流以及评估反流程度，有无狭窄以及评估狭窄程度，在左心长轴切面还可评估主动脉瓣膜情况。

5. 主动脉瓣长轴 食管中段，晶片角度为 120° 左右，或在左心长轴切面稍向外拔探头，将主动脉瓣置于屏幕的中央，即可获得主动脉瓣长轴，此处是评估主动脉瓣膜活动情况和评估狭窄反流程度的部位。但不可在此处测量主动脉瓣前向血流。

6. 主动脉瓣短轴 食管中段，晶片角度为 30°左右，或在主动脉瓣长轴切面将晶片角度转到 30°左右，调整至可清晰看见主动脉三个瓣叶开闭活动即为主动脉瓣短轴切面。此切面主要观察主动脉瓣活动情况，可评估反流和换瓣后瓣周漏情况。同时也可见三尖瓣活动和部分右心。

7. 右心流入流出道切面 在主动脉瓣短轴切面转到晶片角度 60°左右，可见右房、三尖瓣、右心和肺动脉瓣。主要用于评估三尖瓣和肺动脉瓣的活动情况，测量三尖瓣瓣环径，以及评估右心流出道情况。

8. 双房上下腔切面 在四腔心切面转晶片角度 90°，然后将探头向右旋转，可见显示左心房、房间隔、右心房和上下腔静脉的双房切面。此处可以评估房间隔完整性，以及房缺上下径。

（三）胃底切面

1. 胃底乳头肌左室短轴切面 探头往下置入胃底，0°，勾探头，可见两个乳头肌即为胃底乳头肌左室短轴切面。此切面可用以评估容量、左心收缩力，所以对于麻醉十分重要。

2. 经胃左室基底段短轴切面 胃底，0°，勾探头，或在乳头肌短轴切面向上拉探头可见“鱼嘴样”二尖瓣，即为左室基底段短轴切面。此切面可用于评估二尖瓣情况。

3. 胃底两腔心切面 在胃底左室短轴切面转晶片角度 90°左右，即为胃底两腔心切面，可见左心房、二尖瓣及左心室，类似于食管中段左心二腔心切面。

4. 胃底左室长轴切面 在上个切面继续转晶片角度至 120°左右，可见主动脉瓣，即为胃底左室长轴切面，类似于食管中段左室长轴切面。因此切面上主动脉血流方向和采样线接近平行，因此可在此切面测量主动脉前向血流。

5. 胃底右心流入道切面 在上个切面右转探头，即可见此切面。可见右心房、三尖瓣和右心室。

6. 深胃底四腔心切面 将探头回到 0°切面继续向下，再勾探头，调节到合适的深度，即可见深胃底四腔心切面。此切面略调整可见四心腔和四个瓣膜，可在此处测主动脉瓣前向血流。

四、TEE 监测在术中的应用

与传统的经胸超声心动图技术相比，TEE 技术对心功能的测定具有以下优点。①几乎所有的患者，经食管超声心动图检查均可获得高质量的二维图像。②对于术中和危重患者可进行心功能的连续监测。③经胸超声心动图技术难以探测的血流信号可由经食管超声心动图技术方便地获得。

（一）评估前负荷

为心肌收缩之前遇到的负荷，对左室而言即左室舒张末期容积（LVEDV）。TEE 可提供左室的二维图像，TEE 取胃底乳头肌短轴切面可以准确地反映前负荷，并能及时反映药物、体位改变对前负荷的影响。

（二）测量心排血量

心排量（CO）主要反映的是心脏的收缩功能。TEE 测量心排量主要有两种方法：一种取食管下段四腔心和两腔心切面，手动描记或采用心内膜自动描记法描记左室腔的心内膜。Simpson 法计算出左室舒张末容积（LVEDV）和收缩末容积（LVESV），两者相减即为每搏量（SV），SV 乘以心率即得 CO，SV÷LVEDV*100% 即为射血分数（EF）。另一种方法为取主动脉瓣口，二尖瓣瓣口或左室流出道的血流频谱，计算时间速度积分，乘以各瓣口的截面积即得每一心动周期跨瓣的血流量，也即 SV，再乘以心率即可得 CO。

（三）评估心脏舒张功能

舒张功能异常是心衰的主要原因之一，而且舒张功能的异常常早于收缩功能的改变，及早发现舒张功能的异常变化对于心脏病患者的转归和预后有着重要意义。TEE 主要通过测量二尖瓣、肺静脉的血流频谱来反映舒张功能的变化，与核素检查等相关性良好。

（四）监测心肌缺血

手术刺激和麻醉有可能诱发心肌缺血和梗死，及时发现对治疗及顶后有重要意义：心电图为术中监测心肌缺血和梗死的传统方法，但大量实验和临床资料表明，心电图检测心肌缺血的敏感性并不高。TEE 主要通过观察心室壁的节段性室壁运动异常（SWMA）来反映心肌缺血，其敏感性明显高于血流动力学及 ECG 指标。

（五）心内空气

TEE 容易发现心内空气，显示为心腔内高密度影或白色区域，称为“飞蚊症”。

五、TEE 在瓣膜疾病及外科手术的应用

（一）TEE 评价二尖瓣狭窄

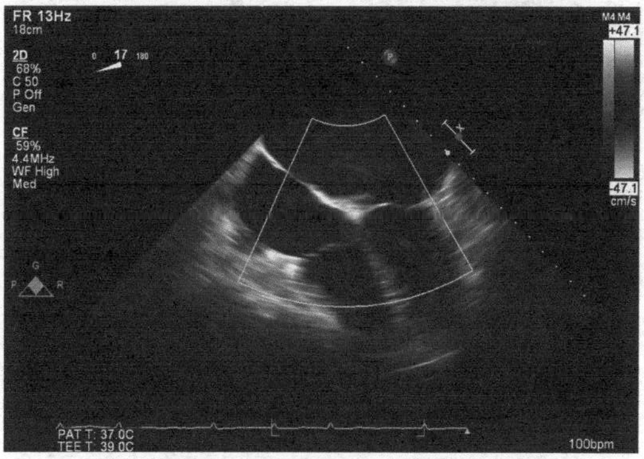

图 12-12 二尖瓣狭窄（左房增大）

TEE 比任何一种方法都能更清楚的从多切面观察到二尖瓣的解剖，基于风湿性二尖瓣狭窄（MS）的病理特征，超声需要对以下关键特征进行评价：瓣叶的增厚程度、钙化的数量、瓣下结构累及的情况，瓣叶活动幅度以及腔室形态和功能的总体变化情况（图 12-12）。也能评价一些相关的情况，如其他瓣膜结构受累情况和肺动脉高压。二尖瓣不同程度的增厚和钙化可以导致瓣叶回声增强，钙化所致的声影可能会阻碍对远处组织的观察，此时 TEE 的优势在于可以从其他切面进行观察，从而可以避开声影的影响。标准的食管中段图像（食管中段四腔心观、交界区观、二腔心观、左室长轴观）帮助评价心脏病变的范围。腱索可以表现出不同程度的增厚和挛缩。风湿性心脏病可以导

致不同程度的二尖瓣活动受限，二维 TEE，僵硬的瓣叶活动表现为移动的减低和舒张期前叶的圆顶样改变。圆顶样改变的出现时前后叶交界粘连的结果，导致瓣叶活动受限或瓣口异常狭窄。

（二）TEE 评价二尖瓣反流

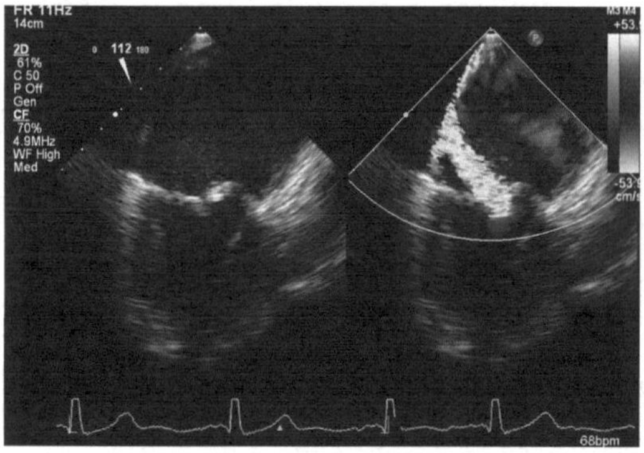

图 12-13　二尖瓣重度偏心反流

二尖瓣反流（MR）的严重程度分为轻微、轻度、中度和重度。MR 的程度可以根据缩流颈的宽度、反流容积、反流分数、有效反流口面积（EROA）来进行分度，临床上常用缩流颈宽度（mm）来进行分度（<3 为轻度，介于 3～6 为中度，>7 为重度）。缩流颈是指反流束通过瓣膜反流口最狭窄的部分。常用的切面包括食管中段四腔心观、二尖瓣交界区观、两腔心观、食管中段左心长轴观（此切面是评价二尖瓣脱垂的最佳切面）、经胃左室基底段短轴观（图 12-13）。

（三）TEE 评价主动脉瓣狭窄（AS）

应用 TEE 评价主动脉瓣狭窄，常用切面是左室长轴切面、经胃底深部左室长轴与经胃左室长轴观。主动脉瓣狭窄，主要表现为瓣叶的增厚、钙化（图 12-14，图 12-15）。在左室长轴切面，二维图像上测量主动脉瓣开放的距离小于 8 mm 提示重度狭窄，大于 12 mm 则排除瓣膜狭窄。临床上常用平均压差来评估主动脉瓣口狭窄。平均压差（mmHg）<25 为轻度狭窄，25～40 为中度狭窄，>40 为重度狭窄。当患者心功能较差，射血分数低时，即使瓣口的平均压差仅为 20～30 mmHg 时，也可能为重度狭窄。

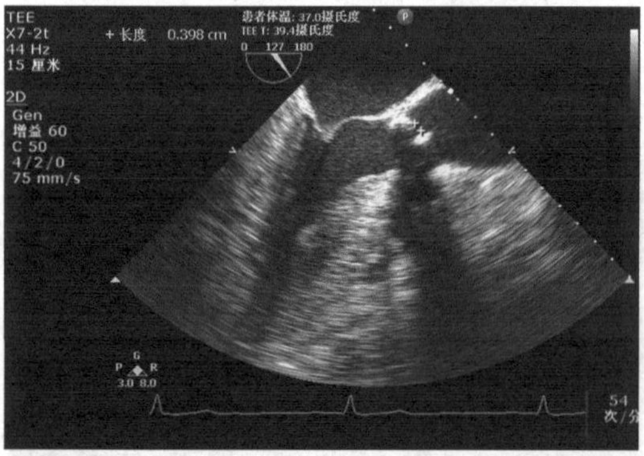

图 12-14　左室流入流出道切面示主动脉瓣增厚、钙化、开口处明显变窄

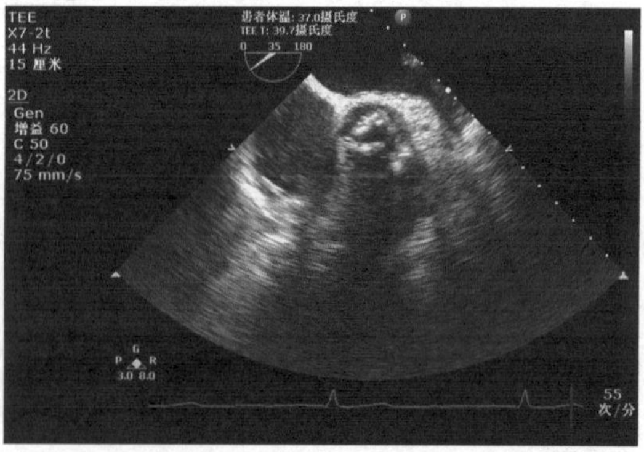

图 12-15　主动脉瓣短轴切面示主动脉瓣增厚、钙化

（四）TEE 评价主动脉瓣关闭不全

TEE 检测主动脉瓣反流（AR）的敏感性很高。目前认为，测量通过瓣膜反流束的最窄处宽度和横截面积是比较准确的方法。缩流颈宽度大于 6 mm 或反流面积大于 7.5 mm^2 时

主动脉瓣反流为重度；缩流颈宽度大于 3 mm 小于 6 mm 时为中度反流；缩流颈宽度小于 3 mm 为轻度反流。最佳的切面示主动脉瓣短轴切面及左室长轴切面（图 12-16）。

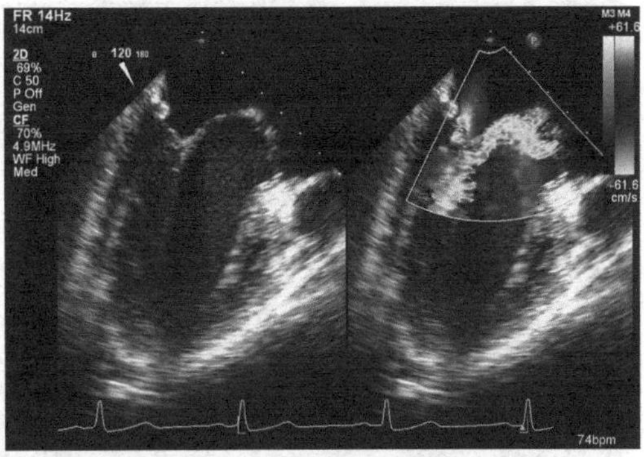

图 12-16　主动脉瓣反流

（五）TEE 对人工瓣膜的评价

多平面 TEE 被认为是一种识别人工瓣膜型号、评价人工瓣膜功能和诊断人工瓣膜功能失调的诊断方法。TEE 结合具有彩色多普勒和频谱多普勒功能的二维超声能够使 TEE 获得人工瓣膜的结构和血流动力学功能的诊断信息。瓣膜置换术后即刻的 TEE 评价包括：检验所有瓣叶和咬合器的正常运动，检验有无瓣周漏、检验心房内有无空气残留，检验有无因支撑架或瓣下装置导致的左室流出道梗阻。瓣膜功能失调的 TEE 诊断包括：识别人工瓣的型号，探查和定量评价跨瓣反流或瓣周漏（图 12-17），探查瓣环裂开，探查与心内膜炎相关的赘生物，探查瓣膜上血栓或血管翳的形成，探查和定量评价瓣膜狭窄，探查瓣膜结构的退化或钙化。

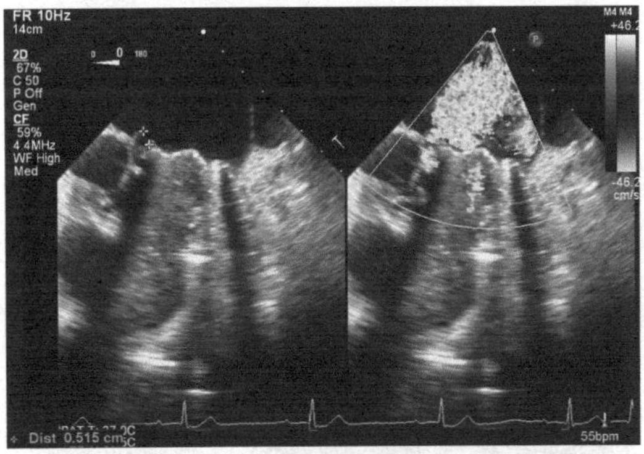

图 12-17　二尖瓣瓣周漏（机械瓣）

（六）TEE 对右心、三尖瓣、肺动脉瓣的评价

常用的切面包括食管中段四腔心观、食管中段右室流入-流出道观、经胃乳头肌中部左室短轴观、经胃右室流入道观、主动脉弓短轴观等。对右心室整体功能的评价包括右室有无肥厚（右室肥厚是指右室游离壁厚度超过 5mm，可提示有肺动脉高压或肺动脉狭窄，图 12-18）；右室有无扩张（右室扩张见于右室容量负荷过重或慢性右室压力过重）。TEE 对三尖瓣的评价主要包括三尖瓣有无反流、瓣膜有无狭窄、有无 Ebstein 畸形（Ebstein 畸形是一种发育畸形的三尖瓣移向右室腔的先天性病变，典型的特征是三尖瓣隔叶和后叶发育不全或缺失，而前叶很少受累）。TEE 对肺动脉瓣的评价主要包括肺动脉瓣有无狭窄和反流，瓣上、下有无异常回声（图 12-19）。

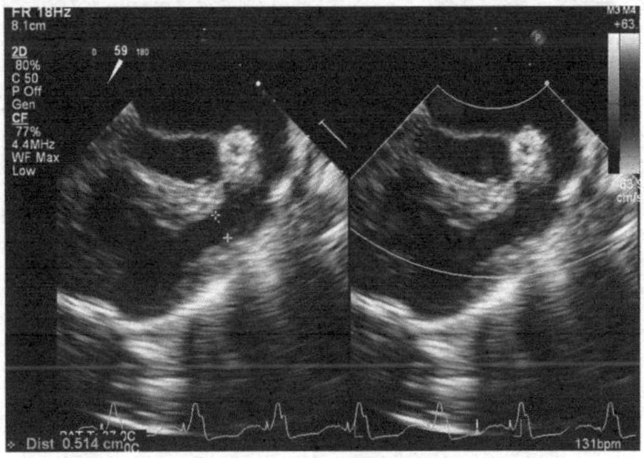

图 12-18　肺动脉狭窄

（七）TEE 在冠状动脉重建术中的应用

TEE 已成为心脏外科手术患者高级监护的重要组成部分。TEE 在冠状动脉搭桥术（CABG）中的应用处于不断发展中，其应用主要包括以下方面：第一，对不完整的心脏检查进行补充，

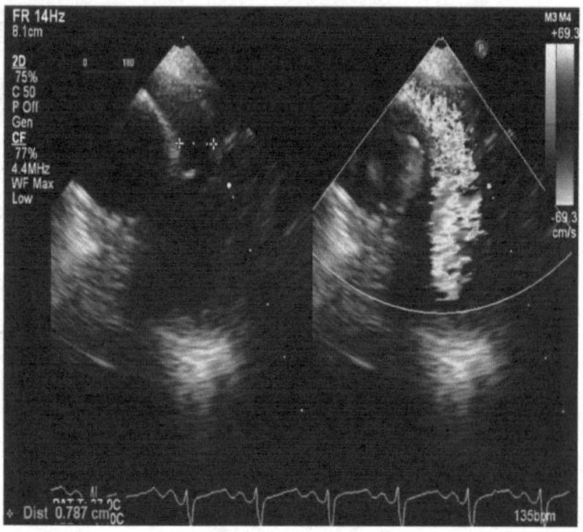

图 12-19　肺动脉瓣上狭窄

确诊和评价急诊外科手术患者的心脏功能；提供关于心脏和瓣膜功能的最新检查结果；通过注入造影剂或多巴胺评价冠状动脉重建术新的靶点。第二，协助外科医生建立体外循环：定位；主动脉阻断；冠状静脉窦插管；主动脉内球囊反搏；股静脉插管；心室辅助装置插管；第三，便于对血液循环的处理或外科手术的进行：再次胸骨切开；体外循环的建立（左室膨胀时对评价左室腔的大小）；为心脏功能较差的患者脱离体外循环制定处理策略；脱离体外循环（扩充容量和药物支持）。

（八）TEE 在主动脉疾病中的应用

对于主动脉疾病来说，准确、及时的诊断非常重要。主动脉疾病包括主动脉瘤、主动脉夹层、壁间血肿、巨大穿透性溃疡和可能影响到心脏外科手术的明显的动脉粥样硬化（图 12-20，图 12-21）。

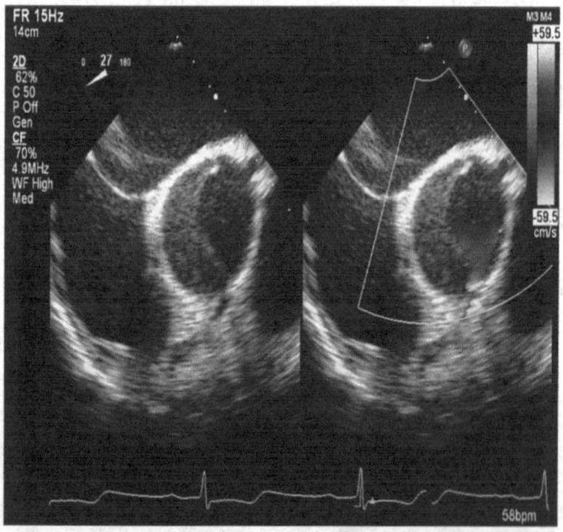

图 12-20　主动脉夹层短轴切面

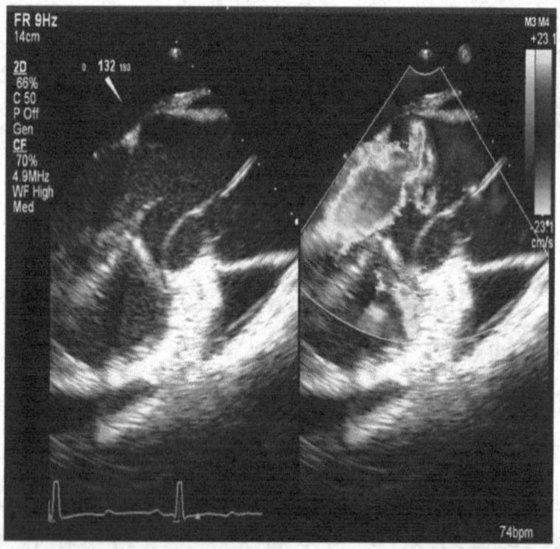

图 12-21　主动脉夹层，撕脱内膜

（九）TEE 在先天性心脏病（CHD）中的应用

出生后最常见的 CHD 为室间隔缺损（VSD），其次为房间隔缺损（ASD）、动脉导管未必（PDA），肺动脉狭窄（PS），主动脉狭窄，主动脉缩窄（CoA），房室间隔缺损（AVSD），法洛四联症（TOF）等等。以房间隔缺损和室间隔缺损为例（图 12-22，

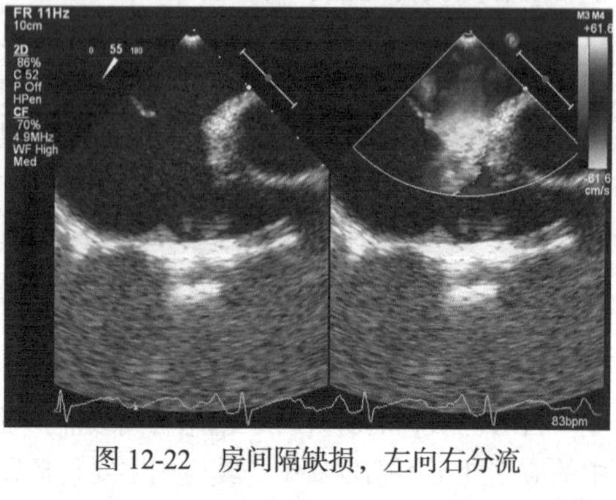

图 12-22　房间隔缺损，左向右分流

图 12-23）。房间隔缺损分为继发孔型、原发孔型、静脉窦型及冠状静脉窦型缺损四类，TEE 检查常用的切面有食管中段四腔心观、食管中段双房上下腔观、主动脉瓣短轴观。术前超声检查的目标是：确定缺损部位的大小；测量右侧心腔及血管内径；观察二尖瓣有无脱垂或瓣叶裂；评价肺静脉；评价心室功能；经静脉注射生理盐水或其他超声造影剂明确心房内分流。外科手术修补后或导管介入术中/术后检查的目标是：监测是否存在残余心房水平分流；评价瓣膜功能；评估心室功能；导管介入术中监测；观察封堵器的位置及封堵器放置术后是否对 SVC、IVC 及肺静脉血流造成影响（图 12-24）。室间隔缺损（VSD）分为膜部、肌部、双流出道（动脉干下）及流入道缺损。TEE 常用的切面是：食管中段四腔心观、食管中段左室长轴观、食管中段主动脉瓣短轴观、经胃左室长轴观。术前超声检查的目标是：评估缺损部位、大小及程度；确定心腔大小及肺动脉内径；观察有无伴发其他畸形；如果有室间隔膜部瘤形成应观察瘤体的情况；评估有无主动脉瓣突出或脱垂；估测肺动脉压力。外科手术修补后或导管介入术中/术后检查的目标是监测是否存在残余分流；评价三尖瓣或主动脉瓣反流程度的变化；监测导管的位置；评价心室功能。

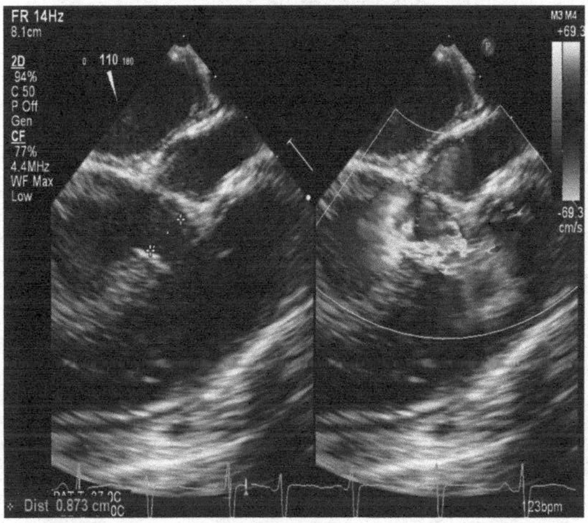

图 12-23　室间隔缺损，左向右分流

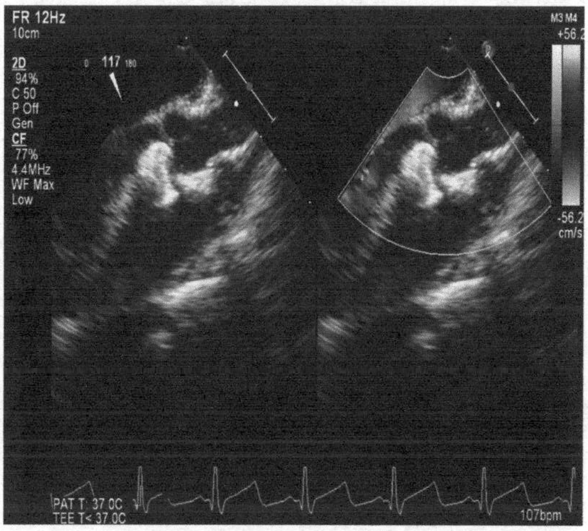

图 12-24　室间隔缺损行封堵术后（显示为封堵器的回声）

（十）TEE 对心脏肿瘤及栓子来源的评价

TEE 在检查心脏肿瘤及评价栓子来源方面具有优势。因为 TEE 具备更高的分辨力且探头的晶片更靠近心脏偏后方结构，因此此项检查可以较清楚地观察到小肿块或存在于左房或左心耳内血栓（图 12-25）。心脏正常结构如左心耳内的梳状肌或者左房壁与左上肺静脉相接处折叠所形成的组织（肺静脉嵴）常常被误认为是血栓或者小肿瘤。在心脏肿瘤中，以黏液瘤最为常见，占所有心脏原发肿瘤的 30%，心脏黏液瘤最常见的好发部位是左心房（图 12-26）。TEE 可以用来评价栓子来源，起源于心脏或大血管的栓子通常是中风或外周血管发生栓塞的主要原因。

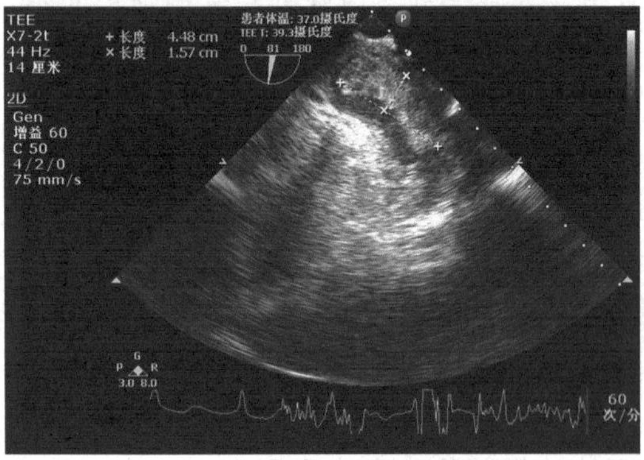

图 12-25　左心耳血栓

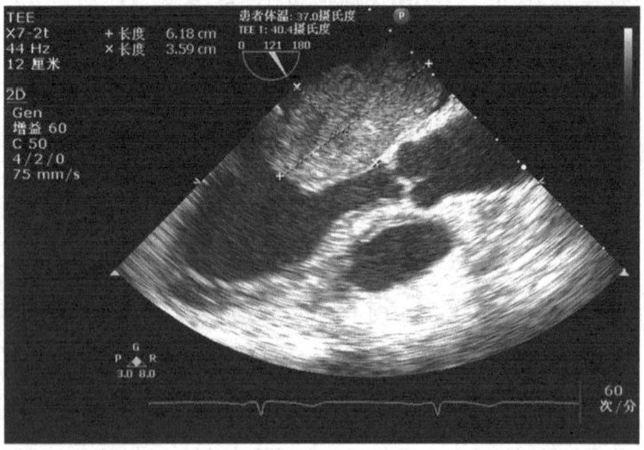

图 12-26　左房占位（术后证实为黏液瘤）

（郑沙沙　李军祥）

参 考 文 献

哈蒙[埃尔兰]. 2012. 麻醉超声诊断与介入技术[M]. 马浩南，李恒林，译. 北京：北京大学医学出版社.

杰姆士[美国]. 2012.Mayo 区域麻醉与超声引导神经阻滞图谱[M]. 周大春，裘燕，译. 北京：人民卫生出版社.

皮瑞诺[美国]. 2011. 经食管超声心动图实用技术[M]. 李治安，译. 天津：天津科技翻译出版公司.

Cheung EH，Craver JM，Jones EL，et al. 1985.Mediastinitis after cardiac valve operations. Impact upon survival[J]. J Thorac Cardiac Surg，90（4）517-522.

Kallmeyer IJ，Collard CD，Fox JA，et al. 2001.The safety of intraoperative transesophageal echocardiography：a case series of 7200 cardiac surgical patients.［J］Anesth Analg，92（5）：1126-1130.

Nagueh SF，Middleton KJ，Helen RA，et al.Doppler tissue imaging：A noninvasive technique for evaluation of left ventricular relaxation and estimation of filling pressures［J］. J Am Coll Cardiol，1997，30：1527-1533.

第十三章 麻 醉 监 测

临床麻醉学是最具风险的医学领域之一。研究显示麻醉期间未及时全面地监测患者是围术期麻醉并发症的主要原因之一。目前尚无任何完美策略可以保证麻醉科医师能完全防止麻醉或手术的不良后果，但是麻醉医师可以通过加强监测，针对监测结果及时采取措施来减少不良反应或意外事件的发生。随着科学技术的发展和麻醉监测水平的提高，出现了越来越多的术中麻醉监测项目和方法，本章将对麻醉的基本监测和特殊监测做一些简单的介绍，并用动物实验来进行一些基本的监测项目。

第一节 基 本 监 测

1. 氧合

（1）吸入氧气浓度（FIO_2）：麻醉期间，应该根据患者的情况吸入不同浓度的氧，必须保证供气源正确。

（2）脉搏血氧饱和度（SpO_2）：脉搏血氧饱和度仪是利用血红蛋白对光吸收的物理原理，根据不同组织吸收光线波长的差异，应用分光光度测定法从而监测动脉内血红蛋白和氧气的结合程度，并能同时显示脉率和节律。其优点为不需要定标，可以连续即时反应动脉血氧饱和度和动脉氧分压的氧合功能。麻醉期间，麻醉科医师必须认真观察患者皮肤、指甲或黏膜颜色以及手术野血液颜色来判断患者氧合状态，必须持续监测 SpO_2。SpO_2 的监测通过脉搏氧饱和度仪来实现，使用时应开启脉搏音和低限报警功能。

血氧含量与血色素和血氧饱和度密切相关，SpO_2 通常能及时、可靠地反映机体的氧合状态。SpO_2 和动脉血氧分压在 60～100 mmHg 的范围内相关性很好，当动脉血氧分压降至 60 mmHg 时，正常 SpO_2 为 90%，当动脉血氧分压小于 60 mmHg 时，由于组织供氧的减少，必须行氧治疗。成人 SpO_2 正常值为≥95%，SpO_2 90%～94%为失饱和状态，<90%为低氧血症，因此在麻醉期间应保持 $SpO_2 \geq 95\%$。吸入氧浓度过低、呼吸道梗阻、通气不足、肺内分流量增加、循环功能障碍等均可导致低氧血症。如果没有合适的部位放置指夹式脉搏血氧饱和度探头，建议选用膜贴式脉搏血氧饱和度传感器；如也没有膜贴式脉搏血氧饱和度传感器，必须加强临床观察，并间断进行动脉血气体分析。

2. 通气

（1）所有麻醉患者必须观察胸廓运动和呼吸频率，全麻患者还需观察呼吸囊运动、听诊呼吸音，评估气道是否通畅，通气是否正常。

（2）机械通气时，必须连续监测气道压、潮气量、呼吸频率，并使报警（包括气道高压、低压报警）功能正常。正压通气时，气道压不宜低于 10 cmH_2O（防止通气不足或通气管路漏气）；不能高于 35 cmH_2O（防止压力性肺损伤），详见第二章。

3. 血压（Bp）

（1）无创血压（NIBP）：无创血压监测包括：①人工监测（指针显示法、听诊法、触诊法）；②监护仪监测：无创监护仪（振荡测压法、指音积脉搏法、超声多普勒法、动脉张力测压法）。

临床意义：①适用于大多数病人的血压监测；②危重病人在建立有创血压前的血压监测；③有创血压不准时可以提供参考。

并发症：尺神经损伤、肱二头肌间隙综合征、输液受阻。

注意事项：袖套规格、放气速度、病人情况、低血压情况。如袖带过大时测量值偏低，过小时测量值偏高；袖带松则测量值偏高，袖带紧则测量值偏低；放气速度快将使测量值偏低。

（2）有创血压（ABP）

适应征：①危重病人监测：各类严重休克、心肺功能衰竭等；②重大手术监测：如体外循环及其他心血管手术、低温麻醉、控制性降压、器官移植等；③术中需要反复抽取动脉血标本作血气分析及电解质测定等。常用桡动脉、足背动脉、股动脉，其次是尺动脉、肱动脉。

动脉穿刺及置管常见的并发症：①动脉痉挛；②血栓形成和栓塞；③血肿和出血；④感染；⑤神经损伤。

有创血压监测的临床意义：①提供准确、可靠、连续的动脉血压依据；②动脉波形的变化与穿刺部位、病情变化及机械通气的变化有关。

注意事项：①直接测压法较无创测压法高（5～20 mmHg），股动脉较桡动脉高 10～20 mmHg 而舒张压低 15～20 mmHg；②必须预先定标零点；③压力换能器应平第四肋腋中线水平；④仪器预先校正；⑤测压路须保持通畅；⑥测压管延长应<100 cm，直径≥0.3 cm，质地需较硬。

4. 脉搏（P） 脉搏的监测最简单的方法是用手指触摸桡动脉、股动脉、颈动脉或颞浅动脉等浅表动脉，通过脉搏的跳动来了解脉搏的频率、强度和节律。随着多功能监护仪的普及使用，目前多通过指脉搏血氧仪、心电图监测仪来监测脉搏的频率、强弱和节律。

5. 心电图（ECG） 心电图监测的意义在于及时发现麻醉期间可能出现的心律失常和心肌缺血，以便麻醉医师能及时采取有效的措施，防止更严重的事件的发生。

（1）心电图监测特点：

1）心电图是一种连续、无创监测心电活动的有效手段，已成为麻醉过程最基本的监测方法之一。

2）心电图主要诊断心律失常、传导阻滞、心肌缺血和心肌梗死、心脏肥大及监测起搏器的功能，并能提示电解质紊乱。

3）心电图不能预测心力衰竭，不能直接反映血流动力学的情况，如心肌收缩力和心功能等。通常心电图监测用标准肢体Ⅱ导联及 aVF 导联，显示较大的 P 波，容易发现心律失常，并且对 QRS 波群和 ST 段的变化较敏感，胸导联 V5 主要监测 ST 段，有利于发现是否出现心肌缺血。

（2）心电图监测注意事项：

1）应详细阅读 ECG 监测仪说明书，熟悉操作方法。先开启电源，预热机器；贴好电极，接妥导线；高速图像的对比及亮度，使显示和记录清晰；设置 HR 报警上下限。麻醉期间以Ⅱ导联最常使用。

2）ECG 易出现伪差的常见原因：①肌肉震颤，②呃逆或横膈运动，③电极与皮肤接触不良，④交流电干扰。

6. 呼末二氧化碳分压（$P_{ET}CO_2$） 常用的二氧化碳监测仪是根据红外线吸收光谱物理

原理设计的，$P_{ET}CO_2$通过数据和图形在监护仪上的显示，以此可以判断肺通气和肺血流的变化情况，具有直视、无创、简便、快速等特点。由于CO_2有很强的弥散作用，极易从毛细血管进入肺泡内，使得肺泡内CO_2和动脉血CO_2很快达到平衡，呼出气即为肺泡气，在无明显肺部疾病的情况下，可认为$P_{ET}CO_2$基本上等于$PaCO_2$，$P_{ET}CO_2$的正常值35～40 mmHg。术中$P_{ET}CO_2$升高或者降低各有其临床意义。

（1）$P_{ET}CO_2$升高的原因有：

1）术中CO_2的产生过多，如体温升高、代谢增强等。

2）呼吸中枢受到抑制，肺泡通气量减少。

3）由于神经疾病、呼吸肌麻痹、高位脊麻或者是急性呼吸困难引起的通气不足。

4）$P_{ET}CO_2$突然升高，是由于松止血带、静脉注射碳酸氢钠、腹腔镜手术或者是腹腔镜检查时腹腔内CO_2充气等。

（2）$P_{ET}CO_2$降低的原因有：

1）机械通气过程中过度通气。

2）无效腔通气增加，如肺栓塞。

3）CO_2的产生减少，如低温、麻醉等。

4）术中$P_{ET}CO_2$突然减少的原因有呼吸回路的脱落、漏气、气管导管插入食道内或是气管导管堵塞等。

第二节 特殊监测

1. 中心静脉压（CVP） 临床监测中心静脉压（CVP）用来评估循环血容量及右心功能。

（1）适应症：①术中需要大量或者快速输血输液的患者；②长时间、大手术的患者；③高龄危重病人的手术；④休克及循环功能不稳定的病人；⑤心血管手术；⑥心脏病人非心脏手术。中心静脉压正常范围为4～12 cmH_2O，小于4 cmH_2O表明右心室充盈不佳、血容量不足和血管扩张等，大于15 cmH_2O提示血容量过多、输血输液速度过多或者过快、右心功能不全、各种慢性肺部疾病、心脏受压等。测定中心静脉压应注意及时完成零点校正，中心静脉压的动态变化比单次测定值重要，必要时进行容量负荷试验。

（2）中心静脉穿刺常见并发症：感染、心律失常、出血和血肿、气胸和血胸、神经和淋巴管损伤、气栓、血栓形成和栓塞、血管和心脏穿孔等。

2. 尿量 手术的过程中留置导尿管，测定每小时产生的尿量，可以直接的反映出肾脏的灌注情况，并间接的反映出内脏器官的灌注情况。然而尿液的形成是由许多因素决定的，尿量的减少并不能特异性地反映出肾脏灌注不足，尿量正常也不能保证肾功能的正常。术中尿量成人应维持在 0.5 ml/（kg·h）以上，小儿应维持于0.8 ml/（kg·h），如果术中尿量低于这个值即为少尿，应及时查找原因并进行有效处理，必要时测定尿比重，了解肾脏功能。长时间、复杂手术、失血量较多手术、高危和高龄患者手术须行尿量监测。

3. 体温（T）

适应证：

（1）在预期体温可能出现明显改变或怀疑体温已经发生明显改变的长时间体腔暴露或失血量较大需大量快速输血输液手术、体外循环心内直视手术、低温麻醉、热灌注治疗等情况下，必须进行体温监测。

（2）新生儿体温变化快，婴幼儿体温调节不健全，对长时间小儿手术和高龄患者手术必须进行体温监测，并采取保温措施。

（3）对有恶性高热病史或家族史的患者必须进行体温监测。

最常监测食道和鼻咽温度，其与大脑温度接近。监测膀胱和直肠温度可用于反映低灌注器官的温度，利于椎管内麻醉及镇静患者使用，但要注意导尿、膀胱冲洗及直肠内粪便的影响；皮肤是最常用的监测外周温度位点，休克患者中心体温与外周肢端皮肤温度差值对判断休克严重程度有帮助。中心体温的正常范围是 36.8～37.2℃，麻醉药物的作用、呼吸机的使用、手术操作及术中输血输液等可以导致病人手术期间体温下降，因此要注意在体温监测的指导下对病人的体温进行必要的调控，除非临床需要人工低体温，手术中的中心温度不应低于 36℃。

4. 动脉血气分析

适应证：

（1）通气障碍，疑有肺内气体弥散功能障碍或肺内分流，心衰、休克及酸碱平衡失调的病人。

（2）开胸或心内直视手术时。

（3）实施机械通气时，根据血气分析结果调整呼吸机的各项参数和吸入氧浓度：PaO_2 ＜60 mmHg 为严重低氧血症；$PaCO_2$ ＞45 mmHg 为通气不足；$PaCO_2$ ＞55 mmHg 为呼吸性酸中毒；PaCO2 ＜35 mmHg 为通气过度及呼吸性碱中毒。

正常值：

氢离子浓度负对数（PH）7.35～7.45

血二氧化碳分压（PaO_2）35～45 mmHg

血氧分压（PaO_2）80～100 mmHg

血浆碳酸氢根（HCO_3^-）22～26 mEq/L

血二氧化碳总量（TCO_2）23～27 mEq/L

氧饱和度（SaO_2）99%～100%

5. 神经肌肉传导功能

适应证：

（1）术中多次给予大剂量非去极化肌松药患者，特别是肝、肾严重疾患及重症肌无力患者。

（2）神经外科、显微外科等要求绝对无体动的精细手术。

（3）需要拔出气管内导管但不宜用拮抗药或存在电解质失衡患者。

（4）手术结束无法确定肌松药肌松作用已完全消退患者。

在应用肌肉松弛药时，根据对电刺激神经的肌肉收缩反应，可了解神经肌肉阻滞的性质和程度，手术中可确定是否需补充肌松药，手术结束后指导肌松拮抗药的使用适应证、时机和剂量。肌松监测的类型包括单次刺激、4 个成串刺激（TOF）、强直刺激、强直刺激后单刺激计数（PTC）、双重爆发刺激（DBS），其中临床上应用最广的是 TOF。TOF 的测定为连续给予 4 个波宽为 0.2～0.3 ms，频率为 2Hz 的成串电刺激波，每组刺激持续时间为 2 s，刺激间隔为 10～12 s，记录肌颤搐强度，电流强度为 40～60 mA，神经肌肉传导功能正常时 4 个肌颤搐的幅度应该是相等的。非去极化阻滞时出现顺序衰减，4 个肌颤搐的幅度依次减弱，去极化阻滞时虽然 4 个肌颤搐幅度均减低，但是 T_4/T_1＞0.9 或者是接近 1.0。用 TOF 进行监测肌松时，用药前不需要先测定对照值，可以直接从 T_4/T_1 来评定阻滞程度，当 T_4 消失时，阻滞程度达 75%，当 T_3 和 T_2 消失时，分别达 80%和 90%阻滞，最后 T_1 消失表示阻滞程度达到 100%。$T_4/T_1>0.75$ 表示肌张力已充分恢复。此外，掌握各种刺激的适应证：①麻醉诱导和气管插管时，用单次颤搐和 TOF；②手术期间及恢复期，用 TOF 监测；③需深度阻滞者用 PTC 监测；④恢复室用 TOF 和 DBS 监测。

6. 肺毛细血管楔压（PAWP） 将 Swan-Ganz 漂浮导管从右颈内静脉插入，经上腔静脉置入右心房后，在导管端的气囊内注气，导管便随着血流“漂浮”前进，经过右心室、肺动脉、直至嵌入肺动脉小分支，此时测得的压力即 PAWP。

适应证：①复杂手术，需要大量输血输液者；②手术患者合并发生近期心肌梗死或者不稳定性心绞痛、COPD、肺动脉高压者；③各种原因引起的休克，多器官功能衰竭的患者；④左心衰、右心衰、肺栓塞，需要高 PEEP 治疗者；⑤血流动力学不稳定，需要血管活性药物治疗的患者。

禁忌证：①三尖瓣或者肺动脉狭；②右心房或者是右心室肿瘤；③法洛四联症。

相对禁忌证：①严重心律失常；②凝血功能障碍；③近期放置心脏起搏器。PAWP 反映左心室前负荷，正常值为 0.67～1kPa（5～16 mmHg）。利用带有热敏电阻的 Swan-Ganz 导管，注入一定量的冷生理盐水，可用稀释法测定心排出量，再用以计算其他血流动力参数。 PAWP 监测主要用于左心功能不全的病人以及需监测心排血量的病人。并发症有心律失常、血栓形成及肺栓塞、肺动脉破裂和出血等。

7. 心排血量（CO） 心排血量（cardiac output，CO）是指心脏每分钟将血液泵至周围循环的血量（SV×HR），可反映整个循环系统的功能状况，如心脏机械做功、循环容量和外周血管阻力，了解心脏前负荷、后负荷及心肌收缩力，指导对心血管系统的各种治疗，包括药物、输血、补液等。CO 的测量方法有依赖于肺动脉导管的测量方法和非基于肺动脉导管的测量方法两大类。依赖肺动脉导管的测量方法主要包括：热稀释法，连续热稀释法，Fick 测量法等；非基于肺动脉导管测量的方法包括：食管内超声多普勒法，生物阻抗法，Fick 部分 CO_2 重复吸入法，锂稀释法和脉搏波形测量法等。对于重要器官移植、复杂心脏手术或大血管手术和合并心脏功能障碍患者手术应进行心排血量监测。静息 CO 正常范围是 4～6.5 L/min，心指数（心排血量/体表面积）正常范围为 2.5～3.5 L/(min·m^2)，SV 为 60～90 ml。

8. 经食道超声心动图（TEE） 食道超声心动图（TEE）将超声探头置入食管内适当部位，从心脏的后方对心脏及大血管进行连续、无创检查，可对心肌舒缩运动情况、瓣膜活动、瓣口大小、血流速度与方向、心脏充盈情况和心脏内有无栓子等进行有效的监测，TEE 已经成为心脏麻醉和心脏外科的重要组成部分，在有条件的医院，TEE 是心脏麻醉必须监测的项目，详见第十二章。

9. 脑功能 人脑的功能是最复杂和最精密的。围术期监测脑功能状态是了解镇静深度和意识状态，防止患者术中知晓及避免过深麻醉。目前临床上监测脑功能状态变化是神经电生理监测，包括自发脑电和诱发脑电，如脑电图（EEG）、定量化脑电图（qEEG），双谱指数（BIS）、脑电功率谱（PSA）、脑功能状态指数（CSI）、听觉诱发电位、脑电熵、体感诱发电位等。BIS 作为一项镇静深度的客观指标，用于麻醉深度评估及指导镇静剂的合理使用，目前应用最为广泛。BIS 提供更精确的麻醉用药，减少麻醉药物的用量，使麻醉维持更为平稳。BIS 以 0～100 表示，BIS< 60 表明患者意识消失，BIS< 40 表示麻醉过深。熵指数是一个新型麻醉深度监测指标，目前受到越来越多的关注，它通过采集不

同频率的脑电和前额肌电信号形成两个数值，即反应熵（RE）和状态熵（SE）。反应熵主要是对脑电信号和额肌电信号分析，是原始脑电和前额肌电的综合指标，反应皮质及皮质下活动，状态熵主要是对皮质脑电信号加工分析，反应患者的皮质状态。其他与脑功能变化密切相关的脑部监测方法有近红外光谱（NIRS）、脑氧饱和度（$rScO_2$）、经颅多普勒（TCD）、有创和无创颅内压监测（ICP）等。

10. 血糖 人体正常空腹血糖的参考值范围是 3.9～6.1 mmol/L，围术期血糖管理的重点在于控制高血糖的同时避免出现低血糖。血流动力学稳定、代谢稳定的患者可以用床旁快速血糖仪测量指血，且血糖仪需要定期进行校准。围术期血糖监测的金标准是动脉或静脉血气分析。在低血压、组织低灌注、贫血以及高血脂、高胆红素血症、高尿酸等代谢异常的情况下，指血血糖准确性下降，应使用动脉血气监测血糖。术中血糖监测频率一般为 1～2 小时监测一次，大手术、重危患者或静脉输注胰岛素的，每 30～60 分钟测一次血糖，当血糖≤3.9 mmol/L 时，每 5～15 分钟监测一次直至低血糖得到纠正。不建议过于严格的血糖控制，术中和术后血糖控制在 7.8～10.0 mmol/L 较为合适。血糖长期升高者围术期不宜下降过快，围绕术前基础水平，建立个体化目标。整形手术对伤口愈合要求高，器官移植手术术后可能出现糖耐量递减，除这两类之外的其他手术血糖目标可放宽至≤12.0 mmol/L。脑血管疾病患者对低血糖耐受差，目标值可放宽至≤12.0 mmol/L，血糖最高不超过 13.9 mmol/L。

11. 凝血功能 传统的实验室监测指标（如 PT、APTT、BT 等）对凝血障碍的病人的诊断有一定的依据，且主要用于术前，据此判断病人围术期出血的危险性。目前临床上常用的凝血功能监测项目有：凝血功能测量或内源性血液凝固力测量、肝素浓度测量、血凝块弹性检测和血小板功能分析。激活凝血时间（ACT）是改良的全血凝固时间检测方法，其是向血样中加入硅藻以激活内源性凝血系统，测定血块形成的时间。ACT 的正常值是 90～130 秒，主要用于体外循环中监测肝素浓度，行肝素化后，ACT 大于 480 秒即可进行体外循环。ACT 除了作为肝素化效果的指标外，对其他凝血机制障碍的指标诊断无意义。ACT 的延长不能提示是否有凝血因子的缺乏或相对缺乏。

12. 其他 包括左房压（LAP）、颈静脉球氧饱和度（$S_{jv}O_2$）、脑氧饱和度等，根据需要必要时采用。

第三节 家兔的麻醉监测

一、实验要求

（1）熟悉麻醉的基本监测和特殊监测，了解麻醉监测的基本设备。

（2）熟悉监测家兔的心电图、心率、体温，采用传感器连续监测平均动脉压和中心静脉压，掌握血气分析的方法。

（3）熟悉家兔心电图、平均动脉压、中心静脉压的正常波形，并了解其各波形的意义。

（4）熟悉各种监测指标的临床意义。

二、实验准备

（1）实验对象：家兔。

（2）实验药品和器材：戊巴比妥钠 1 瓶，肝素 1 支，生理盐水 500 ml，兔手术台，婴儿秤，兔用器械 1 套，动脉导管，动脉夹，三通管，气管插管，电极片，体温计，注射器（1ml、10 ml 、50 ml），输液装置，丝线（7#、1#），纱布，生物信号采集与处理系统 1 套，血气分析仪 1 台。

三、实验方法

1. 实验装置与连接 将压力换能器固定于铁支架上，使换能器的位置尽量与实验动物的心脏在同一水平面上。然后将换能器输入至生物信号采集系统一通道。压力换能器的另一端与三通管相连。三通管的一个接头将与动脉插管相连。先用盛有肝素的注射器与三通管另一接头相连，旋动三通管上的开关，使动脉插管与注射器相通，推动注射器，排空动脉插管中的气体，使动脉插管内充满肝素溶液，然后关闭三通管。

2. 仪器调试 在“实验”菜单中选择相应的项目。 双击一通道，调节增益、采样参数，使基线归零，令图形位于屏幕中央，便于观察。

3. 麻醉固定 家兔称重后，将 3%的戊巴比妥钠 1 ml/kg（30 mg/kg）的剂量由兔耳缘静脉内缓慢注入，注意观察家兔的反应。待麻醉后，将家兔仰卧固定于兔手术台上，先后固定四肢及兔头，分别在家兔的右上肢、右下肢、左上肢插上心电极或头皮针，并与心电传感器相连，监测家兔心电图，并记录家兔的心率。

4. 颈部手术 颈部剪毛，正中切口 5～6 cm，分离气管、左侧颈总动脉及右侧颈外静脉，分别穿两线备用。

5. 动脉插管 在左颈总动脉的近心端夹一动脉夹，然后结扎其远心端（保留此结扎线头），在动脉夹与结扎之间一般应相距 2 cm 以上。 在结扎端的下方用眼科剪作一斜口，向心脏方向插入动脉插管，用已穿好的丝线扎紧插入管尖嘴部分稍后处（注意此处务必扎紧），并以远心端丝线将插管缚紧固定，以防插管从插入处滑出，与换能器管道系统连接，监测平均动脉压。

6. 静脉插管 插管前注意将输液系统管内冲满液体并排气，用一丝线将右侧颈外静脉远心端提起，用眼科剪在其下方做一斜口，向心脏方向插入静脉插管，用已穿好的丝线扎紧插入管尖嘴部分稍后处，并以远心端丝线将插管缚紧固定，结扎血管同时防插管从插入处滑出，缓慢滴注生理盐水（5～10 滴/分），保持静脉通畅。将其与换能器静脉管道系统连接，监测中心静脉压。

7. 血气分析 抽取家兔的静脉血和动脉血各 1ml，分别做血气分析。

8. 记录 在家兔肛门处插入体温计，监测家兔的肛温，并做记录。

9. 实验观察 描记正常的血压和中心静脉的波形后，用注射器缓慢抽取兔的静脉血 10～20 ml，观察心率、平均动脉压、中心静脉压有何变化，若抽取的静脉血不足以引起观察指标变化，可以再次抽取等量血液，直到观察指标发生变化。

四、实验结果

根据实验结果数据记录家兔心率、体温、平均动脉压和中心静脉压的波形，以及两次血气分析的结果。

【思考题】

1. 讨论血容量与心率、动脉血压、中心静脉压的关系。

2. 讨论静脉血与动脉血血气分析结果的异同。

（钱　朵　汪芳俊）

参 考 文 献

郭曲练，姚尚龙. 2011. 临床麻醉学.第 3 版. 北京：人民卫生出版社：185-189.
刘进，李文志. 2014. 麻醉学临床病案分析. 北京：人民卫生出版社：10-13.
中华医学会麻醉分会. 2009. 中国临床麻醉监测指南.
中华医学会麻醉分会. 2014. 围术期血糖管理专家共识.

第十四章　控制性降压在麻醉中的应用

控制性降压（deliberate hypotension）又称控制性低血压，是由 Cushing 在 1917 年提出，由 Gardner 等在 1946 年运用于临床。控制性降压是指采用降压药物和技术等方法，将平均动脉压人为地降至 50～65 mmHg（6.67～8.67 kPa），使手术野出血量减少，不致有重要器官的缺血缺氧性损害，终止降压后血压可以迅速恢复到正常水平，而不产生永久性器官损害。控制性降压的目的是减少术中手术野出血使手术野清晰，有利于手术操作，缩短手术时间，减少输血，使手术期的安全性增加。

本章主要是通过学习控制性降压的理论知识以及在家兔中建立控制性降压模型来了解和掌握控制性降压在麻醉中的应用。

一、实验目的要求

（1）熟悉控制性降压的理论基础。

（2）掌握控制性降压的适应证与禁忌证及并发症。

（3）掌握控制性降压的实施方法和降压限度。

二、实 验 理 论

（一）维持血压的主要因素

（1）心输出量（cardiac output，CO）。

（2）总外周血管阻力（total peripheral vascular resistance，TSVR）。

（3）血液容量（blood volume），以及血管壁弹性和血液的黏稠度。

机体在相对稳定情况下平均动脉压（MAP）可用心排出量（CO）乘以总外周血管阻力（TSVR）表示即：MAP＝CO×TSVR。依照此理论，在保持心输出量不变的情况下，降低总外周血管阻力可以达到降低血压的目的。

人体的血管分为：动脉（阻力血管）、静脉（容量血管）和毛细血管。约 20%血液分布于动脉血管，10%分布于微循环，其余 70%分布于静脉血管。动脉血管称为阻力血管系统，静脉血管称为容量血管系统。大动脉和大静脉血管的收缩和舒张能力有限；而小动脉含有丰富的平滑肌，受胸、腰交感神经节的节后纤维和内分泌激素、药物等影响，其血管收缩和舒张变化较明显，对血压的调控起重要作用；静脉血管的张力改变对血容量有很大影响，如果静脉血管扩张，过多的血液滞留于静脉系统，回心血量减少，心输出量随之降低，血压也可下降。

（4）中枢神经系统：中枢神经系统的调控与交感系统的抑制，以及作用于中枢神经系统药物包括麻醉药，镇静药等的降压作用皆与神经功能调节有关。

（二）控制性降压的适应证

控制性降压为外科提供良好的手术野，保障手术更安全进行，但是必须谨慎操作。因此必须严格掌握适应证，具体如下：

（1）血供丰富区域手术，如头颈部、盆腔手术。

（2）血管相关疾病的手术，如主动脉瘤、动脉导管未闭、颅内血管畸形等。

（3）创面较大且出血可能难以控制的手术，如大型骨科手术：如全髋关节成形术或者复杂的背部手术、巨大脑膜瘤、癌症根治手术、颅颌面整形等。

（4）显微外科手术，区域狭小但要求手术野清晰的精细手术，如不同类型的整形外科手术、中耳成形、腭咽成形手术等。

（5）麻醉期间血压、颅内压和眼内压过度升高，可能导致严重不良后果者。

（6）大量输血困难或者有输血禁忌的患者。

（7）因宗教信仰而拒绝输血的患者。

（三）控制性降压的禁忌证

由于有更好的药物、更严密的监测和更先进的技术应用于控制性降压，其禁忌证已较前放宽。但仍需要考虑许多相关的禁忌证，如：

（1）重要器官实质性病变者，如严重呼吸功能不全、心功能不全、肾功能不全、及肝功能不全的患者。

（2）血管病变者，如脑血管病、严重高血压、动脉硬化、外周血管性跛行及器官灌注不良的患者。

（3）低血压或者严重贫血。

（4）麻醉医师对该技术不熟悉时应该视为绝对禁忌。

（5）对有明显机体、器官、组织氧运输降低的患者，应仔细衡量术中控制性低血压的利弊后再酌情使用。

（四）控制性降压的并发症

控制性降压的并发症准确发生率难以估计。现今只有 0.055%的死亡率与麻醉和低血压有关。非致命并发症发生率为 3.3%，通常与神经系统有关。控制性降压常见并发症有：①脑栓塞与脑缺氧；②冠状动脉供血不足，心肌梗死，心力衰竭甚至心搏骤停；③降压后反应性出血，手术部位出血；④肾功能不全，无尿、少尿；⑤血管栓塞；⑥持续性低血压，休克；⑦嗜睡、苏醒延迟等。

控制性降压大多数是安全的，但不等于无并发症。大多数的并发症或死亡都是与降压适应证选择、降压技术掌握、管理不妥当有密切关系，如降压过急、药物过多、血容量不足以及对患者术前潜在危险性因素缺乏应有了解等有重要关系。

（五）控制性降压措施和药物选择

可根据降压要求、时间长短及患者对低血压耐受程度进行选择。

（1）全身麻醉和椎管内麻醉均有降压作用，不宜忽视；在全麻中加深麻醉这种降压方法使用于短时间降压者；（如使用大剂量丙泊酚或雷米芬太尼可以达到所需降压水平，或加大吸入麻醉药如异氟醚，七氟醚，地氟醚浓度），作用短效的 β_1-肾上腺素能受体拮抗剂艾司洛尔更适用于短时间降压的患者。

（2）需要较长时间降压者，宜采用联合降压方法，使降压过程更平稳，减少单一用药的用药量，避免产生副作用甚至中毒。可选择多种药物联合降压药物，如①硝普钠是有效的降压药物，起效迅速，易于调控，作用消退快速，常用于健康患者，加用β_1-肾上腺素能受体阻滞剂艾司洛尔可增强降压效应，控制硝普钠降压导致的反射性室上性心动过速及降低心肌耗氧量，避免硝普钠导致的氰化物中毒；②乌拉地尔又称压宁定，具有中枢调节脑内5-羟色胺受体和周围阻断α_1-肾上腺素受体双重作用，但其中枢降压作用具有自限性，使用较大剂量也不会产生过度低血压，副作用少；③伴有冠心病的患者，硝酸甘油或钙通道拮抗剂尼卡地平是首选药物之一。

总之，药物的选择还应该根据个人经验与熟悉程度而定。

（六）控制性降压的限度

控制性降压的主要目的是减少失血和输血量，改善手术野。但不能以减少出血为降压限度的唯一标准，血压下降的低限应以能够维持心、脑、肾等重要脏器的充分灌注为标准；同时还需结合手术的具体要求，并参考心率、动脉血氧饱和度和中心静脉压、心电图等指标以及患者对低血压的耐受程度，随时调整降压速度和程度。

器官对血流的自身调节能力在一定血压范围内才发挥作用。控制性降压时，手术部位的血流灌注降低、出血量减少，重要器官的血管仍具有较强的自主调节能力，维持足够的组织血供。

目前认为，正常体温患者控制性降压安全低限是50～55 mmHg，依据是在这个范围才能正常维持脑血流的自身调节能力。如果MAP低于50～55 mmHg，脑血流量就会随血压降低而呈线性减少。

慢性高血压病人的脑自身调节曲线可右移；对这类病人需要维持比正常血压者更高的安全低限才能维持脑血流的自身调节能力，在临床工作中，短时间内将MAP降至50～65 mmHg应是安全的。

老年病人、高血压病人、血管硬化病人血压降低应不超过原水平的40%（通常为30%～33%左右）。这类病人需要在满足手术需要的前提下尽量维持较高的血压水平。

家兔的血压正常范围是MAP为95～130 mmHg，在本章的控制性降压模型中家兔的MAP降低范围是30%，即血压降至75 mmHg左右。

三、实验内容

1. 实验对象　家兔。

2. 实验药品及器材　1%戊巴比妥溶液，生理盐水，硝酸甘油注射液，去甲肾上腺素注射液，肝素注射液，气管导管，静脉留置针（小号），动脉穿刺针（小号），MD3000生物信号采集系统，输液器，微量输液泵，注射器（5 ml、10 ml、20 ml各两具），胶布。

3. 实验步骤

（1）选取家兔，称重。

（2）麻醉：自耳缘静脉注射1%戊巴比妥1 ml/kg，注意观察家兔的呼吸和嘴唇颜色。待家兔麻醉后固定于实验台上，自耳缘静脉建立静脉通道，并固定。监测心电图，记录心率。

（3）开放气道：自颈部正中行气管切开，插入气管导管并固定。

（4）对整个换能器系统进行肝素化，将气泡完全排出，并进行校零。

（5）分离一侧颈动脉，使用动脉穿刺针进行穿刺，并连接生物信号采集系统，进行直接动脉压监测。

（6）记录家兔直接动脉压，待稳定 10 min 后进行降压实验。

（7）将硝酸甘油按体重（kg）乘以 1.2 的总量（单位 mg）配成 20 ml，连接微量泵以 1 ml/h 的速度开始泵注，观察家兔动脉血压和心率的变化。

（8）调节泵注速度为 1 ml/h、3 ml/h 和 5 ml/h，观察家兔的动脉血压变化，直至 MAP 降至 75 mmHg，之后调节硝酸甘油泵注速度使 MAP 维持该水平 10 min。

（9）停止泵注硝酸甘油，将去甲肾上腺素按体重（kg）乘以 0.12 的总量（单位 mg）配成 20 ml，连接微量泵并调整速度为 5 ml/h 开始泵注，观察家兔动脉血压变化，直至血压恢复到降压前水平，停止药物输注。

（10）将观察到的心率、血压按时间点填入表 14 -1，并逐一进行观察和分析。

表14-1

时间点 药物及计量	5 min	10 min	20 min
硝甘：1 ml/h			
3 ml/h			
5 ml/h			
去甲：5 ml/h			

【思考题】

1. 控制性降压除可以使用硝酸甘油外还可以使用什么药物?
2. 怎样判定控制性降压时重要脏器灌注是否充足?

（杨　丹　刘新伟）

参 考 文 献

郭曲练，姚尚龙. 2011. 临床麻醉学.北京：人民卫生出版社：159-167.
庄心良，曾因明，陈伯銮. 2003. 现代麻醉学（下册）.北京：人民卫生出版社：1689-1708.

第十五章　心肺复苏术

第一节　成人心肺复苏术

一、概　　述

（一）心肺复苏术实施紧急生命支持的重要性

（1）世界人民的生命安全和人类社会的和谐稳定，正受到各种危重急症与灾难事故（图15-1）的挑战，世界各地突发危急重症不断发生，尤其是意外伤害事件持续增加，高等级、大强度的自然灾害（图 15-2）接连出现，越来越凸显通过心肺复苏术（cardiopulmonary resuscitation，CPR）实施紧急生命支持的重要性。

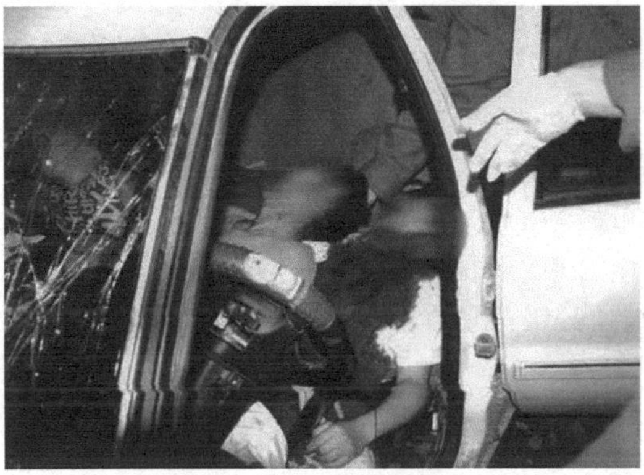

图 15-1　交通事故现场

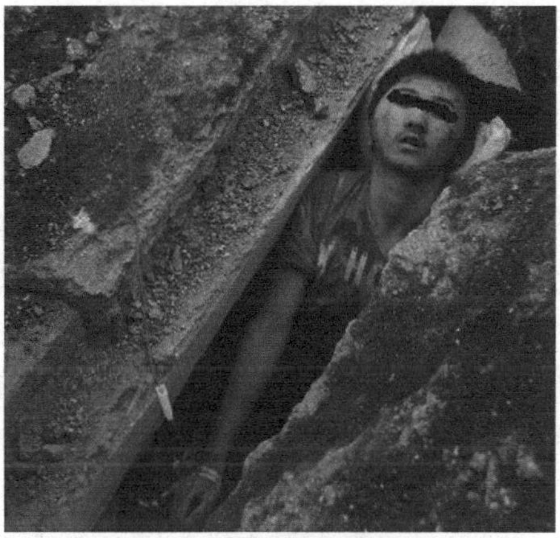

图 15-2　地震造成的房屋塌陷

（2）2004 年全日空北京国际马拉松赛跑中，一名中国大学生猝死，抢救无效死亡（图15-3）。

2008 年北京奥运会期间，南非教练里昂呼吸心跳停止，成功现场恢复了里昂的心跳和呼吸（图 15-4）。

（3）心搏骤停一旦发生，如得不到即刻及时地抢救复苏，4～6 min 后会造成患者脑和其他人体重要器官组织的不可逆的损害，因此心搏骤停后的心肺复苏术（cardiopulmonary resuscitation，CPR）至关重要。心肺复苏术，既是专业的急救医学，也是现代救护的核心内容，是最重要的急救知识技能，是在生命垂危时必须采取的行之有效的急救措施。因此医学专业人员甚至非专业公众都应该掌握心肺复苏术的知识和操作流程，只有及时采取正确有效的心肺复苏措施，才能为抢救直至挽回心搏骤停伤病员的生命而赢得最宝贵的时间。

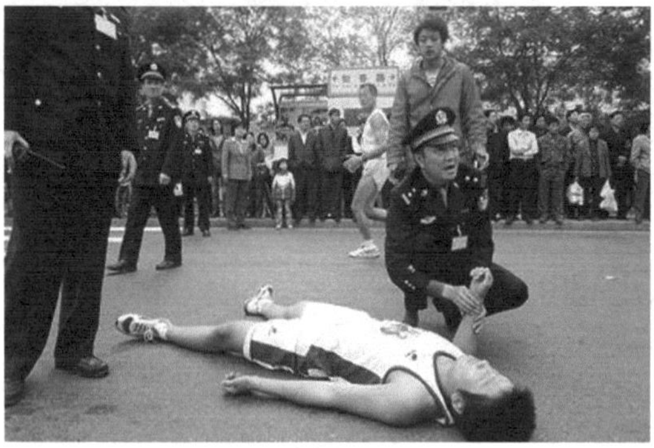

图 15-3　大学生赛跑时猝死

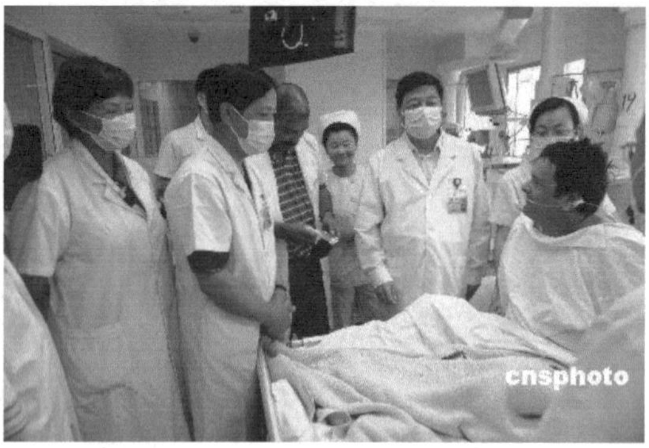

图 15-4　南非教练呼吸心跳及时恢复

（二）心肺复苏术的定义

心肺复苏术（cardiopulmonary resuscitation，CPR）是针对呼吸心跳停止的急症危重病人所采取的抢救关键措施，即胸外按压形成暂时的人工循环并恢复自主搏动，采用人工呼吸代替自主呼吸，快速电除颤转复心室颤动，以及尽早使用血管活性药物来重新恢复自主循环的急救技术。心肺复苏术并非单一的技术，它包含了一系列的评估及行动，心肺复苏术的步骤可能需要根据不同的心跳停止的病因而有所变通。

（三）心肺复苏术与急救生存链

急救生存链是指患者发生心搏骤停时提供基本生命支持的链条。2010 年美国心脏学会（AHA）和国际复苏联盟（ILCOR）发布最新心肺复苏和心血管急救指南，为表达心肺复苏术实施紧急生命支持的重要性，由 2005 年的“四早生存链”（早期通路、早期心肺复苏、早期除颤、早期高级生命支持）升级为五个链环的“急救生存链”（图 15-5）：

（1）立即识别心脏停搏并启动应急反应系统。

（2）尽早实施心肺复苏 CPR，强调胸外按压。

（3）快速除颤。

（4）有效的高级生命支持。

（5）综合的心脏骤停后治疗。

五个相互联系的环节，环环相扣，定义了第一目击者（第一反应人）、急救调度、急救服务人员、急救医生和护士作为团队，共同为抢救生命进行有序工作。

图 15-5　急救生存五链环图解

（四）心肺复苏术的三阶段和四步骤

1. 心肺复苏实施的三个阶段

（1）基础生命支持（basic life support，BLS）又称初步急救或现场急救，主要是在心脏骤停后，立即以徒手方法（图 15-6）争分夺秒地进行复苏抢救，以使心搏骤停患者心、脑及全身重要器官获得最低限度的紧急供氧（通常按正规训练的手法（图 15-7、图 15-8）可提供正常血供的 25%～30%）。BLS 的基础包括突发心脏骤停（sudden cardiac arrest，SCA）的识别、紧急反应系统的启动、早期心肺复苏（CPR）、迅速使用自动体外除颤仪（automatic external defibrillator，AED）除颤。2010 成人 BLS 指南中，对于非专业施救者和医务人员都强调要求对于心脏病发作和中风的早期识别和反应。

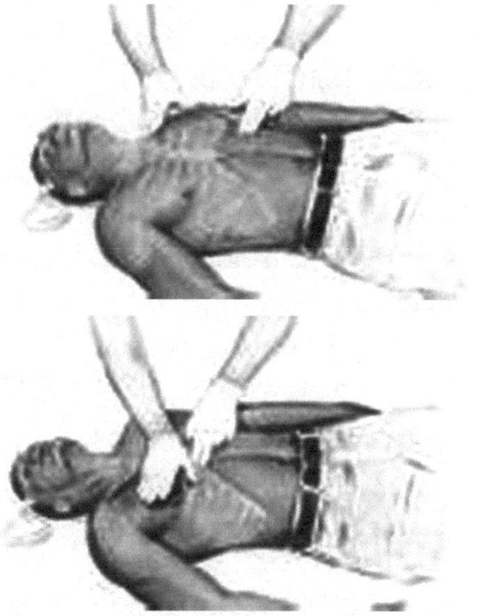

图 15-6 徒手复苏抢救

基础生命支持（BLS）是后续几个阶段的基础，如果没有现场及时有效的心肺复苏，患者根本没有后续治疗的机会。不管是专业急救者还是第一目击非专业急救者，往往在现场即刻实施，要求 4 分钟内开始，成功率受公众普及率影响。

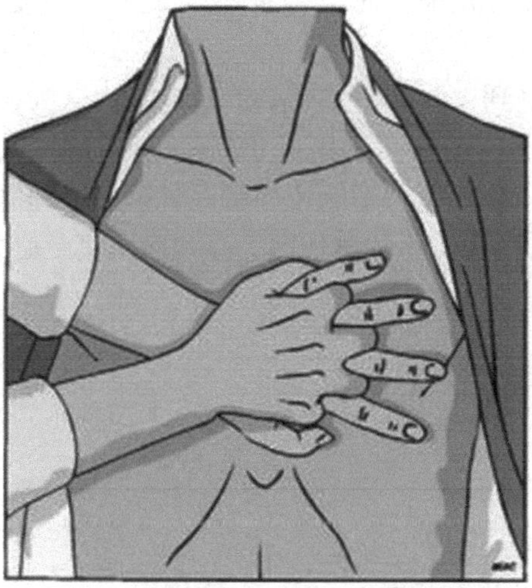

图 15-7 徒手复苏抢救正规训练手法

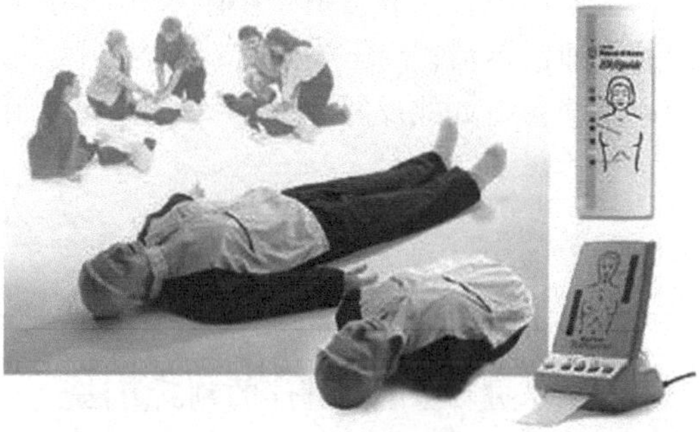

图 15-8 复苏抢救

（2）进一步生命支持（advanced life support，ALS）又称二期复苏或高级生命维护，主要是在 BLS 基础上应用药物、电技术及辅助设备、特殊器械，建立和维持有效的通气和循环，建立有效的静脉通路，进行心电监护，识别及治疗心律失常，直流电非同步除颤，建立有效的静脉通道及治疗原发疾病，保持心肺功能，治疗原发疾病。

进一步生命支持（ALS），应尽可能早开始。一般由专业急救者进行，要求在 8 分钟内，强调在 BLS 的基础上使用建立和维持有效的通气和血液循环。

（3）持续生命支持（persistent life support，PLS）又称三期复苏或复苏后处理，主要是脑复苏、脑保护为中心的全身支持治疗，应治疗心脏骤停的原发疾患和并发症，严密监测心、肺、肝、肾、消化器官的功能及凝血状态。

持续生命支持（PLS），由专业人员进行，通常在院内实施，主要在 ICU 进行，包括亚低温治疗、血糖控制、清除氧自由基、保证脑灌注、维持循环稳定、纠正酸中毒、维持内环境稳定等综合治疗。

2. 心肺复苏术的四个标准步骤 2010 年美国心脏学会（AHA）和国际复苏联盟（ILCOR）发布最新心肺复苏和心血管急救指南，将心肺复苏实施的标准步骤和方法，高度概括成“三阶段 CABD 四步法”。

CABD 四步法渐进式的重复，最初的紧急处置，第一个 CABD（基础生命支持 BLS，最为重要）：

（1）C（circulation）胸外心脏按压。

（2）A（airway）开放气道，保持呼吸道通畅。

（3）B（breathing）人工呼吸。

（4）D（defibrillation）电击除颤。

（五）心肺复苏术的机制

1. 心泵机制 胸外按压法于 1960 年提出后，曾一直认为胸部按压使位于胸骨和脊柱之间的心脏受到挤压，引起心室内压力的增加和房室瓣的关闭，从而促使血液流向肺动脉和主动脉，按压放松时，心脏则“舒张”而再度充盈，此即为“心泵机制”。

2. 胸泵机制 在 1980 年以后“心泵机制”受到“胸泵机制”的严重挑战。认为按压胸部时胸内压增高并平均地传递至胸腔内所有腔室和大血管，由于动脉不萎陷，血液由胸腔内流向周围，而静脉由于萎陷及单向静脉瓣的阻挡，压力不能传向胸腔外静脉，即静脉内并无血液返流；按压放松时，胸内压减少，当胸内压低于静脉压时，静脉血回流至心脏，使心室充盈，如此反复，此即为“胸泵机制”。

二、复苏抢救实验

（一）实验目的

（1）掌握呼吸心搏骤停的判断方法。

（2）掌握胸外心脏按压和人工呼吸的操作技术及注意事项。

（3）掌握心肺复苏成功的判定标准。

（二）实验准备

（1）实验人员准备：衣帽整洁，洗手，戴口罩。

（2）实验环境准备：宽敞、安静、光线适宜。

（3）实验对象：心肺复苏模拟人（图 15-9）。

（4）实验器材：心肺复苏模拟人，无菌纱布（两块），酒精棉球，棉签，镊子，硬木板。

（三）实验方法

1. PPT 讲解　心肺复苏基础理论，操作技术及注意事项，心肺复苏成功的判定标准。

2. 视频教学　播放心肺复苏标准操作教学录像演示。

3. 教师心肺复苏模拟人操作示教　讲解与操作示范相结合，突出重点，对重点难点内容进行分解示范。

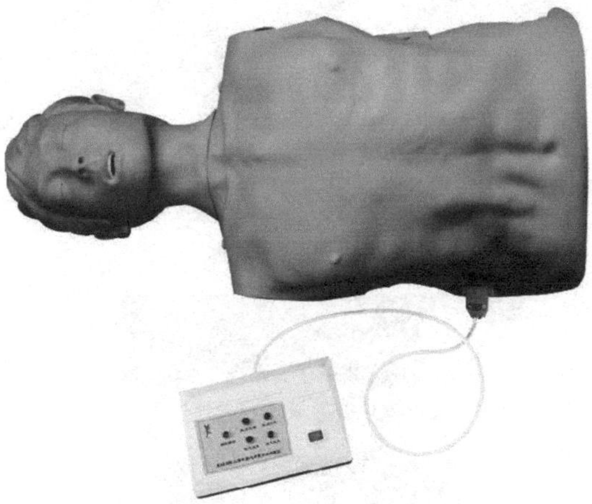

图 15-9　心脏复苏模拟人

4. 学生心肺复苏术实际操作　把学生随机分成若干小组，每组 4 人，分组进行单人分解练习及双人整体练习，教师全程观察根据实际操作情况辅导、示范及答疑。

5. 教师课程总结　启发式教学，总结心肺复苏规范评分标准，实验重点难点及常见错误再讲解，通过提问促进学生思考，解答学生理论及操作的疑问。

（四）实验内容

实验开始前，（口述）强调心肺复苏环境准备。

1. 现场心肺复苏　必须判断现场环境是否安全，注意避开煤气泄漏、高空坠物、高压电线等现场危险因素，尽量创造宽敞、安静、平坦、光线充足的环境条件，有条件应注意适当遮挡、尊重患者隐私。

2. 院内心肺复苏　根据医院内实际条件，尽量创造宽敞、安静、平坦、光线充足的环境条件，注意疏散患者家属及围观人员，抢救现场遮挡，尊重患者隐私，避免影响其他患者。

1. 呼吸心搏骤停的判断

（1）意识丧失的判断方法：在患者右侧进行意识判断，凑近患者耳旁大声呼唤（在患者双侧进行），并轻拍其双肩，注意重呼轻拍，同时观察患者反应情况。

（2）呼吸停止的判断方法：采用看、听、触来综合判断呼吸是否停止（一看、二听、三感觉）。

1）看：抢救者耳朵贴近患者口鼻处，头部侧向患者胸腹部，眼睛观察胸、腹起伏情况。呼吸停止者，胸、腹部无起伏活动。观察患者呼吸动度，胸廓起伏情况，同时观察口腔、鼻腔气体溢出情况，可配合棉签触须观察。

2）听：抢救者在患者口鼻处听呼吸道有无气流响声。

3）触：抢救者以自己面部靠近或接触病人口鼻，感觉有无气体排出。

（3）大动脉搏动消失的判断方法：颈动脉浅表且颈部易暴露，作为判断首选（图 15-10），颈动脉位于气管与胸锁乳突肌之间，可用食指、中指指端先触及气管正中，男性可先触及喉结，然后滑向颈外侧气管与肌群之间的沟内，触摸有无搏动。

其次选股动脉（图 15-11、图 15-12），股动脉位于股三角区，可于腹股沟韧带下方触摸有无搏动。由于动脉搏动可能缓慢、不规律或微弱不易触及，触摸脉搏一般不少于 5 秒。

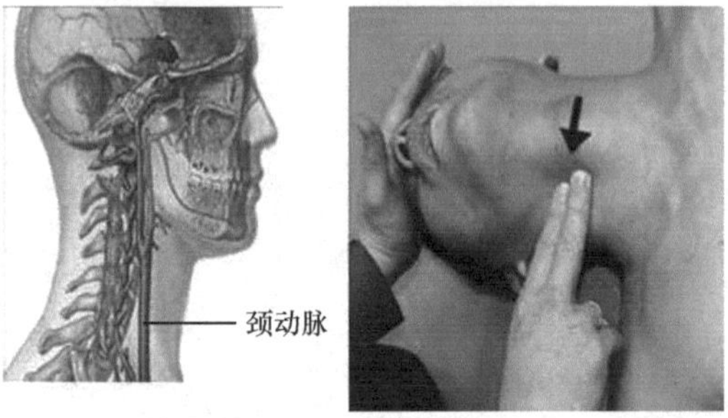

图 15-10　判断颈动脉

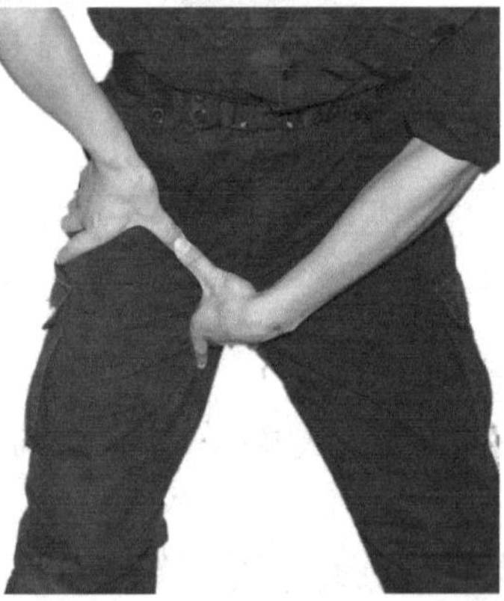
图 15-11　触摸股动脉

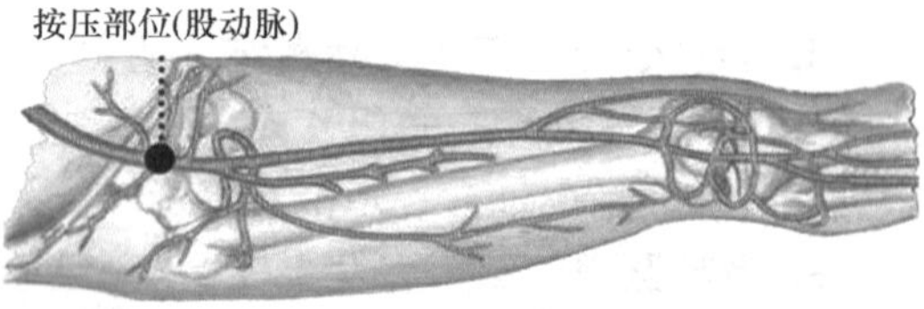

图 15-12　股动脉穿刺图

（4）其他的参考条件：皮肤黏膜苍白、青紫、红肿，口唇发绀，双侧瞳孔散大，对光反射迟钝或消失，作为其他参考条件以综合审定。

2. 基础生命支持的步骤

（1）从 A-B-C-D 到 C-A-B-D：2010 年美国心脏学会（AHA）和国际复苏联盟（ILCOR）发布最新心肺复苏和心血管急救指南，建议将心肺复苏实施的标准步骤和方法，从 A-B-C-D 更改为 C-A-B-D：

C（circulation）胸外心脏按压。

A（airway）开放气道，保持呼吸道通畅。

B（breathing）人工呼吸。

D（defibrillation）电击除颤。

理由是绝大多数心脏骤停发生在成人身上，而在各年龄段的患者中，发现心脏骤停最高存活率均为有目击者的心脏骤停，而且初始心律是心室颤动（VF）或无脉性室性心动过速（VT）。在这些患者中，基础生命支持的关键操作是胸外按压和早期除颤。在 A-B-C-D 程序中，当施救者开放气道以进行口对口人工呼吸、寻找防护装置或者装配通气设备的过程中，胸外按压往往会被延误。更改为 C-A-B-D 程序可以尽快开始胸外按压，同时能尽量缩短通气延误时间。大多数院外心脏骤停患者由旁观者进行心肺复苏，如果先进行胸外按压，可能会鼓励更多施救者立即开始实施心肺复苏。

（2）C-A-B-D 的心肺复苏操作流程：经综合判定患者呼吸心搏骤停，应马上求助、呼救，迅速安置患者复苏体位，立即开始心肺复苏术。在心肺复苏术全过程中，循环的恢复是前提，呼吸的恢复是必要条件，在此基础上才有脑复苏的可能。

1）C（Circulation）胸外心脏按压

A. 按压体位：解开患者衣服、裤带，充分暴露操作部位，使其去枕平卧于硬板床或坚硬的地面上，必要时肩背下使用底板（硬木板）。操作者双手按压，位于患者右侧，根据个人身高及患者位置高低选用踏脚凳或跪式体位。

B. 按压部位：胸骨中下 1/3 交界处，或胸骨下切迹上 2 横指（图 15-13）。

C. 按压方法：手臂长轴与胸骨垂直，双手掌根重叠，手指扣手交叉，手指不触及胸壁，双臂肘关节绷直，以髋关节为支点运动，垂直地有节奏地下压及放松，掌根不离开胸壁（图 15-14）。

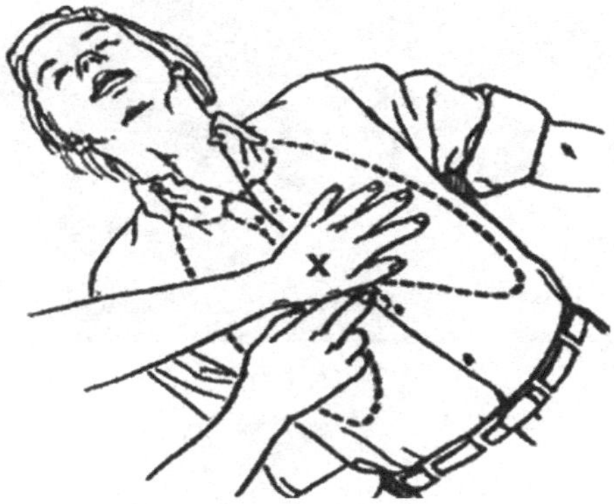
图 15-13　按压胸部

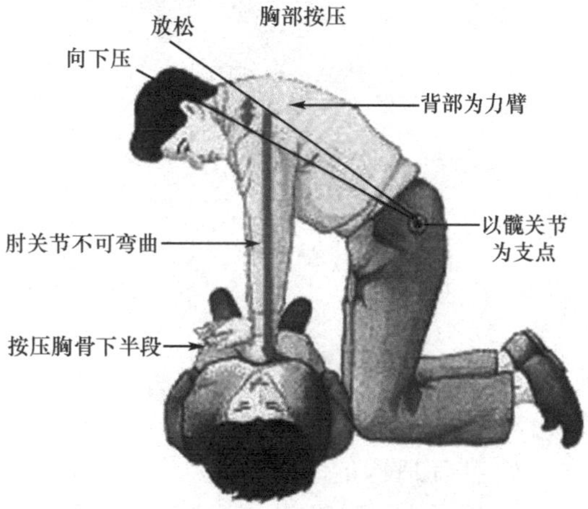

图 15-14　胸部按压方法

D. 按压幅度、频率和时间比例：按压幅度≥5cm，按压频率≥100 次/分，按压/放松时间比例 1：1，按压/通气比例：30：2。

2）A（Airway）开放气道：将患者头偏向一侧，清除患者口鼻分泌物、呕吐物、异物、义齿，保持气道通畅，可选用仰头托颏法、托颈压额法、托下颌法（图 15-15）。

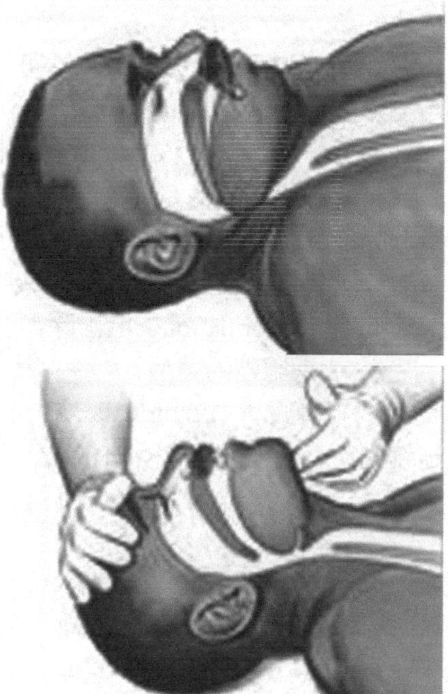
图 15-15　开放患者气道

3）B（Breathing）人工呼吸：

A. 人工呼吸的方法：

口对口人工呼吸。

口对鼻人工呼吸。

口对口鼻人工呼吸。

口对面罩人工呼吸。

球囊-面罩人工呼吸。

球囊对高级气道人工呼吸.

B.人工呼吸的操作步骤：图 15-16、图 15-17。

a. 将患者头部后仰，保持呼吸道通畅，一手按住病人前额，另一手托颈部或托下颌使口轻度张开。

b. 吸气后，以口唇包紧患者的口部（在儿童，应将口鼻均包在内），将呼出气吹入，吹气 1 秒以上。为避免吹气时气体由鼻孔溢出，可用按患者前额的手捏住患者的鼻孔。

c. 吹气过程中应见到病人的胸廓抬高，此时可停止吹气，放松鼻孔，任胸廓自然回缩成为呼气相。

d. 待呼气完毕，即可按上述步骤重复。

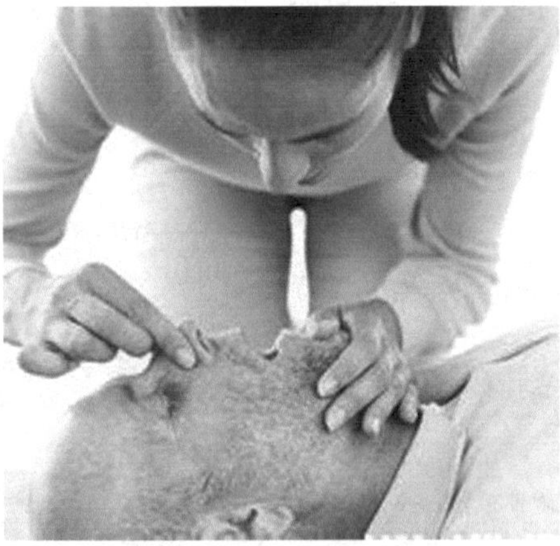

图 15-16　人工呼吸（1）

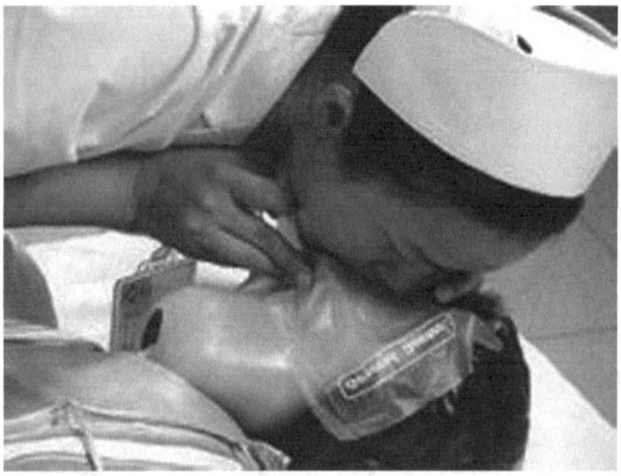

图 15-17　人工呼吸（2）

C. 人工呼吸的注意事项：

a. 给予人工呼吸前，正常吸气即可，无需深吸气。

b. 如果患者口腔有严重外伤或牙关紧闭时，可对其鼻孔吹气（必须堵住口）即为口对鼻吹气。

c. 患者口部如果放置纱布，可放一块叠二层厚的纱布或一块一层的薄手帕，注意厚度不要影响空气出入。

d. 人工呼吸均应该持续吹气 1 秒以上，保证有足量的气体进入并使胸廓起伏。

e. 操作者吹气力量的大小，依患者的具体情况而定，一般以吹气后，患者的胸廓稍微隆起为最合适。

f. 不要过度通气（多次吹气或吹入气量过大）。

4）（Defibrillation）电击除颤

A. 心搏骤停的类型：

a. 心室颤动（Ventricular fibrillation，VF）：心室肌发生快速而极不规则、不协调的连续颤动。心电图表现为 QRS 波群消失，代之以不规则的连续的室颤波，频率为 200～500 次/分，这种心搏骤停是最常见的类型，约占 80%，图 15-18。

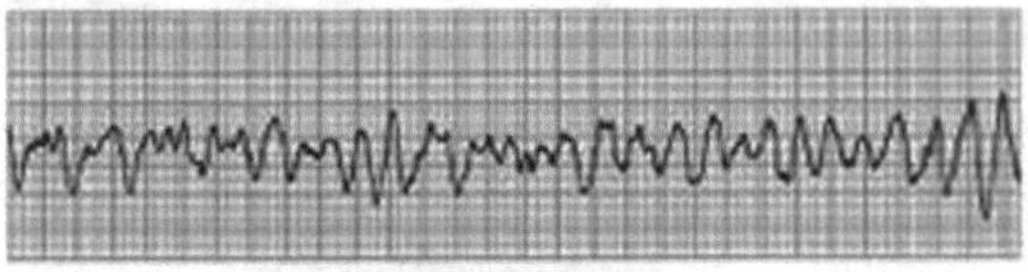

图 15-18　心搏骤停心电图

b. 心室静止：心室肌完全丧失了收缩活动，呈静止状态。心电图表现呈一直线或仅有心房波，多在心搏骤停一段时间后（如 3～5min）出现。

c. 心电-机械分离：此种情况也就是缓慢而无效的心室自主节律。心室肌可断续出现缓慢而极微弱的不完整的收缩。心电图表现为间断出现并逐步增宽的 QRS 波群，频率多为 20～30 次/分以下。由于心脏无有效泵血功能，听诊无心音，周围动脉也触及不到搏动。此型多为严重心肌损伤的后果，最后以心室静止告终，复苏较困难。

B. 电击除颤的重要性：心室颤动是成人心脏骤停的较为常见的心律，电击除颤是终止心室颤动的最有效方法。对于室颤患者，如果能在意识丧失的 3～5 min 内立即给予电除颤，则复苏成功率较高，尽早除颤至关重要。绝大部分心搏骤停由心室颤动所致，75%发生在院外，20%的人没有任何先兆，而除颤每延迟 1 分钟，抢救成功的可能性就下降 7%～10%。

C. 除颤器分类及电击能量选择：

除颤器（图 15-19）按波形分为单相波和双相波两类，不同的波形对能量的需求有所不同。成人发生室颤和无脉性室速，应给予单向波除颤器能量 360 J（焦耳）一次除颤，双向波除颤器 120～200 J。使用 150～200 J 电击除颤即可有效终止院前发生的室颤。低能量的双相波形电除颤终止室颤的效果与高能量单相波除颤相似或更有效。儿童第 1 次 2 J/kg，以后按 4 J/kg 计算。

D. 电击除颤的操作步骤（图 15-20）：①电极板涂以导电糊或垫上盐水纱布；②接通电源，确定非同步相放电，室颤不需麻醉；③选择能量水平及充电；④按要求正确放置电极板，一块放在胸骨右缘第 2～3 肋间（心底部），另一块放在左腋前线第 5～6 肋间（心尖部）；⑤经再次核对监测心律，明确所有人员均未接触病人（或病床）后，按压放电电钮；⑥电击后即进行心电监测与记录。

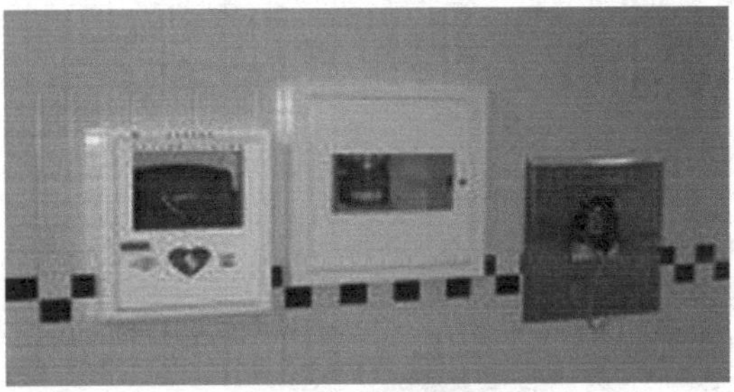

图 15-19　除颤器

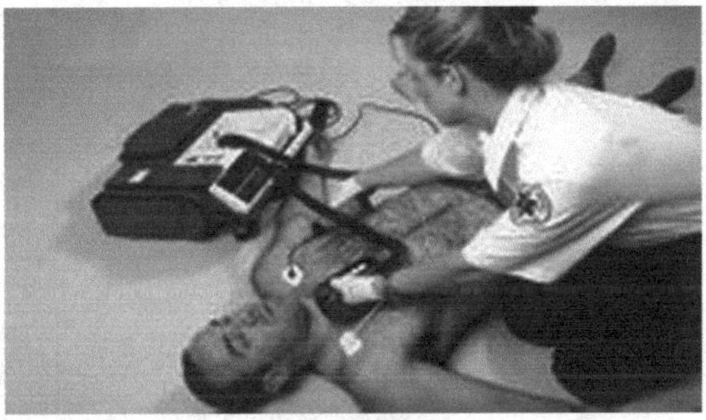

图 15-20

E. 电击除颤的注意事项：

a. 应用电击除颤时，给予 1 次电击后不要马上检查心跳或脉搏，而应该立即重新进行胸外按压。这是因为大部分除颤器可一次终止室颤，并且室颤终止后一般至少需要 20～30s 才能恢复正常窦性节律，数分钟内心脏都不能有效泵血。

b. 纠正缺氧和酸中毒、静脉注射肾上腺素（可连续使用）可提高电击除颤的成功率。

3. 心肺复苏操作流程和考核评分细则（表 15-1）。

表15-1　心肺复苏操作流程和考核评分细则

心肺复苏操作流程和考核评分细则

项目	操作流程和评分细则		分值	扣分	得分
仪表（2 分）	仪表端庄、整洁、大方、得体；自我介绍		2		
评估（15 分）	（1）判断环境是否安全（口述）	有无煤气泄漏、高空坠物、高压电线等	2		
	（2）看表记录抢救开始时间	有看表动作	2		

续表

项目	操作流程和评分细则		分值	扣分	得分
评估(15分)	(3)判断意识：凑近患者耳旁（双侧）大声呼唤并轻拍双肩；观察患者自主呼吸是否正常	判断方法正确	2		
		在规定时间内完成（≤5秒）	1		
	(4)呼救："来人呀！"或"救人呀！"，呼叫他人打"120"电话并嘱咐回来帮忙	呼救	1		
		指定人打电话，嘱咐回来帮忙	1		
		在规定时间内完成（≤3秒）	1		
	(5)摆放复苏体位，解开衣服	体位正确，3秒钟内完成，各1分	2		
	(6)坚硬平面	坚硬的地面或硬床上，使用底板	3		
操作步骤（71分）	(1)判断循环：以一手中指与食指从颈部前正中线向外滑行，置于气管与胸锁乳突肌之间触摸颈动脉搏动；第1秒就抬头观察面色、有无咳嗽反射及顺时针巡视四肢有无抽动（口述：病人无心跳，立即进行心肺复苏）	触摸位置正确	2		
		观察面色及四肢	2		
		口述病人无心跳，立即进行心肺复苏	2		
		按规定时间完成（10秒内）	2		
	(2)松解衣扣，胸外心脏按压：①姿势和定位：跪于病人右侧胸旁；沿肋弓下缘向上摸至肋缘与胸骨连接处的切迹，以一手中指、食指放于该切迹上方，将第二只手以掌跟部置于定位指旁，再将第一只手叠放在第二只手上（或两乳头连线中点）。②操作方法：保持肘关节伸直，按压时以髋关节为支点，双臂垂直利用自身重量向下按压胸骨，放松时要让胸廓完全复原，但手不能离开胸壁	姿势、用力正确，定位动作正确	1		
		部位：胸骨下切迹上2横指或两乳头连线中点	1		
		频率：≥100次/分；连续不中断	1		
		深度：≥5cm	1		
		按压/通气比例：30：2	3		
		压与放比例：1：1	1		
		放松充分，并且手不离体	1		
	(3)口对口人工呼吸：用手指伸入口腔清除异物；用一只手轻抬其下颌，另一手压前额，使头后仰90°保持打开气道位置，给以人工呼吸，捏住其鼻腔，吸一口气后将嘴唇紧贴着病员嘴唇吹气直至胸廓上升	清理呼吸道；保持气道通畅 各1分	2		
		捏鼻翼，平静吸一口气，口唇包严无漏气，吹气至胸廓上升	1		
		吹气后松鼻、离唇，观察胸部情况	1		
		吹气2次，	1		
		每次吹气时间时间≥1秒	1		
	胸外心脏按压	第二周期	6		
		第三周期	6		
		第四周期	6		
		第五周期	6		
	人工呼吸	第二周期	6		
		第三周期	6		
		第四周期	6		
		第五周期	6		
CPR效果评估（8分）	心肺复苏有效指征：自主呼吸恢复（检查并口述），颈动脉有搏动（检查并口述），瞳孔由大变小（检查并口述），唇、面及甲床转红润（检查并口述）	完成5个循环后评估	2		
		检查颈动脉	1		
		检查呼吸	1		
		检查瞳孔和唇、面、指甲	2		
		在规定时间内完成（5～10秒）	2		

续表

项目	操作流程和评分细则		分值	扣分	得分
复原体位（4分）	侧卧位：肘关节曲置于头部侧方，另只手置于面颊下，防止面部朝下，打开气道；一膝关节弯曲，另一腿伸直，弯曲腿置于伸直腿的前方	拉好拉链，口述的手法及体位正确	2		
		在规定时间内完成（3～5 秒）	2		
奖惩（±2）	从判断环境开始至复原体位，全过程要求在 180 秒内完成。170 秒内完成奖励 1 分，160 秒内完成奖励 2 分；超过 180 秒扣 2 分		±2		
总分			100		

4. 复苏用药

（1）复苏用药的途径选择

1）静脉给药，一般作为首选。

2）气管滴入用药：药物溶于 5～10 ml 注射用水后气管滴入。因药物可被气管内分泌物稀释或吸收不良而通常需要加大用药剂量，所以气管滴入给药剂量为静脉给药剂量的 2～4 倍。气管滴入的常用药物有肾上腺素、利多卡因、阿托品、纳洛酮及安定等。

3）心内注射给药：目前不主张应用。操作不当可造成心肌或冠状动脉撕裂、心包积血、血胸或气胸等，如将肾上腺素等药物注入心肌内，可导致顽固性室颤，且用药时要中断心脏按压和人工呼吸，故不宜作为常规途经。

（2）复苏常用药物

1）肾上腺素：肾上腺素通过 α 受体兴奋作用使外周血管收缩（冠状动脉和脑血管除外），有利于提高主动脉舒张压，增加冠脉灌注和心、脑血流量；其 β-肾上腺素能效应尚存争议，因为它可能增加心肌做功和减少心内膜下心肌的灌注。对心搏骤停无论何种类型，肾上腺素常用剂量为每次 1 mg 静脉注射，必要时每隔 3～5 min 重复 1 次。近年来有人主张应用大剂量，认为大剂量对自主循环恢复有利，但新近研究表明大剂量肾上腺素对心搏骤停出院存活率并无改善，且可出现如心肌抑制损害等复苏后并发症。故复苏时肾上腺素理想用药量尚需进一步研究证实。如果静脉通道延误或无法建立，肾上腺素可气管内给药，每次 2～2.5 mg。2010 国际心肺复苏指南推荐也可以用一个剂量的血管加压素 40 U 替代第一或第二次剂量的肾上腺素。

2）抗心律失常药物：严重心律失常是导致心脏骤停甚至猝死的主要原因之一，药物治疗是控制心律失常的重要手段。2010 年国际心肺复苏指南建议：对高度阻滞应迅速准备经皮起搏，在等待起搏时给予阿托品 0.5 mg。阿托品的剂量可重复直至总量达 3 mg。如阿托品无效，就开始起搏，在等待起搏器或起搏无效时，可以考虑输注肾上腺素（2～10 μg/min）或多巴胺（2～10 μg/kg · min）。胺碘酮可在室颤和无脉性室速对 CPR、除颤、血管升压药无反应时应用。首次剂量 300 mg 静脉/骨内注射，可追加一剂 150 mg。利多卡因可考虑作为胺碘酮的替代药物（未定级）。首次剂量为 1～1.5 mg/kg，如果室颤和无脉性室速持续存在，间隔 5～10 min 重复给予 0.5～0.75 mg/kg 静推，总剂量 3 mg/kg。镁剂静推可有效终止尖端扭转型室速，1～2 g 硫酸镁，用 5%GS 10 ml 稀释 5～20 min 内静脉推入。

5. 心肺复苏有效的判定指征

（1）颈动脉搏动：按压有效时，每按压一次可触摸到颈动脉一次搏动，若中止按压搏动亦消失，则应继续进行胸外按压，如果停止按压后脉搏仍然存在，说明患者心搏已恢复。

（2）面色（口唇）：复苏有效时，面色由发绀转为红润，若变为灰白，则说明复苏无效。

（3）其他：复苏有效时，可出现自主呼吸，或瞳孔由大变小并恢复对光反射，甚至有眼球活动及四肢抽动。

（五）实验讨论

1. 讨论心肺复苏术的操作要领。
2. 分析常见操作错误的原因。

【思考题】

1. 胸外心脏按压的操作步骤。
2. 人工呼吸的操作步骤。
3. 心肺复苏有效的判定指征。

第二节　新生儿急救与复苏

一、概　　述

（一）新生儿的定义

新生儿是指自胎儿娩出脐带结扎时开始至 28 天之前的婴儿。

（二）新生儿复苏技术的历史

（1）1978 年美国心脏学会（AHA）和国际复苏联盟（ILCOR）组建了儿科复苏小组，提出新生儿复苏重点与成人不同的观点，使新生儿专业正式纳入复苏工作。

（2）1985 年美国开设了新生儿复苏原则的培训课程，2010 年年底美国超过 290 万名医疗卫生保健人员接受了新生儿复苏技能培训。

（3）2011 年 11 月 30 日～12 月 2 日在北京举办了第二周期新生儿复苏项目启动会，中国新生儿复苏项目专家组于北京修订《新生儿复苏指南》。

（三）新生儿急救与复苏的重要性

新生儿期由于在生长发育和疾病方面具有非常明显的特殊性，且发病率高，死亡率也高，因此列为婴儿期中的一个特殊时期。在此期间婴儿脱离母体转而独立生存，所处的内外环境发生根本的变化，但其适应能力尚不完善，此外，分娩过程中的损伤、感染延续存在，先天性畸形也常在此期表现。近 90%的新生儿毫无困难就能完成宫内到宫外环境的过渡，但他们开始自主和规律的呼吸及完成胎儿至新生儿循环模式的转变常会需要少许帮助；大约 10%的新生儿需要一些帮助才能开始呼吸；少于 1%的新生儿需要更有力的复苏手段才能存活，故新生儿复苏对于新生儿的生命及健康均至关重要。

（四）新生儿的分类

1. 根据分娩时的孕周　新生儿分为足月儿（胎龄满 37 周，不满 42 周）；早产儿（胎龄满 28 周，不满 37 周）；过期产儿（胎龄超过 42 周以上）。

2. 根据体重值 新生儿分为正常体重儿（体重大于 2500 克，小于 4000 克）；低体重儿（体重小于 2500 克）；巨大儿（体重大于等于 4000 克）。

3. 根据体重与胎龄的关系 新生儿分为适于胎龄儿（胎龄与体重相符）；小于胎龄儿（体重小于相应的胎龄）；大于胎龄儿（体重大于相应胎龄）。

（五）新生儿围产期窒息的症状

（1）当胎儿/新生儿开始缺氧，最初一段时期呼吸加快，继而出现原发性呼吸暂停和心率下降。原发性呼吸暂停对触觉刺激有反应，给氧后可恢复呼吸。

（2）如果缺氧继续，引发继发性呼吸暂停，伴心率和血压下降。继发性呼吸暂停不能被触觉刺激逆转，必须给予正压人工呼吸（图 15-21）。

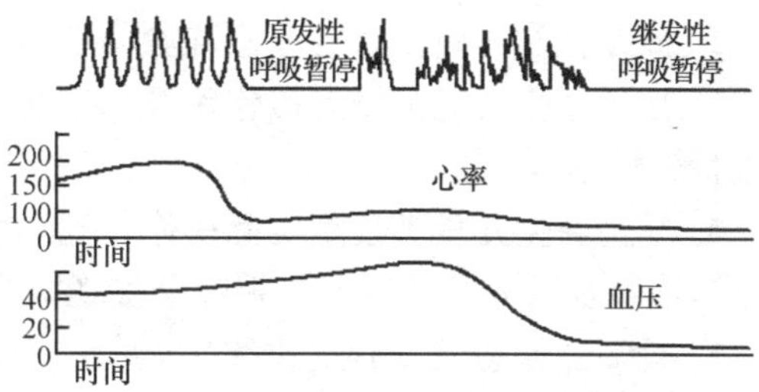

图 15-21 新生儿围产期窒息症状

（六）新生儿复苏的原则

（1）确保每次分娩时至少有 1 名熟练掌握新生儿复苏技术的医护人员在场。加强产儿科合作，在高危产妇分娩前，儿科医师要参加分娩或手术前讨论；在产床前等待分娩及实施复苏；负责复苏后新生儿的监护和查房等。产儿科医师共同保护胎儿完成向新生儿的平稳过渡。

（2）在卫生行政领导干预下将复苏指南及常规培训制度化，以进行不断的培训、复训、定期考核，并配备复苏器械；各级医院须建立由行政管理人员，产科、儿科医师，助产士（师）及麻醉师组成的院内复苏领导小组。

（3）新生儿复苏可分为 4 个步骤：

1）快速评估和初步复苏。

2）正压通气和氧饱和度监测。

3）气管插管正压通气和胸外按压。

4）药物和（或）扩容。

二、新生儿急救与复苏实验

（一）实验目的

（1）掌握新生儿急救与复苏的指征。

（2）掌握新生儿急救与复苏的操作技术及注意事项。

（3）掌握新生儿急救与复苏成功的判定标准。

（二）实验准备

（1）实验人员准备：衣帽整洁，洗手，戴口罩。

（2）实验环境准备：宽敞、安静、光线适宜。

（3）实验对象：新生儿复苏模型（图 15-22）。

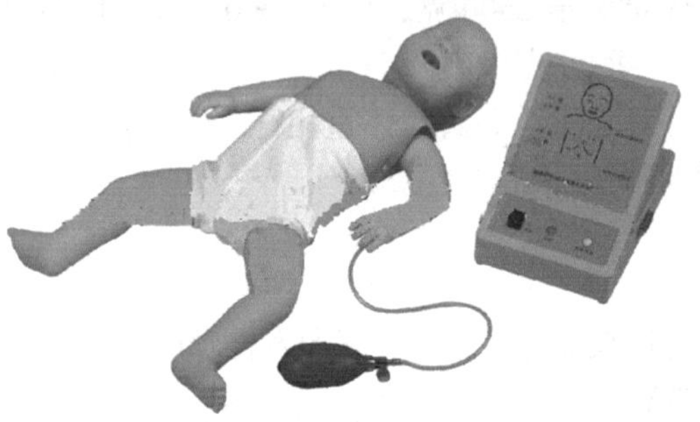
图 15-22　新生儿复苏模型

（4）实验器材：新生儿复苏模型、吸引设备、听诊器、面罩（足月和早产的尺寸）、喉镜和镜片、气管导管、金属芯、小儿人工呼吸囊。

（三）实验方法

1. PPT 讲解　新生儿急救与复苏基础理论，操作技术及注意事项，复苏成功的判定标准。

2. 视频教学　新生儿复苏标准操作教学录像演示。

3. 教师新生儿复苏模型操作示教　讲解与操作示范相结合，突出重点，对重点难点内容进行分解示范。

4. 学生新生儿复苏模型实际操作　把学生随机分成若干小组，每组 4 人，分组进行单人分解练习及双人整体练习，教师全程观察根据实际操作情况辅导、示范及答疑。

5. 教师课程总结　启发式教学，总结新生儿窒息复苏操作考核标准，实验重点难点及常见错误再讲解，通过提问促进学生思考，解答学生理论及操作的疑问。

（四）实验内容

1. 新生儿复苏的指征　新生儿心率<60 次/分即为胸外心脏按压的指征，判断心率最快、最简单方法是用触摸脐带根部的脐动脉搏动（年长儿指征为心率<30 次/分）。

新生儿无自主呼吸或为无效喘息，有自主呼吸但心率<100 次/分及用 80%浓度的氧仍有中心性发绀时，即可进行正压通气复苏。

2. 新生儿复苏的方案和程序

（1）新生儿复苏的 ABC 方案。

A（Airway）气道：摆正体位、清理气道、保证气道开放和通畅。

B（Breathing）呼吸：建立呼吸、确保有呼吸、不论是自主还是辅助呼吸。

C（Circulation）循环：评估心率和氧合、确保有足够氧合血的循环。

（2）新生儿复苏的基本程序：“评估—决策—措施”的基本程序在整个复苏中不断重复，评估主要基于 3 个体征：呼吸、心率、氧饱和度。通过评估这 3 个体征中的每一项来确定复苏每一步骤是否有效，其中心率对于决定下一步骤是最重要的。

3. 新生儿的初步复苏

（1）快速评估

出生后立即用几秒钟的时间快速评估 4 项指标：

1）足月吗?

2）羊水清吗?

3）有哭声或呼吸吗?

4）肌张力好吗?

以上 4 项中有 1 项为“否”，则进行以下初步复苏。

（2）初步复苏的步骤

1）保暖：将新生儿放在辐射保暖台上或因地制宜采取保温措施，如用预热的毯子裹住新生儿以减少热量散失等。对体重<1500 g 的极低出生体重儿，有条件的医疗单位可将其头部以下躯体和四肢放在清洁的塑料袋内，或盖以塑料薄膜置于辐射保暖台上，摆好体位后继续初步复苏的其他步骤。

2）体位：置新生儿头轻度仰伸位（鼻吸气位）（图 15-23）。

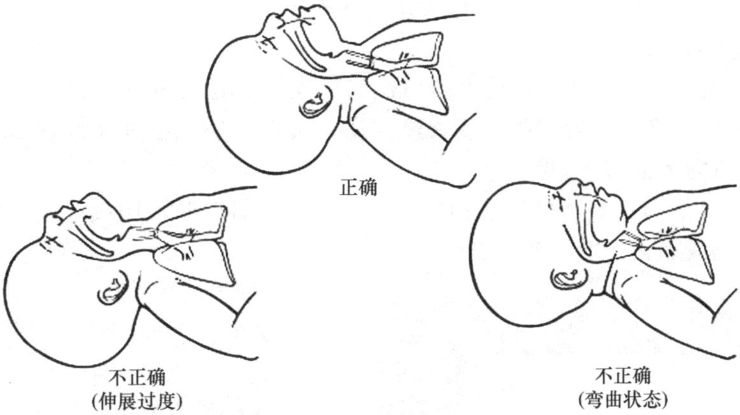

图 15-23　置新生儿头鼻吸气位

3）吸引：肩娩出前助产者用手挤出新生儿口、咽、鼻中的分泌物，娩出后用吸球或吸管（12F 或 14F）清理分泌物，先口咽后鼻腔（图 15-24）。

4）擦干：快速擦干全身，拿掉湿毛巾。

5）刺激：用手拍打或用手指轻弹新生儿的足底或摩擦背部 2 次，以诱发自主呼吸，如这些努力无效，表明新生儿处于继发性呼吸暂停，需要正压通气（图 15-25）。

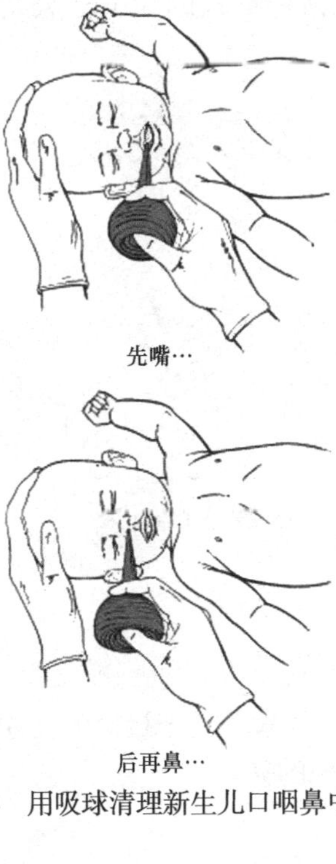

图 15-24　用吸球清理新生儿口咽鼻中分泌物

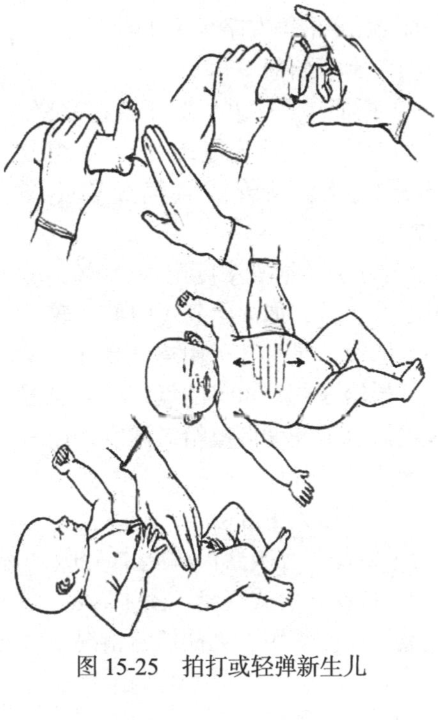

图 15-25　拍打或轻弹新生儿

4. 新生儿复苏的 A（Airway）气道

（1）气道分泌物的吸引：肩娩出前助产者用手挤出新生儿口、咽、鼻中的分泌物，而娩出后用吸球或吸管（12F 或 14F）清理分泌物，注意先口咽后鼻腔。过度吸引可能导致喉痉挛和迷走神经性心动过缓，并使自主呼吸出现延迟，故应限制吸管的深度和吸引时间（10s），吸引器的负压不应超过 100 mmHg（1mmHg=0.133 kPa）。

（2）羊水胎粪污染时的处理

1）当羊水有胎粪污染时，新生儿一娩出必须先评估有无活力。

2）有活力的定义是：规则呼吸或哭声响亮；肌张力好；心率>100 次/min。以上 3 项中有 1 项不好者为无活力。

3）新生儿有活力：只清理口腔和鼻内的分泌物，必要时可用吸球或大孔吸引管清理口、鼻的分泌物或胎粪，继续初步复苏。

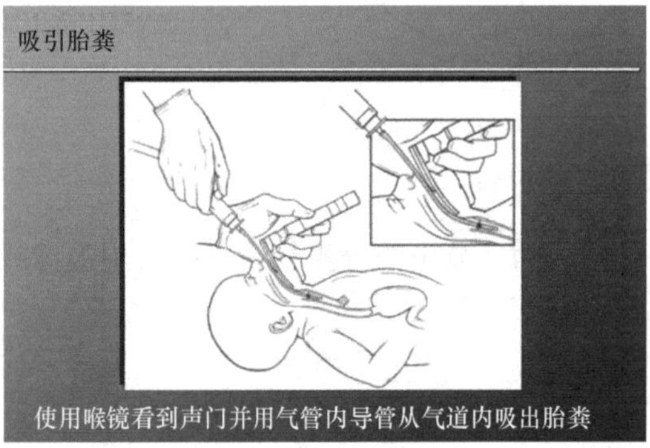

图 15-26 吸引胎粪

4）新生儿无活力：先对新生儿的气管进行清理吸引（气管内吸引），采用胎粪吸引管。

施行气管内吸引胎粪时（图 15-26），将胎粪吸引管直接连接气管导管，以清除气管内残留的胎粪。吸引时操作者用右手食指将气管导管固定在新生儿的上腭，左手食指按压胎粪吸引管的手控口使其产生负压，边退气管导管边吸引，3～5s 将气管导管撤出。必要时可重复插管再吸引。

5. 新生儿复苏的 B（breathing）呼吸 无论何种形式的人工呼吸，呼吸频率 40～60 次/分，每次略少于 1 秒。

（1）常压给氧

1）指征：新生儿呼吸正常，心率>100 次 / 分，却有发绀。

2）装置：气流充气式面罩，T 组合复苏器，吸氧导管或氧气面罩（图 15-27）。

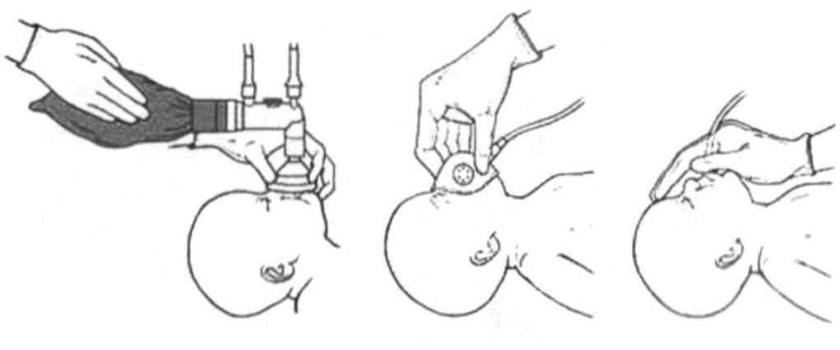

图 15-27 气流面罩

3）方法：给氧浓度至少 80%，氧流量 5 升 / 分，如果给氧（时间）较长须加温加湿。足月儿可用空气复苏，早产儿开始给 30%～40%的氧，用空氧混合仪根据氧饱和度调整给氧浓度，使氧饱和度达到目标值。

（2）正压人工呼吸

1）指征：呼吸暂停/喘息样呼吸，心率低于 100 次/分。

2）自动充气式气囊：图 15-28～图 15-30 自动充气式气囊需要连接储氧器才能提供高浓度氧，连接氧源但无储氧器情况下气囊只能提供约 40%的氧。

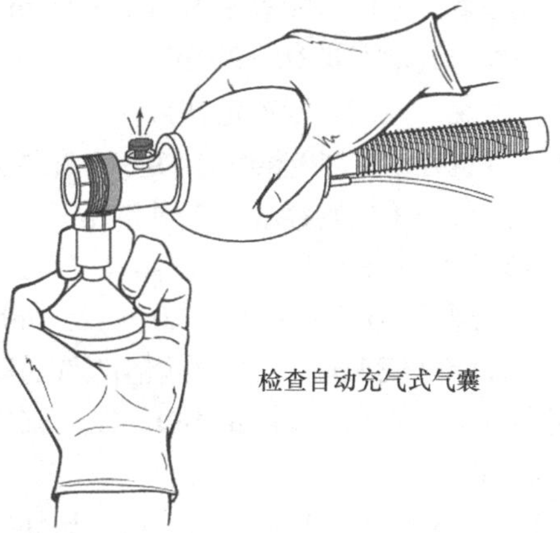

图 15-28　检查自动充气式气囊示意图

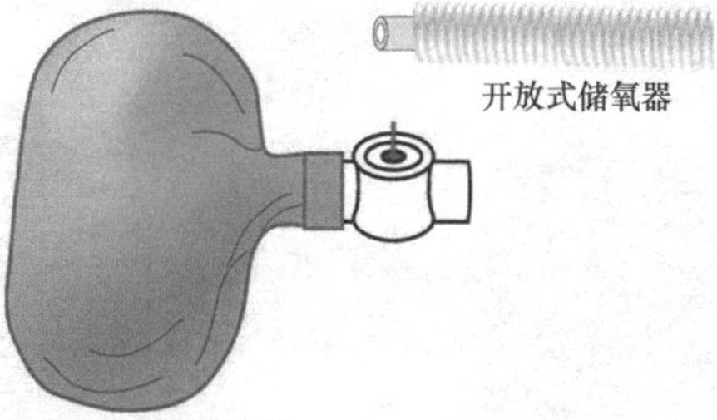

图 15-29　储气器

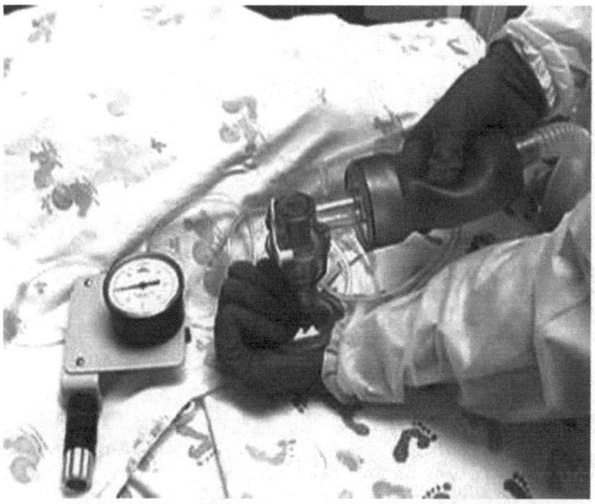

图 15-30　检查自动充气式气囊操作图

3）气流充气式气囊：图 15-31～图 15-33。

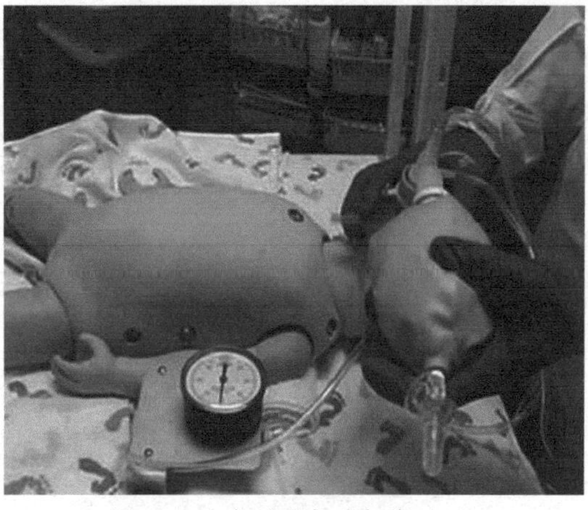

图 15-31　气流充气式气囊（1）

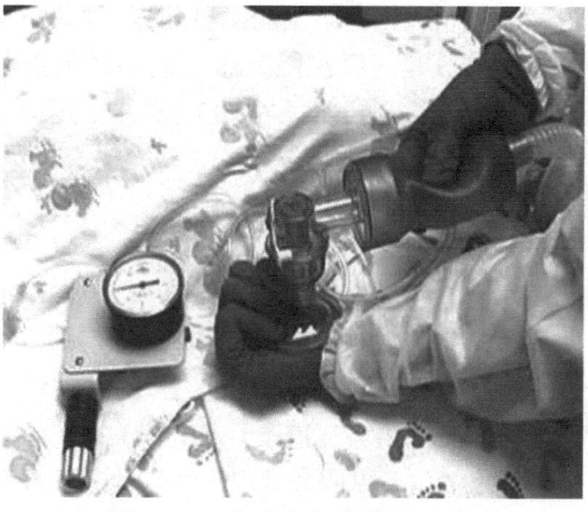

图 15-32　气流充气式气囊（2）

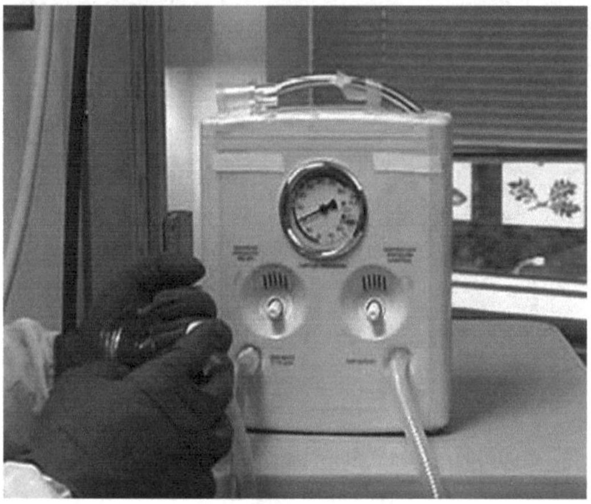

图 15-33　气流充气式气囊（3）

用于新生儿的气囊容量为 200～750 ml，足月儿每次通气量需要 10～20 ml（4～6 ml/kg）。推荐正常足月儿的呼吸容量在自动充气式气囊要小于气囊容量（240 ml）的 1/10，在气流充气式气囊要小于气囊容量 750 ml 的 1/30。

4）气囊面罩正压通气总结

A. 通气压力需要 20～25 cmH_2O（1cmH_2O=0.098 kpa），少数病情严重的新生儿可用 2～3 次 30～40 cmH_2O，以后维持在 20 cmH_2O。

B. 通气频率 40～60 次/min（胸外按压时为 30 次/min）。

C. 有效的正压通气应显示心率迅速增快，以心率、胸廓起伏、呼吸音及氧饱和度来评价。

D. 如正压通气达不到有效通气，需检查面罩和面部之间的密闭性，是否有气道阻塞（可调整头位，清除分泌物，使新生儿的口张开）或气囊是否漏气。面罩型号应正好封住口鼻，但不能盖住眼睛或超过下颌。

E. 经 30 s 充分正压通气后，如有自主呼吸，且心率≥100 次/分，可逐步减少并停止正压通气。如自主呼吸不充分，或心率＜100 次/min，须继续用气囊面罩或气管插管施行正压通气，并检查及矫正通气操作。如心率＜60 次/min，予气管插管正压通气并开始胸外按压。

F. 持续气囊面罩正压通气（＞2 min）可产生胃充盈，应常规插入 8F 胃管，用注射器抽气和通过在空气中敞开端口来缓解。

5）T-组合复苏器（T-Piece 复苏器）

A. T-组合复苏器（图 15-34、图 15-35）是一种由气流控制和压力限制的机械装置，推荐县以上医疗单位，尤其是三级医院，需要使用或创造条件使用 T-组合复苏器，尤其对早产儿的复苏更能提高效率和安全性。

B．使用方法：

a. 需接压缩气源，氧气由 T-组合复苏器的新生儿气体出口经一个管道输送到新生儿端，与面罩相连使与口鼻密封或与气管导管相连。

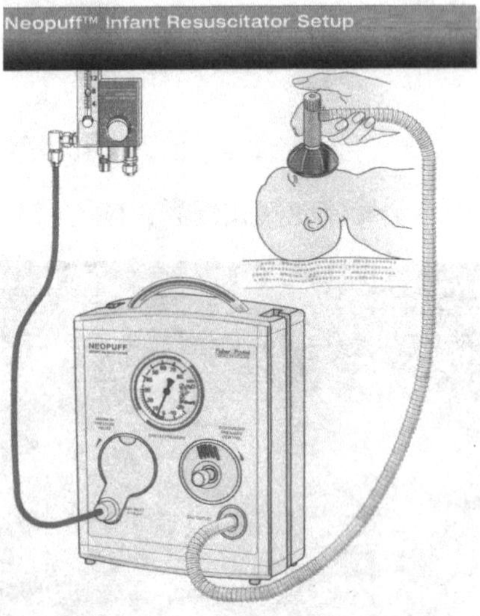

图 15-34　T-组合复苏器（1）

b. 预先设定吸气峰压 20～25 cm H_2O、呼气末正压 5 cm H_2O、最大气道压（安全压）30～40 cm H_2O。提供恒定的呼气末正压及吸气峰压，维持功能残气量，更适合早产儿复苏时正压通气的需要。

c. 操作者用拇指或食指关闭或打开 T 形管的开口，控制呼吸频率及吸气时间，使氧气直接流入新生儿气道。

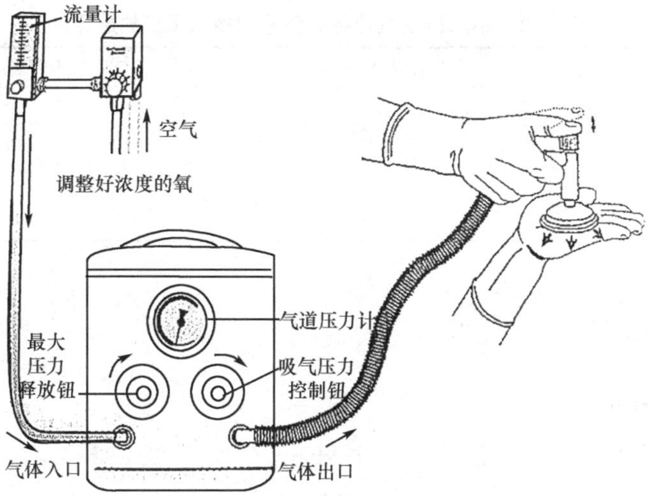

图 15-35 T-组合复苏器（2）

（3）人工气道

1）气管插管

A. 气管插管的指征：①羊水胎粪污染且新生儿无活力；②正压通气需要延长；③胸外按压需要；④需要经气管注入药物的特殊指征：早产儿，应用表面活性物质，先天性膈疝。

B. 气管插管的准备。

a. 随时备用：在每个产房、手术室、新生儿室和急救室，应将气管插管必需的器械和用品（图 15-36）保存在一起，以随时备用。

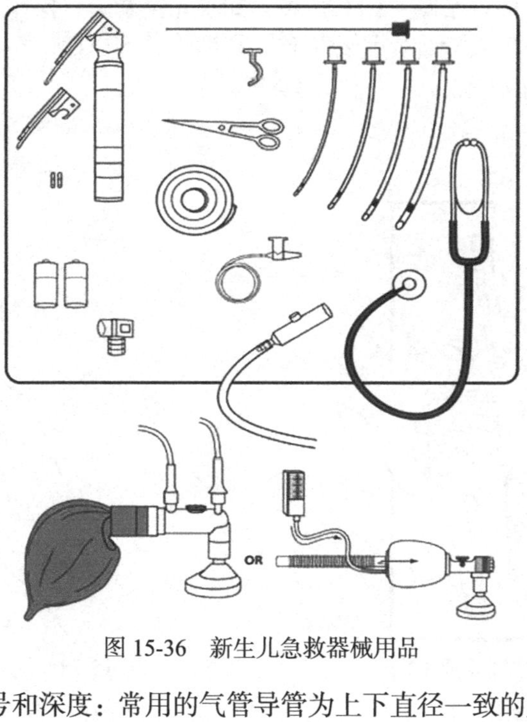

图 15-36 新生儿急救器械用品

b. 气管插管的型号和深度：常用的气管导管为上下直径一致的直管（无管肩）、不透射线和有厘米（cm）刻度，见表 15-2。

表15-2　不同体重气管导管型号和插入深度的选择

新生儿体重（g）	导管内径（mm）	上唇-管端距离（cm）
≤1000	2.5	6～7
～2000	3.0	7～8
～3000	3.5	8～9
>3000	4.0	9～10

c. 选择镜片型号。

--00 号适用于超低出生体重儿。

--0 号用于早产儿。

--1 号用于足月儿。

检查喉镜的亮灯情况，直镜片比弯镜片好。

d. 物品准备。

①检查气管导管，使用管芯，如使用金属管芯，不可超过管端。②准备复苏气囊和面罩。③打开氧气源。④备好听诊器。⑤准备气管导管的固定装置。⑥连接吸引器，压力调到 100 mmHg，使用大号吸引管（≥10F）吸引口咽分泌物。

C. 气管插管的方法

a. 左手持喉镜，使用喉镜进行经口气管插管：将喉镜夹在拇指与前 3 个手指间，镜片朝前。小指靠在新生儿颏部提供稳定性。喉镜镜片应沿着舌面右侧滑入，将舌头推至口腔左侧，推进镜片直至其顶端达会厌软骨谷（图 15-37～图 15-39）。

b. 暴露声门：采用一抬一压手法，轻轻抬起镜片，上抬时需将整个镜片平行朝镜柄方向移动使会厌软骨抬起即可暴露声门和声带。如未完全暴露，操作者用自己的小指或由助手的食指向下稍用力压环状软骨使气管下移，有助于看到声门。在暴露声门时不可上撬镜片顶端来抬起镜片（图 15-40）。

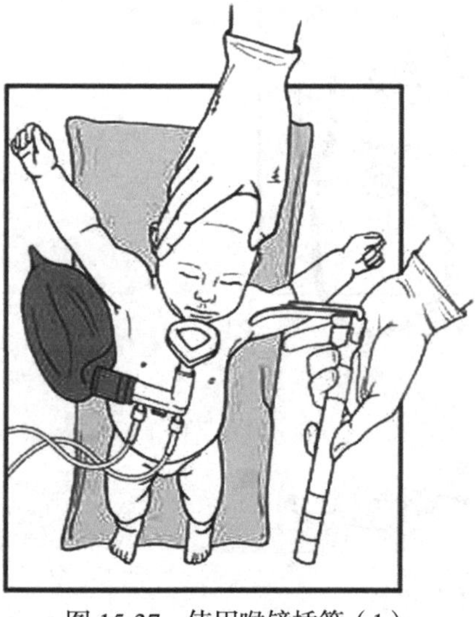

图 15-37　使用喉镜插管（1）

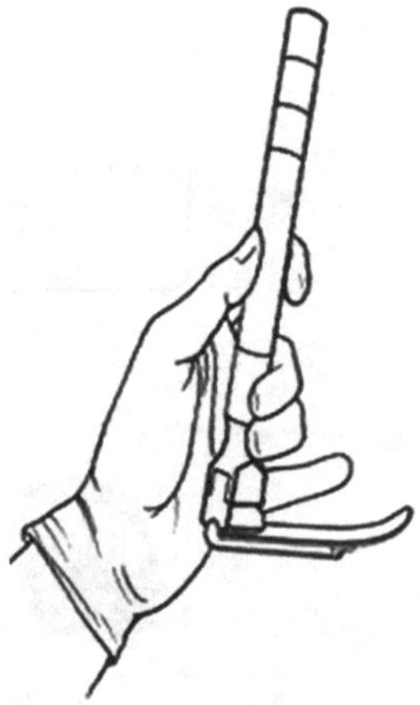

图 15-38　使用喉镜插管（2）

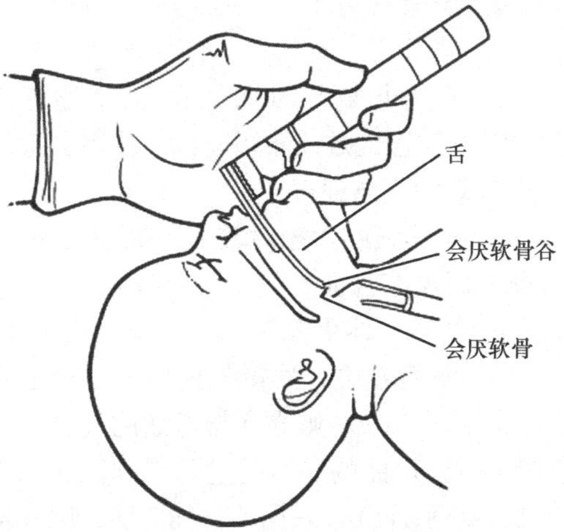

图 15-39 使用喉镜插管（3）

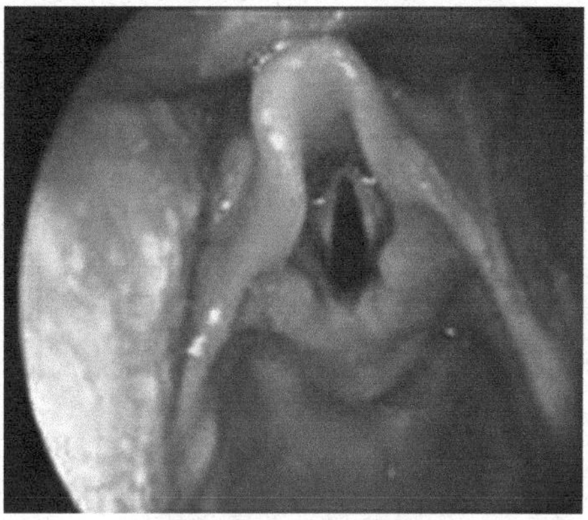

图 15-40 暴露声门

c. 插入有金属管芯的气管导管：将管端置于声门与气管隆突之间，接近气管中点（图 15-41）。

d. 整个操作要求在 30s 内完成。插入导管时，如声带关闭，可采用 Hemlish 手法，助手用右手食、中 2 指在胸外按压的部位向脊柱方向快速按压 1 次促使呼气产生，声门就会张开。

D. 判断导管管端位于气管中点的常用方法

a. 声带线法：导管声带线与声带水平吻合。

b. 胸骨上切迹摸管法：操作者或助手的小指尖垂直置于胸骨上切迹，当导管在气管内前进过程中，小指尖触摸到管端，则表示管端已达气管中点。

c. 体重法：体重 1、2、3kg 的新生儿唇-端距离分别为 6～7 cm、7～8 cm、8～9 cm。头位改变会影响插入深度。

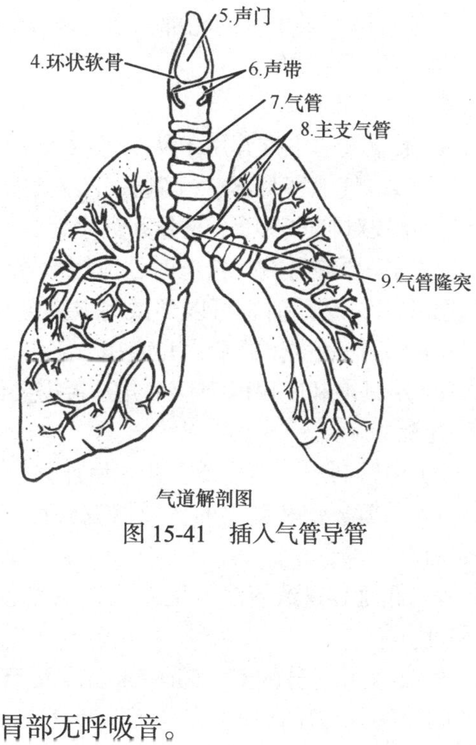

图 15-41 插入气管导管

E. 确定导管位置的正确方法

a. 胸廓起伏对称。

b. 听诊双肺呼吸音一致，尤其是腋下，且胃部无呼吸音。

c. 无胃部扩张。

d. 呼气时导管内有雾气。

e. 心率、肤色和新生儿反应好转。

f. 有条件可使用呼出气 CO_2 检测仪，可有效确定有自主循环的新生儿气管插管位置是否正确。

F. 气管插管的常见并发症：低氧血症，心动过缓，呼吸暂停，气胸，挫伤或擦伤舌、牙龈或气道，气管或食管穿孔，气管插管堵塞，感染。

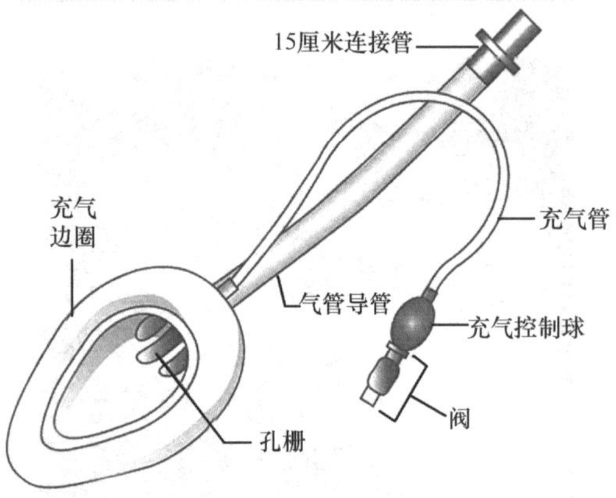

图 15-42 喉管气道

2）喉管气道（图 15-42）

A. 指征

a. 新生儿复苏时如气囊-面罩通气无效，气管插管失败或不可行时，喉罩气道能提供有效的正压通气。

b. 小下颌或舌相对较大，如 Robin 综合征和唐氏综合征。

c. 新生儿体重≥2000 g。

B. 使用方法：喉罩气道由一个可扩张的软椭圆形边圈（喉罩）与弯曲的气道导管连接而成。弯曲的喉罩越过舌得到比面罩更有效的双肺通气。采用“盲插”法，用食指将喉罩顶部向硬腭侧插入新生儿口腔，并沿其硬腭将喉罩安放在声门上方，经向喉罩边圈注入空气约 2～3 ml 后，扩张的喉罩覆盖喉头，并使边圈与咽下区的轮廓一致。该气道导管约有一个 15 mm 接管口，可连接复苏囊或呼吸器进行正压通气。

C. 注意事项

a. 喉罩气道不推荐用于从气道内吸引胎粪和气管内给药。

b. 喉罩气道密封不够，高通气压力时空气可从在喉口与喉罩之间的不太密封的空隙中漏出，导致对肺的正压不充分并产生胃扩张。

c. 当需要施行胸外按压时，应用喉罩气道尚无经验。可是，如气管导管没有插成功，而又需要胸外按压时，可以尝试用本装置与胸外按压同时进行正压通气。

（4）氧饱和度仪的新生儿应用

1）用氧饱和度仪确定新生儿是否需要给氧，传感器应环绕探测部位，使探测器能“看到”光源。

2）传感器应先连接新生儿，后连接仪器，有助于最迅速地获得信号。

3）脉搏氧饱和度仪的传感器应放在导管前位置（即右上肢，通常是手腕或手掌的中间表面）。

4）低血容量致灌注不足或无心跳或心跳很弱，氧饱和度仪不能够检测出脉搏和血氧饱和度。

6. 新生儿复苏的 C（Circulation）循环

（1）胸外按压指征：充分正压通气 30s 后心率＜60 次/min，在正压通气同时须进行胸外按压。

（2）胸外按压方法

1）应在新生儿两乳头连线中点的下方，即胸骨体下 1/3 进行按压（图 15-43）。

2）拇指法：双手拇指端压胸骨，根据新生儿体型不同，双拇指重叠或并列，双手环抱胸廓支撑背部。此法不易疲劳，能较好地控制下压深度，并有较好的增强心脏收缩和冠状动脉灌流的效果（图 15-44、图 15-45）。

3）双指法：右手食、中 2 个手指尖放在胸骨上，左手支撑背部。其优点是不受患儿体型大小及操作者手大小的限制（图 15-46）。

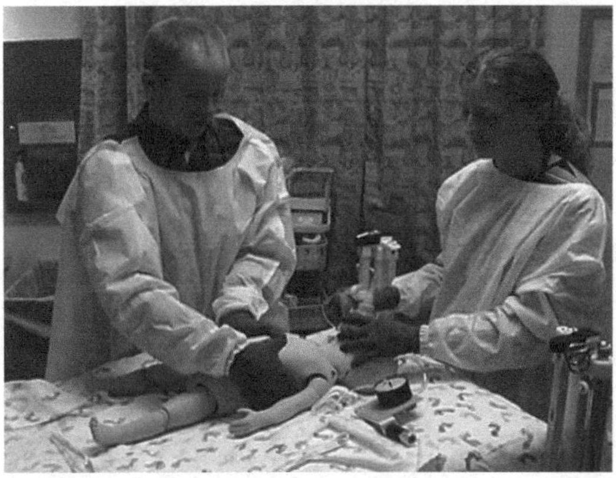

图 15-43　新生儿胸外按压（1）

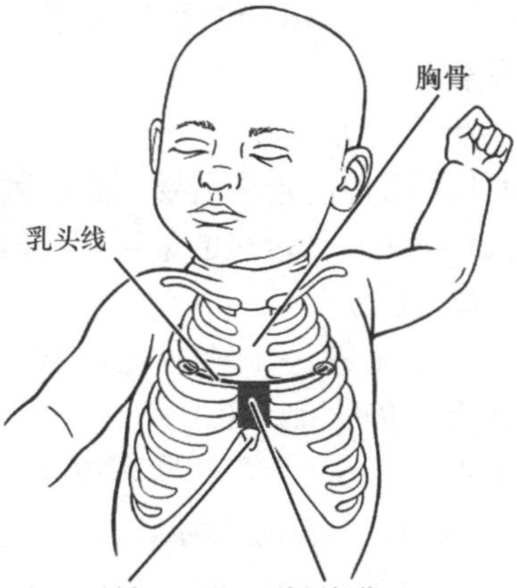

图 15-44　新生儿胸外按压（2）

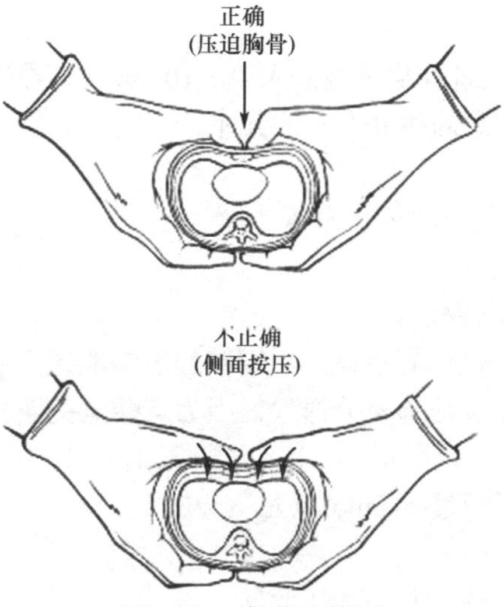

图 15-45　拇指法按压

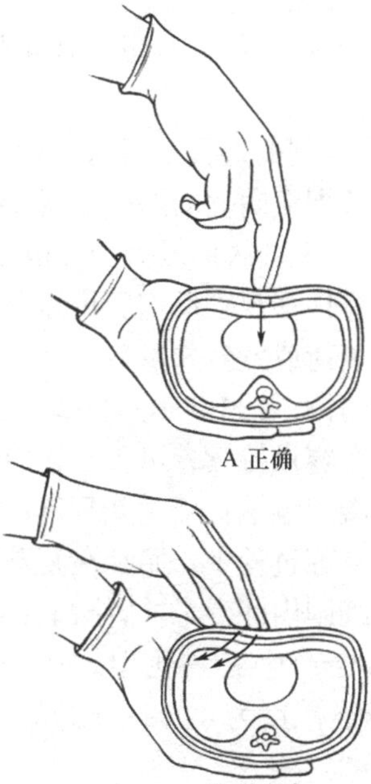

图 15-46　双指法按压

4）按压的深度约为前后胸直径的 1/3，产生可触及脉搏的效果。按压和放松的比例为按压时间稍短于放松时间，放松时拇指或其余手指不应离开胸壁（图 15-47）。

5）胸外按压和正压通气需默契配合：需要胸外按压时，应气管插管进行正压通气。因为通气的损害几乎总是新生儿窒息的首要原因，因此胸外按压和正压通气的比例应为 3：1，即 90 次/min 按压和 30 次/min 呼吸，达到每分钟约 120 个动作。因此，每个动作约 0.5s，2s 内 3 次胸外按压

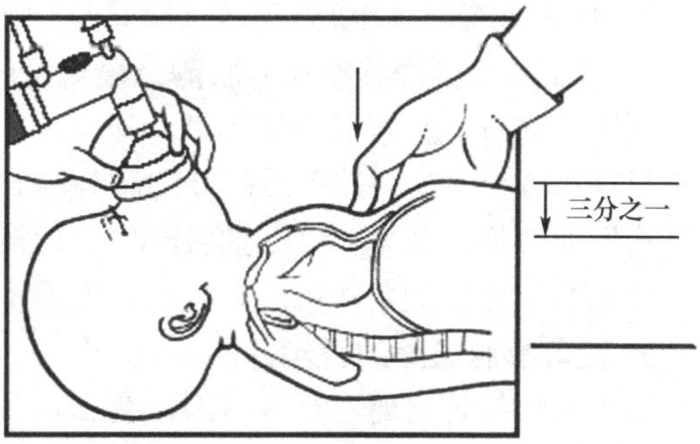

按压的深度应为前后胸直径1/3左右

图 15-47　按压深度

加 1 次正压通气。30s 重新评估心率，如心率仍<60 次/min，除继续胸外按压外，考虑使用肾上腺素。

7. 新生儿复苏用药

新生儿复苏时，很少需要用药。因为新生儿心动过缓通常是因为肺部充盈不充分或严重缺氧，而纠正心动过缓的最重要步骤是充分的正压通气。

（1）肾上腺素

1）指征：心搏停止或在 30s 的正压通气和胸外按压后，心率持续<60 次/ min。

2）剂量：静脉 0.1～0.3 ml/kg 的 1∶10 000 溶液；气管注入 0.5～1 ml/kg 的 1∶10 000 溶液，必要时 3～5 min 重复 1 次。浓度为 1∶1000 肾上腺素会增加早产儿颅内出血的危险。

3）用药方法：首选脐静脉导管（或脐静脉）注入，有条件的医院可经脐静脉导管给药。如脐静脉插管操作过程尚未完成时，可首先气管内注入肾上腺素 1∶10 000，0.5～1 ml/kg 一次，若需重复给药则应选择静脉途径；无条件开展脐静脉脐静脉导管的单位根据指征仍可采用气管内注入。

（2）扩容剂

1）指征：有低血容量、怀疑失血或休克的新生儿对其他复苏措施无反应时，考虑扩充血容量。

2）扩容剂的选择：可选择等渗晶体溶液，推荐使用生理盐水。大量失血则需要输入与患儿交叉配血阴性的同型血或 O 型红细胞悬液。

3）方法：首次剂量为 10 ml/kg，经外周静脉或脐静脉缓慢推入（>10 min）。在进一步的临床评估和观察反应后可重复注入 1 次。给窒息新生儿和早产儿不恰当的扩容会导致血容量超负荷或发生并发症，如颅内出血。

4）扩容有效的指征：心率增加，脉搏有力，苍白改善，血压增加。

如低血容量持续，可重复扩容（剂量 10 ml/kg）。

（3）碳酸氢钠：新生儿复苏时一般不推荐使用碳酸氢钠

因为复苏过程中，尤其在复苏早期使用碳酸氢钠仍有争议。应用碳酸氢钠能提高 pH，但会加重细胞内酸中毒。碳酸氢钠使用之前，必须保证肺充分通气，因为碳酸氢钠遇到酸性物质后会产生二氧化碳，需要足够的通气将二氧化碳排出。碳酸氢钠常用剂量是 2 mmol/kg，浓度为 4.2%（0.5 mmol/ml），速度不超过 1 mmol/（kg · min）。

（4）纳洛酮

对无呼吸的新生儿不应是首选的治疗方法，应先给正压人工呼吸。

应用纳洛酮需两个指征同时出现：

1）正压人工呼吸使心率和肤色恢复正常后，出现严重的呼吸抑制。

2）母亲分娩前 4 小时有注射过麻醉药史。

8. 新生儿复苏静脉通路—脐静脉插管 脐静脉插管（图 15-48）是静脉注射的最佳途径，用于注射肾上腺素以及扩容剂。

可插入 3.5F 或 5F 的不透射线的脐静脉导管，导管尖端应仅达皮下进入静脉，轻轻抽吸就有回血。插入 2 ～ 4 cm 抽吸时血液回流，早产儿插入深度要浅些。插入过深，则高渗透性和影响血管的药物可能直接损伤肝脏。务必避免将空气推入脐静脉。

9. 复苏静脉通路的替代方法

（1）气管导管给药：有很多因素会影响肾上腺素在新生儿肺内的吸收，包括肺泡内液体可稀释气管内的肾上腺素，和通过胎儿循环的血液分流（尤其在低氧和酸中毒的情况下）使血液灌注不经过肺，影响了注入气管的肾上腺素的吸收和分布。

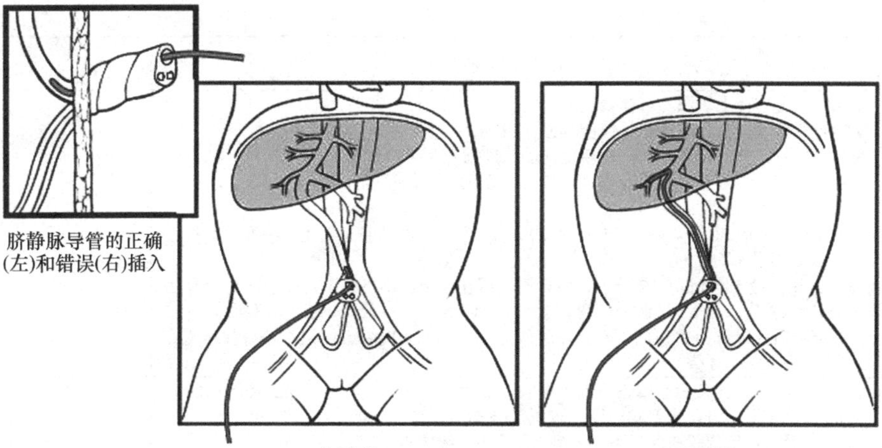

A 正确　　B 错误

图 15-48　脐静脉导管的插入

（2）骨髓内给药：新生儿骨髓内给药在门诊环境下常用。

10. 新生儿复苏后监护

（1）多器官损害的危险，应继续监护，包括：

1）体温管理。

2）生命体征监测。

3）早期发现并发症。

（2）继续监测维持内环境稳定包括氧饱和度、心率、血压、红细胞比容、血糖、血气分析及血电解质等。新生儿复苏后可能出现：肺动脉高压，肺炎和肺的并发症，代谢性酸中毒，惊厥和呼吸暂停。

（3）复苏后立即进行血气分析，有助于估计窒息的程度。及时对脑、心、肺、肾及胃肠等器官功能进行监测，早期发现异常，以减少窒息造成的死亡和伤残。

（4）应定期监测血糖，低血糖者静脉给予葡萄糖。

（5）如合并中、重度缺氧缺血性脑病，有条件的单位可给予亚低温治疗。

11. 新生儿复苏操作考核标准　表 15-3。

表15-3　新生儿复苏操作考核标准

新生儿复苏操作考核标准（一）

姓名____________　科室____________　得分________

项目	操作步骤及标准	分值（100 分）	扣分
操作准备	护士准备：洗手、戴口罩、衣帽整洁、戴无菌手套	10 分	
	用物准备： 新生儿复苏模型、辐射暖台或模拟暖台的桌子、手套、吸引球囊或吸管、听诊器、肩垫、擦干新生儿用的毛巾和毯子、自动充气式气囊或带压力表和氧源的气流充气式气囊、流量表、面罩（足月和早产的尺寸）、执行常压给氧的方式（氧气面罩、氧气管）、计时器、胶带、吸引器和导管、胎粪吸引管、功能良好的喉镜和镜片、气管导管、金属芯（每漏一项扣 1 分）		
评估	新生儿：Apgar 评分	5 分	
	环境 ：温度、光线适宜		
复苏初步步骤A	将新生儿放在预热的辐射保温台上 （2 分） 摆正体位（鼻吸气位）（2 分） 清理呼吸道，先口后鼻（必要时气管插管）（2 分） 擦干全身拿开湿毛巾，给予刺激，重新摆正体位 （2 分） 评价呼吸、心率、肤色，要求讲述根据评价需采取的措施，见流程图 （2 分）	10 分	

续表

项目	操作步骤及标准	分值（100 分）	扣分
复苏气囊和面罩的使用B	1.选择气囊，接上氧源，选择合适型号的面罩 （2 分） 2.检查气囊（压力、减压阀、性能等） （2 分） 3.站在新生儿的一侧或头部，将新生儿的头部摆正到鼻吸气位 （2 分） 4.将气囊和面罩放置在新生儿面部，查气道密闭性（用正确压力通气 2～3 次，观察胸廓扩张情况） （5 分） 5.正压人工呼吸 30 秒（频率：40～60 次/min 压力：胸部略见起伏，用听诊器听心率 6s，评价 （5 分） 备注：氧流量 5 升/min （2 分），面罩不可压在面部，不可将手指或手掌至于患儿眼部 （3 分），念“一”时挤气囊，念“二三”时放气 （3 分），正压呼吸时间超过 2 分钟需插胃管 （2 分），30s 正压通气后心率小于 60 次/min，进行胸外按压（或气管插管） （4 分）	30 分	
胸外按压C	1. 用 100%氧开始气囊面罩正压人工呼吸 30s 后，心率小于 60 次/min 或介于 60－80 次/min 无上升，需要实行胸外按压 （5 分） 2. 1）手的正确位置在胸骨下 1/3 处（两乳头连线中点下方） （5 分） 2)双指法（用中指和食指或无名指指尖，垂直压迫） （5 分） 3)拇指法（两拇指可并排放置或重叠，拇指第 1 节应弯曲，垂直压迫，双手环抱胸廓支撑背部） （5 分） 4)压迫深度为前后胸直径 1/3，放松时指尖或拇指不离开胸骨，下压时间应稍短于放松时间，节奏每秒按压 3 次呼吸 1 次，频率为 120 次 / min （5 分） 5)30 秒胸外按压后，听心率 6 秒，心率小于 60 次/min，重新开始胸外按压（并使用药物），若心率大于 60 次/min，停止胸外按压继续人工呼吸 （5 分）	30 分	

新生儿复苏操作考核标准（二）

姓名____________ 科室____________ 得分__________

项目	操作步骤及标准	分值（100 分）	扣分
药物 治疗 D	1 .肾上腺素 指征：心搏停止或在 30 s 的正压人工呼吸和胸外按压后，心率持续< 60 次/ min。 剂量：静脉或气管注入的剂量是 0. 1～0. 3 ml / kg 的 1：10 000 溶液（0. 01～0. 03 mg / kg），需要时 3～5 min 重复 1 次 2 . 碳酸氢钠 3 . 纳洛酮 产妇使用麻醉药物引起的新生儿呼吸抑制，可给予 0.1mg / kg 肌注	5 分	
评价 E	复苏过程中随时评价新生儿的皮肤、呼吸、心率、喉反射、肌张力，为确定进一步的 抢救提供依据	5 分	
气管 插管	1.气管插管指征： （1）需要气管内吸引清除胎粪时； （2）气囊面罩人工呼吸无效或要延长时； （3）经气管注入药物时； （4）特殊复苏情况，如先天性膈疝或超低出生体重儿 2. 选择合适型号的镜片（1 号足月儿用，0 号早产儿用） 3. 选择正确的气管导管 内径 2.5mm---小于 1000g、<28W 3.0mm----1000～2000g、28～34W 3.5mm----2000～3000g、34～38W 4.0mm----大于 3000g >38W 4.整个操作要求在 20 s 内完成并常规作 1 次气管吸引	5 分	

（五）实验讨论

1. 讨论新生儿复苏的操作要领。
2. 分析常见操作错误的原因。

【思考题】

1. 新生儿复苏快速评估指标。
2. 新生儿人工呼吸操作步骤。
3. 新生儿胸外按压操作步骤。
4. 新生儿复苏用药选择。
5. 脐静脉插管的注意事项。

（陈 静 朱昭琼）

参考文献

李春盛. 2011. 急诊医学. 北京：高等教育出版社：120-121.
李春盛，季宪飞.2010. 美国心脏学会心肺复苏与心血管急救指南解读[J]. 心脑血管病防治，2011（04）.
罗学宏. 2008. 急诊医学. 北京：高等教育出版社：432-436.
唐万春，孙士杰. 2008. 心肺脑复苏及心脑血管急诊从基础科学到临床实践. 北京：人民卫生出版社：23-55.
叶鸿瑁. 2011. 新生儿复苏指南[J].中国新生儿科杂志，（04）.
虞人杰，徐小静. 2011. 新生儿复苏项目：证据评估过程与预测第 6 版[J].中国新生儿科杂志，（04）.
虞人杰，叶鸿瑁，黄醒华，等. 2010. 新生儿窒息复苏指南（2007 北京修订）[J].中国儿童保健杂志，（05）.
周玉杰，李小鹰. 2006.现代心肺复苏. 北京：人民卫生出版社：212-240.
朱小瑜. 2007. 实践新生儿复苏新指南需把握的若干问题[J].实用儿科临床杂志，（14）.
庄心良，曾因明，陈伯銮. 2005. 现代麻醉学. 3 版.北京：人民卫生出版社：866-870.
2010. 2010 American Heart Association Guidelines for Cardiopulmonary Resuscitation and Emergency Cardiovascular Care Science. Circulation，122：S639-S944.
Berg MD，Schexnayder SM，Chameides L.2010，Pediatric Basic life support：2010 American Heart Association Guidelines for Cardiopulmonary Resuscitation and Emergency Cardiovascular Care[J].Circulation，（18 Suppl 3）：S862-S875.
Field JM，Hazinski MF，Sayre M，et al.2010，Part1：Executive Summary of AHA Guidelines for CPR and ECC.Circulation.Inpress.
Hazinski MF，Nolan JP，Billi JE，et al.2010. Part1：Executive Summary：International Consensus on Cardiopulmonary Resuscitation and Emergency Cardiovascular Care Science With Treatment Recommendations.Circulation，Inpress.
Kilgannon JH，Jones AE，Shapiro NI，et al.2010. Association between arterial hyperoxia following resuscitation from cardiac arrest and in-hospital mortality.JAMA. 303：2165-2171.
Niles D，NysaetherJ，Sutton R. 2009. Leaning is common during in-hospital pediatric CPR，and decreased with automated corrective feedback[J].Resuscitation，（05）：553-557.doi：10.1016/j.resuscitation.2009.02.012.
Nolan JP，Hazinski MF，Billi JE，et al.2010. Part1：Executive Summary：International Consensus on Cardiopulmonary Resuscitation and Emergency Cardiovascular Care Science With Treatment Recommendations.Resuscitation，Inpress.
ZuercherM，HilwigRW，Ranger-Moore J. 2010. Leaning during chest compressions impairs cardiac output and left ventricular myocardial blood flow in piglet cardiac arrest[J].Critical Care Medicine，（04）：1141-1146.

第十六章　临床常用镇静镇痛评分法

第一节　临床常用镇静评分法

评估患者的镇静深度有助于调整镇静药物和剂量，以达到预期镇静目标，适宜的镇静水平还取决于病情和治疗的需要。

一、实 验 目 的

（1）掌握 Ramsay 镇静评分法以及 Riker 镇静、躁动评分标准。
（2）掌握 Richmond 躁动镇静评分实施方法。
（3）掌握视觉模拟法、数字评分法、语言评分法、面部表情疼痛量表的使用。
（4）掌握 Prince-Henry 评分法。
（5）熟悉 MAAS 肌肉运动评估计，BIS 的使用。
（6）熟悉婴幼儿 CRIES 和 FLACC 疼痛评估法。
（7）熟悉 MAAS 肌肉运动评估计
（8）了解 OAA/S 镇静评级标准，其他脑电活动监测、心率变异系数、食管下端收缩性。
（9）了解几种多维度疼痛评价量表的使用。

二、实 验 准 备

纸、笔、麻醉深度监护仪 BIS、心率变异性分析仪。

三、实 验 方 法

（一）镇静的客观评估

1. Ramsay 镇静指数　是临床上最早提出，使用最为广泛的镇静评分标准，分为六级，可估计患者的清醒和睡眠状态，但是缺乏特征性的指标区分不同的镇静水平，评分系统略显简单。镇静指数 2 和 3 为理想的水平，且表现为患者自己舒适并合作，对指令有反应，如能维持这一镇静水平，在终止镇静治疗后，镇静时间的延长和呼吸抑制的可能性就会减少（表 16-1）。

表16-1　Ramsay镇静评分标准

级别	状态	表现
1 级	清醒	患者焦虑、不安或烦躁
2 级	清醒	患者合作、定向力良好或安静
3 级	清醒	患者仅对命令有反应
4 级	睡眠	患者对轻叩眉间或强声刺激反应敏捷
5 级	睡眠	患者对轻叩眉间或强声刺激反应迟钝
6 级	睡眠	患者对轻叩眉间或强声刺激物任何反应

2. Riker 镇静、躁动评分（SAS）　SAS 根据患者七项不同的行为对其意识和躁动程度评分，注重患者是否存在过激反应（表 16-2）。

表16-2　Riker镇静、躁动评分标准

分值	描述	定义
7	危险躁动	牵动气管内插管、试图拔除导管，翻越床栏，攻击医务人员，在床上翻来翻去
6	非常躁动	反复劝阻仍不能安静，需要保护性束缚，咬气管导管
5	躁动	焦虑或轻度烦躁，试图坐起，劝说后可安静下来
4	安静	配合 安静，容易唤醒，服从指令
3	镇静	不易唤醒，语言刺激或轻轻摇动可醒但重又入睡，能服从简单指令
2	非常安静	对躯体刺激有反应，不能交流及服从指令，有自主运动
1	不能唤醒	对恶性刺激无或仅有轻微反应，不能交流及服从指令

注：恶性刺激指吸痰或用力按压眼眶、胸骨或甲床 5s

3. 肌肉运动评估评分（Motor Activity Assessment Scale，MAAS）　由 SAS 演化来，增加了患者的目的性运动的评价，对危重病人也有很好的可靠性和安全性（表 16-3）。

表16-3　肌肉运动评估评分，MAAS

评分	描述	定义
6	危险躁动	无刺激就有活动，拉扯气管插管或导管，试图爬床栏，袭击医务人员，要求时不能安静下来
5	躁动	无刺激就有活动，试图坐起或向床外伸出肢体，不一致性的听从命令
4	烦躁配合	无刺激就有活动，病人摆弄床单或插管，暴露自己，听从命令
3	镇定配合	无刺激就有活动，病人有目的的整理床单或衣服，听从命定
2	触摸、叫名字有反应	睁眼、抬眉，向刺激方向转头，触摸或大声叫名字时移动肢体
1	只对恶性刺激有反应	睁眼，抬眉，向刺激方向转头，恶性刺激时移动肢体
0	无反应	恶性刺激时无活动

4. Richmond 躁动镇静评分（Richmond Agitation-Sedation Scale，RASS）　是基于患者运动系统反应的评分系统，比前面三个评分系统更加客观、细致，是成人 ICU 患者测量镇静质量与深度的最真实与可靠的镇静评估工具（表 16-4）。

表16-4　Richmond 躁动镇静评分（RASS）

分值	状态	临床症状
+4	攻击性	明显攻击性或暴力行为，对人员有直接危险
+3	非常躁动	拔、拽各种插管，或对人员有过激行为
+2	躁动	频繁的无目的动作或人机对抗
+1	不安	焦虑或紧张但无攻击性或表现精力过剩
0	警觉但安静	
−1	嗜睡	不全警觉，但对呼唤持续清醒大于 10s，能凝视
−2	轻度镇静	对呼唤有短暂（小于 10s）清醒，伴眨眼
−3	中度镇静	对呼唤有一些活动，但无眨眼
−4	深度镇静	对呼唤无反应但对躯体刺激有一些活动
−5	不易觉醒	对呼唤或躯体刺激物反应

（1）RASS 实施方法

观察患者，是否警觉但安静（评分为 0）；

是否患者符合持续躁动或兴奋；

使用上表中描述的标准评分+1—+4）；

如果患者不觉醒，大声呼唤患者名字或命令患者睁眼看讲话者，必要时重复一次可促使患者继续看讲话者；

患者有睁眼和目光交流可持续超过 10s（评分-1）；

患者有睁眼和目光交流持续不超过 10s（评分-2）；

患者对呼唤有一些活动，但是没有睁眼和目光交流（评分-3）

如果患者对呼唤无反应，摇肩膀观察，如对摇肩膀等生理刺激仍无反应则按压胸骨；

患者对生理刺激有一些活动（评分-4）；

患者对呼唤或生理刺激无反应（评分-5）。

（2）RASS 的特点

对镇静状态描述较前三者具体；

有规范的操作程序；

与其他评分系统一致性好；

可靠性、有效性好；

共分 10 级，复杂，难记。

5. OAA/S 评分 是临床镇静评分中非常有代表性的一种主观评价方法，它主要是通过对患者进行声音指令和触觉干扰指令来判断患者的镇静深度（表 16-5）

表 16-5 OAA/S镇静评级标准

分级	表现
5 级	完全清醒 对正常语调的呼名反应正常
4 级	对正常语调的呼名反应迟钝
3 级	仅对大声或反复呼名有反应
2 级	仅对轻度的摇推肩膀或头部有反应
1 级	对轻度推摇无反应
0 级	对挤捏斜方肌无反应

以上所述的集中镇静评分方法也有不尽如人意之处，比如评价过于主观，无法连续监测，反复的评估会增加工作量，并且不适用于使用了肌松剂的患者。

（二）镇静的客观评估

临床上，越来越多实用性和可信度较高的评分系统用于病人镇痛镇静疗效的监测，但是这些监测方法可能受评估者主观因素和患者先入为主观念的影响，以及其他主观评价的不利因素，因此对患者客观评价显得尤为必要。

1. 神经功能监测 脑电活动：脑电波性上显示的脑电活动的改变可以预测麻醉时患者的意识消失以及不同的睡眠状态，因此近年来临床上根据脑电活动开发了一些镇静深度的监测，并且在使用肌松剂的患者中同样使用。

（1）脑电双频指数（bispectral index，BIS）：BIS 的数值范围是 1～100，85～100 正常，65～85 镇静，40～65 麻醉状态，小于 40 呈爆发抑制，0 完全无脑电活动。数值越大，病人越趋于清醒；数值越小，则提示病人大脑皮质的抑制越严重。BIS 监测镇静深度和预测苏醒作用是肯定的，对意识消失的判断有特异性，但灵敏度不够，作为麻醉深度监测仍有不足，指导麻醉用药可能存在用药过量的危险。

（2）患者状态指数（patient state index，PSI）：是临床的一种监测麻醉深度和镇静的量化脑电参数，起标度范围为 0～100 的无单位数值，数值越大，镇静深度越低，数值越小，镇静深度越高。50～100 表示轻度镇静，25～50 表示一般理想麻醉状态，0～25 表示深睡眠状态。BIS 和 PSI 都是相对成熟的镇静深度监测方法，但 PSI 较 BIS 具有更好的信号采集与抗干扰能力。

（3）听觉诱发电位（auditory evoked potentials，AEP）：听觉诱发电位（AEP）是听觉系统在接受声音刺激后，从耳蜗至各级听觉中枢产生的相应电活动，其波形共分为 3 个部分，其中潜伏期听觉诱发电位与大多数麻醉药呈剂量依赖性变化，通过数学方法将波形指数化，AEP 指数中又以听觉诱发电位指数（AAI）最为常用。AAI 各数值段的意义：100～60 清醒；60～40 镇静；40～30：意识消失；30～20：全麻状态（无强刺激）；20～0：深睡眠。在 AAI 低于 10 时可以出现爆发抑制 EEG。AAI 预测意识水平也有药物特异性。在异丙酚和七氟醚麻醉时，意识清醒和消失的 AAI 数值有明显分界线。有些药物，如氯胺酮、阿片、咪唑唑仑、NO 等则影响非常轻微。AEP 监测仪的局限性：①有严重听觉障碍以及背景噪音非常大的时候也不宜应用。②在精神紧张的病人，耳后肌肉的紧张可以干扰 AEP。③电刀电凝等也干扰 AEP。④没有资料显示其可以有效用于小儿。

2. 心率变异系数（heart rate variability，HRV）　指连续心搏间瞬时心率的微小涨落的标准差与均值之比，反映心率变异性的分散程度，指标值越大，心率变异越分散。麻醉药物可以通过改变自主神经张力及均衡性而影响到心血管功能。由于 HRV 是通过自主神经中枢及外周压力感受器共同调制，故 HRV 分析可定量评估麻醉药物对自主神经系统的影响。麻醉深度与 HRV 改变之间存在着某种程度线形相关关系，此种关系可能为判断麻醉深度的客观指标之一，且较传统的生理体征指标更加灵敏可靠。

3. 食管下端收缩性（lower esophageal contractility，LEC）　目前对能否用 LEC 监测麻醉深度，临床还有争议，多数学者认为 LEC 能监测吸入麻醉深度，尤其适合于肌松下麻醉深度监测。也有学者认为 LEC 是内脏自主蠕动，麻醉深度增加必然受到抑制，其准确性和可靠性有待进一步研究。

不理想的镇痛镇静很大程度是由于没有统一的评价工具进行连续评估，系统一致的疼痛镇静评估对于疼痛治疗十分重要。

第二节　临床常用镇痛评分法

疼痛是人们一生中经常遇到的不愉快的感觉。它提供躯体受到威胁的警报信号，是生命中不可缺少的一种特殊保护功能。另一方面，它又是各种疾病最常见的症状，也是当今困扰人类健康最严重的问题之一。

（一）客观评价

1. 单维度疼痛评估量表　是基于患者的自我疼痛感觉来测量患者疼痛的方法，比较简单易用和直观。

（1）语言评分法（VRS）：让患者根据自身感受说出，这种方法患者容易理解，但是不够精确。具体方法是将疼痛划分为 4 级（表 16-6）。

表16-6 语言评分法（VRS）

级别	症状
0级	无疼痛
Ⅰ级（轻度）	有疼痛但是可以忍受，生活正常，睡眠不受干扰
Ⅱ级（中度）	疼痛明显，不能忍受，要求服用镇痛药物，睡眠受干扰
Ⅲ级（重度）	疼痛剧烈，不能忍受，需要镇痛药物，睡眠受到严重干扰可伴自主神经紊乱或被动体位

是目前使用最广泛的工具，NRS 通常测量患者过去 24 小时的疼痛强度或者报告疼痛强度，比 vas 简单，评估时间短，容易被患者理解接受。NRS 具有比较高的信效度，合适受教育程度比较高的患者。

（2）视觉模拟法（VAS 划线法）：划一条长线（一般长 100mm），线上不应有标记、数字或词语，以免影响评估结果。保证病人理解两个端点的意义很重要，一端代表无痛，另一端代表剧痛，让患者在线上最能反应自己疼痛程度之处划一交叉线。评估者根据患者所划位置或标尺后面的数字估计患者的疼痛程度。

通常用来描述患者当前或者过去 24 小时的疼痛强度。Vas 简单，快速，准确，方便的优点，被广泛使用，但是需要患者具有比较好的抽象思维，标记需要必要的感知觉能力及运动协调能力，使用在老年人答应率低。Vas 不合适受教育程度比较低或者认知损伤患者的疼痛评估。也不合适病人之间的疼痛强度比较，对于疼痛患者，需要随时携带标记的笔和尺作为评估工具，对于同一个患者疼痛评估使用同一个尺子进行比较。VAS 方法最大的不足是仅对疼痛的测量，忽略了疼痛内涵的其他问题。

（3）数字评分法（NRS）：数字评分法是用 0～10 代表不同程度的疼痛，0 为无痛，10 为剧痛。应该询问患者你的疼痛有多严重？或者患者自己圈出一个最能代表自身疼痛程度的数字。疼痛晨读分级标准：0：无痛；1～3：轻度疼痛；4～6：中度疼痛；7～10 重度疼痛。这种方法可用于意识清楚的成年病人的疼痛评估，但对没有数字概念的患儿比较困难。

（4）面部表情疼痛量表：

1）使用 6 个不同面部表情呈水平排列，由患者选择一个代表其疼痛强度的面部表情进行疼痛评分，开始使用在儿童疼痛程度评估。容易掌握，评估时间少，不需要附属设备。使用在老年人，完成率比较高（图 16-1）。

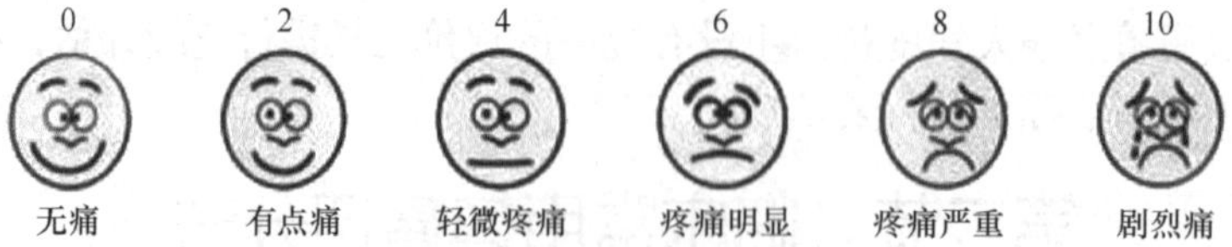

图 16-1 面部表情疼痛量表

2）其他

A. PAULA 疼痛量尺：5 个面部表情符号涂上不同的颜色，并将其长度加长为标准 VAS 量尺的两倍，同时增加了游标。

B. 疼痛图：利用不用的符号来表示不同性质的疼痛，并由患者在人体图上相应位置标出确切的疼痛部位和性质。

（5）术后疼痛评分法：

Prince-Henry 评分法：主要适用于开胸和腹部手术后疼痛强度测定。从 0 分到 4 分工分为 5 级（表 16-7）。

表16-7　Prince-Henry评分法

分值	描述
0 分	咳嗽时无痛
1 分	咳嗽时有疼痛发生
2 分	深呼吸时即有疼痛发生，而安静时无痛
3 分	静息状态下即有疼痛，但较轻可以忍受

2. 多维度疼痛量表　单维度的疼痛评估方法是单因素的，容易受到患者自身情绪、文化差异和理解能力等人文因素的影响，同时由于疼痛的多重性特征，使得单一评估方法难以对疼痛强度进行精确评估，因此多维度的评估是必要的。

（1）简明疼痛调查表：是一种快速多维的测痛与评价方法，他包括了有关疼痛原因，疼痛性质等描述词，NRS（0～10 级）描述疼痛程度，从多方面进行评估（见图 16-2）。

（2）McGill 疼痛情况调查表：是全面评估疼痛的多维度测量工具（表 16-8），既评估疼痛的情感和感觉方面，又全面评估疼痛的部位、强度、时间特性等。MPQ 在临床使用中可测定有关疼痛的多种信息和因素，实用于临床科研工作或较为详细的疼痛调查工作，但对病人的要求较高，表中的词类比较抽象，相对复杂，所以有时病人难以理解，并且花费时间较多，所以临床应用中具有一定的局限性。

表16-8　简化的McGill疼痛问卷表

	无疼痛	轻度	中度	严重
跳动的	0）——	1）——	2）——	3——
射穿的	0）——	1）——	2）——	3——
刺伤的	0）——	1）——	2）——	3——
锐利的	0）——	1）——	2）——	3——
痉挛的	0）——	1）——	2）——	3——
剧痛的	0）——	1）——	2）——	3——
热-烧灼的	0）——	1）——	2）——	3——
隐痛的	0）——	1）——	2）——	3——
沉痛的	0）——	1）——	2）——	3——
触痛的	0）——	1）——	2）——	3——
分裂痛的	0）——	1）——	2）——	3——
疲劳的-筋疲力尽	0）——	1）——	2）——	3——
令人厌恶的	0）——	1）——	2）——	3——
可怕的	0）——	1）——	2）——	3——
惩罚的-令人痛苦的	0）——	1）——	2）——	3——

（3）其他量表被设计用于评估慢性疼痛，另外一些专门用于特殊的疼痛综合征。

简化的 mcgill 疼痛问卷（Sf-mpq）于 NRS 比较，具有比较好的相关性，sf-mpq 的感受和情感因素具有高度相关性。具有跨文化相关性。评估时间少，操作简单，患者容易理解接受，得到临床工作人员的广泛接受，但是操作者需要足够经验，第一次使用需要经过培训。

（二）客观评估指标

1. 痛阈测定

（1）热辐射法（Thermal radiation，TR）：为温度测痛方法，它使用凸透镜聚焦，将

简明疼痛调查表(简表)

日期___年__月__日　　　　　　　　　　　　时间_____

姓名_____________________

一、在我们一生中多数都曾经体验过轻微的头痛、扭伤和牙痛，今天你是否有其他不常见的疼痛?

1.有　　　　　　　　　　2.没有

二、请你在下图中用阴影标出你感到疼痛的部位，并在最痛的部位打“×”

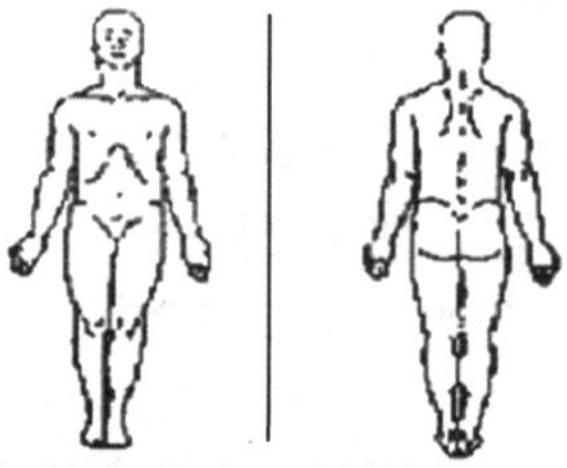

三、请圈出一数字以表示你在24小时内疼痛最重的程度。

0　1　2　3　4　5　6　7　8　9　10

不痛　　　　　　　　　　　　　　你能想象的最痛

四、请圈出一数字以表示你在24小时内疼痛最轻的程度。

0　1　2　3　4　5　6　7　8　9　10

不痛　　　　　　　　　　　　　　你能想象的最痛

五、请圈出一数字以表示你在24小时内疼痛的平均程度。

0　1　2　3　4　5　6　7　8　9　10

不痛　　　　　　　　　　　　　　你能想象的最痛

六、请圈出一数字以表示你现在疼痛的程度。

0　1　2　3　4　5　6　7　8　9　10

不痛　　　　　　　　　　　　　　你能想象的最痛

七、目前你正接受什么药物和疗法治疗疼痛。

八、请圈出一百分数、以表示你在24小时内经受治疗或用药后痛缓解了多少?

0%　10%　20%　30%　40%　50%　60%　70%　80%　90%　100%

无缓解　　　　　　　　　　　　　　　　　完全缓解

九、请圈出一数字以表示你在24小时内受疼痛影响的程度。

1.日常生活

0　1　2　3　4　5　6　7　8　9　10

无影响　　　　　　　　　　　　　　完全影响

2.情绪

0　1　2　3　4　5　6　7　8　9　10

无影响　　　　　　　　　　　　　　完全影响

3.行走能力

0　1　2　3　4　5　6　7　8　9　10

无影响　　　　　　　　　　　　　　完全影响

4.正常工作（包括外出工作和家务劳动)

0　1　2　3　4　5　6　7　8　9　10

无影响　　　　　　　　　　　　　　完全影响

5.与他人关系

0　1　2　3　4　5　6　7　8　9　10

无影响　　　　　　　　　　　　　　完全影响

6.睡眠

0　1　2　3　4　5　6　7　8　9　10

无影响　　　　　　　　　　　　　　完全影响

7.生活乐趣

0　1　2　3　4　5　6　7　8　9　10

无影响　　　　　　　　　　　　　　完全影响

图 16-2　简明疼痛调查表

热源发出的光线均地投射到受测试皮肤表面区域，随着热辐射能的增强，受测试皮区产生疼痛并逐渐增强，当热辐射疼痛与病人原有疼痛程度相等时，可用此时的单位面积皮肤每秒钟所受到的热量表示疼痛的强度。从测试开始的热刺激量逐渐增加至刚刚引起疼痛时的仪器所显示的热辐射量值即为“强度痛阈”，（一般健康成年人约为 836 mJ/s。cm^2）；而达到“强度痛阈”后继续增加刺激强度直至病人无法忍受时仪器所显示的热辐射量值即为“耐痛阈”；而在固定刺激强度不变的情况下，连续给予辐射热刺激直至刚刚引起疼痛的时间即为“时间痛阈”。

热辐射法在测量过程中能精确控制热辐射刺激的强度，时间和测试部位的面积，引起的痛觉明显而固定，一般不受其他因素的影响，可用于较为精确的实验检测，但操作不慎可能引起皮肤损伤。

（2）电刺激法（Electrical stimulation，ES）：多种类型的电流均可作为疼痛刺激源，目前常用的为方波电刺激，这是因为方波电流的上升和下降速率极高，波幅在瞬间内即可达到最大刺激值，也可降低到零，并且方波的波形规则既有利于掌握刺激强度，也有利于测量和计算。

电刺激测定痛阈在应用中具有定量精确，简便易行，重复性好，并且极少损伤组织。在具体操作中，电刺激的波幅，波宽，串长，程序和时间间隔等指标均可随意调整，它即可以用于皮肤测痛，也可以用于外周神经和中枢神经系统的测定，除了可以产生疼痛感觉外，也产生麻木感。

（3）机械刺激法：多数以压力作为刺激源，以往较常用弹簧式压力计，所给予的压力刺激量可以调节大小，并根据其刻度进行记录疼痛的产生及其程度。

（4）冷或热刺激法：以温度作为刺激源，此时周围温度应保持恒定，常常以 20～25℃为宜，冷刺激时以 1℃左右的冷水为刺激源，热刺激时以辐射灯照射为刺激源，分别记录疼痛出现时的温度和时间，使用冷热刺激法时应注意调节温度梯度，避免皮肤冻伤或烧伤。

（5）药物刺激法：临床上使用高渗盐水，酸或碱性溶液，离子，5-羟色胺，缓激肽和组织胺等均可引起疼痛，但由于剂量不易掌握，目前已多被其他方法所代替。

2. 生理生化指标 由于疼痛可引起全身各系统的不同程度的反应，因此常用的生理生化指标的测定均可在一定程度上作为反映疼痛的指标。但应该说明，许多生理生化指标均可在疼痛时发生变化，不同程度反映疼痛时体内的内环境变化，但这些变化并不具特异性，同时并非所有指标都容易在临床实施检查，多数情况下仅实用于科研项目应用。

（1）潮气量：由于疼痛刺激，呼吸浅快，因此潮气量降低，但少数情况下会发生过度通气。

（2）心率和血压：各种程度的疼痛均可通过刺激交感神经系统而使心率增快，血压升高并可伴有出汗或心率不齐。

（3）心电图：由于交感神经活动增强，R-R 间期缩短，ST-T 变化或明显的心律不齐。

（4）神经功能测定：主要测定神经的传导速度和给予刺激后的反应强度，可分别测定感觉和运动神经，同时可通过分析给予刺激的参数，如电压和电流强度及波幅，传导速度等来判断神经的生理功能状态或治疗前后的变化。也可以间接评价神经功能的完整性。

（5）激素类：血清儿茶酚胺，环磷酸腺苷，5-羟色胺，促肾上腺皮质激素，抗利尿激素，生长激素。

（6）诱发电位（Evoked potential，EP）：诱发电位是中枢神经系统感受外来或内在刺激后产生的生物电活动，中枢神经系统受到外在刺激后产生的生物电活动称为感觉诱发电位（Sensory evoked potential，SEP）；根据刺激形式可分为体感诱发电位（SSEP），听觉诱发电位（AEP），视觉诱发电位（VEP）；根据诱发电位起源可分为皮层（PRVEP），皮层下（BAEP）和脊髓诱发电位（SCEP）。一般使用 0.1～0.2 毫秒的方波脉冲，频率 1～2 赫兹，强度以引起轻度肌肉收缩为限，通过针电极或表面电极刺激外周神经。

第三节　婴幼儿痛觉评估

婴幼儿由于年龄小，不能采用 0～10 数字量表或者面部表情法描述疼痛，往往导致疼痛评估不准确，处理不当。因此婴幼儿采用与成人不同的疼痛评估法。

1. CRIES 评分法（新生儿和婴儿）　见表 16-9。

表16-9　CRIES评分法

	0 分	1 分	2 分
啼哭	无	高声	不可安抚
SpO_2＞95%时对 FiO_2 的要求	无	＜30%	＞30%
生命体征升高（与术前比较）	HR、BP 无变化	HR、BP　上升＜20%	HR、BP 上升＞20%
表达	无	做鬼脸、扭歪	咕哝
不能入睡	无	间断性苏醒	经常苏醒

2. FLACC 评分法（2 月～7 岁儿童）　对于在认知方面有欠缺的儿童进行疼痛评估时非常有效（见表 16-10）。

表16-10　FLACC评分法（2月～7岁儿童）

	0 分	1 分	2 分
面部表情	微笑	偶尔皱眉、面部扭歪、淡漠	常下颌颤抖或紧咬
腿活动	放松体位放松体位 静卧或活动自如	紧张、不安静来回动	身体屈曲，僵直或急扭
哭	无	呻吟、呜咽、偶诉	持续哭、哭声大
安慰	无需	轻拍可安慰	很难抚慰

3. Hester 的扑克牌评分法　适用于 5 岁以上的孩子，四张牌摆在孩子面前，第一到四张牌（1～4 分）分别代表“痛一点点”，“痛多一点”，“更痛”和“最痛”，问孩子“你现在第几张牌的痛？”。然后确认孩子的反应。在首次应用后有些小孩就有了疼痛分级的印象，以后的评估就更准确了。

4. 视觉模拟评分法　方法同成人，可以被 5 岁左右儿童所掌握，但对年幼的儿童，100mm 刻度评分线水平位可能不是很好理解，刻度评分线垂直和温度计一样，能更好地理解。

（高　勤　张文胜）

参 考 文 献

中华医学会儿科学分会急救分组.2014.儿童重症监护治疗病房镇痛和镇静治疗专家共识.中国儿科杂志，52（3）：189-193.

中华医学会重症医学分会.2006.重症加强治疗病房病人镇痛和镇静治疗指南.中国实用外科杂志，26（12）：893-901.

Dyck JB1，Maze M，Haack C，et al.1993.The pharmacokinetics and hemodynamic effects of intravenous and intramuscular dexmedetomidine hydrochloride in adult human volunteers.Anesthesiology，78（5）：813-20.

Riker RR1，Picard JT，Fraser GL.1999.Prospective evaluation of the Sedation-Agitation Scale for adult critically ill patients.Crit Care Med，27（7）：1325-9.

第十七章　病人自控镇痛(PCA)泵的临床应用

临床疼痛治疗出现了一种新技术——药泵技术，给药方案转向由病人自行给予，即病人自行利用药泵“自控镇痛”（简称PCA技术 patient controlled analgesia），PCA技术的原理是采用微电脑控制，根据患者的情况设定镇痛机上的各项技术参数，镇痛药在安全、有效的范围内由病人自控给药。当病人稍感疼痛时，只需按动镇痛泵的按钮，镇痛药便通过导管慢慢输入体内，其量小且输入均匀，使药物在体内保持稳定的血药浓度。PCA的按压次数和药物用量可由病人自我调节，这样可使镇痛药“按需供应”。以最小的剂量达到最佳的效果，且副作用最小，避免了传统方法血药浓度波动大，副作用大的情况。本实验主要介绍PCA泵的临床使用方法及相关问题的处理。

一、实 验 目 的

（1）熟悉术后镇痛的方法，如①口服给药；②椎管内给药；③静脉给药。

（2）熟悉病人自控镇痛（PCA）的原理、技术参数和分类。

（3）熟悉微电脑PCA泵并掌握一次性PCA泵（PCEA）的使用方法。

（4）PCA应用中的有关问题及处理。

二、实 验 方 法

（1）示教、讲解、总结。

（2）观看教学录像片。

（3）实地观看操作。

三、实 验 内 容

（一）设定参数

微电脑PCA泵的基本结构，各种参数的设定：负荷剂量（loading dose）、单次给药剂量（bolus）、锁定时间（lockout time）、最大给药剂量（maximal dose）、连续背景输注时间（basal infusion or background infusion）等。

（二）一次性PCA泵的使用方法

（1）基本结构：它由一个轻型塑料圆筒构成，内有一装镇痛药的弹性皮球，容积有100、120及150 ml等多种规格，输注速度有每小时2 ml、4 ml两种，可任意选用。

（2）器械药品准备：一次性PCA泵一具、0.75%布比卡因（或2%利多卡因）数支、芬太尼2支、生理盐水1瓶、50或20 ml注射器1具。

（3）药品配制（以 120 ml 泵硬膜外镇痛为例）：用注射器将 0.75%布比卡因 40 ml、芬太尼 0.2 mg 注入泵内，再注入生理盐水 76 ml，即得 0.25%布比卡因镇痛液 120 ml。

（4）接上三通开关，排除泵管内的空气，将三通开关与硬膜外导管接头或衔接即可。

（5）将注明患者姓名、床号、住院号、泵内药物及浓度、输注时间等的不干胶纸贴于泵上。

（三）PCA 应用中的有关问题及处理

1. 用于 PCA 的阿片类药物的副作用

（1）恶心呕吐和皮肤瘙痒，最为常见。

（2）深度镇静。

（3）呼吸抑制。

（4）胃肠道功能紊乱。

2. 机械故障及操作不当 如开关故障、硬膜外导管滑脱、硬膜外导管折叠或堵塞、接头固定不良漏液等，应查明原因，及时处理。

3. 镇痛效果不良及其处理 ①增加单次给药剂量；②缩短锁定时间；③在间断给药基础上增加一个连续背景输注；④采用辅助镇痛治疗。

4. PCA 治疗中的注意事项

（1）仔细核对。PCA 最危险的是人为因素，如参数设置错误。因此，设置参数后，应反复检查或由二人核对，确认无误后才可使用。

（2）严格无菌操作原则。

（3）在 PCA 治疗期间，要实行 24 小时负责制，定期随访，特别应观察病人有无呼吸抑制或处于深睡状态而呼唤不醒，有无血流动力学改变。一旦发生，应立即停药，并及时处理。

（4）不可让探视儿童玩弄开关，以免造成用药过量的意外。因此，使用 PCA 泵时一定要用密码锁定。

5. 了解适应证与并发症

【思考题】

1. 常用的术后镇痛有哪些?
2. 各种术后镇痛方法的适应证与并发症?

（张 勇 刘 洋）

参考文献

谭冠先. 疼痛诊疗学. 3 版. 北京：人民卫生出版社.
刘延青. 实用疼痛学.北京：人民卫生出版社.
宋文阁，王春亭，傅志俭. Pain 实用临床疼痛学. 郑州：河南科学技术出版社.

第十八章　实验动物的常用麻醉方法

在进行动物实验时，用清醒状态的动物虽然更接近生理状态，但实验时各种强应激持续传入动物大脑会引起大脑皮质抑制，使其对皮质下中枢的调节作用减弱或消失，导致动物机体发生生理机能障而影响实验结果，甚至因而导致动物休克或死亡，另一方面，许多用于实验的动物性情凶暴，容易伤及实验操作者，因此，为了保证动物实验的顺利实施，减少动物的痛苦，选择适宜、有效的麻醉非常重要。实验动物的麻醉就是通过全身或局部的方法，使动物全身或局部暂时失去疼痛知觉以利于实验的进行。

一、麻醉方法及分类

实验动物的麻醉方法分为全身麻醉和局部麻醉两大类。

（一）全身麻醉

全身麻醉的方法根据给药途径主要分为吸入麻醉、静脉麻醉、腹腔注射麻醉、肌肉注射麻醉、经口摄入麻醉等。

1. 吸入麻醉　吸入麻醉是将挥发性麻醉药或吸入性气体麻醉药经由动物呼吸道吸入体内后产生全身麻醉作用的方法。常见的吸入麻醉药有乙醚、七氟醚、安氟醚、三氟乙烷等。由于乙醚麻醉具有麻醉深度易掌握、安全性高、麻醉后恢复较快等优点，一度成为传统实验动物的全麻最常使用的药物。但近年来随着麻醉设施的改进以及吸入性气体麻醉药的广泛应用，乙醚麻醉因环境污染、呼吸道刺激性强、麻醉兴奋期明显等问题有逐渐被静脉麻醉药和吸入性气体麻醉药取代的趋势，其他吸入性气体麻醉药也主要用于小型动物的全身麻醉。

（1）实验动物的乙醚麻醉法：将乙醚倒在棉球或纱布上，放入可密闭的容器内（比如烧杯或麻醉瓶），然后将动物投入，再将容器口密闭观察动物行为，如果是大型的动物，可将动物固定并带上口套后，将加有乙醚的棉布像口罩一样覆盖在口套上。动物吸入乙醚后，开始会出现兴奋状态，表现为挣扎、呼吸不规则等，数分钟内出现肌肉紧张明显降低、呼吸逐渐平稳、站立不稳、角膜反射消失、皮肤痛觉消失等麻醉状态。由于乙醚麻醉在较短时间内可恢复，为维持长时间的麻醉，在实施乙醚麻醉过程中注意动物的反应，适时追加吸入量，以维持麻醉深度和时间。但同时也应注意过量吸入可能导致窒息。一旦发生窒息，应立即暂停吸入乙醚，等呼吸恢复后再继续吸入。

（2）实验动物的其他吸入性麻醉法：除吸入性气体麻醉药笑气和常温下能挥发起效的乙醚外，其他挥发性麻醉药一般都需要特殊的挥发罐装置将药物由液态蒸发为气态。实验动物在实施吸入性气体麻醉过程中，先将动物置于可密闭的容器空间内，然后将麻醉机上的挥发性麻醉药罐打开到一定浓度，通气管口接入密闭容器内即可。随着密闭容器空间的挥发性麻醉气体浓度的上升，动物逐渐出现前述先兴奋后抑制的临床表现，当动物进入较深的麻醉状态后即可开始实验。

2. 静脉麻醉　静脉麻醉是将麻醉药通过注入动物体内，药物经过血液循环作用于中枢神经系统使动物很快进入麻醉状态的方法，其具有简单方便、作用快速、无明显兴奋期等特点。静脉麻醉主要用于较大的动物，如兔、猫、犬、猪等。静脉注射的部位是：兔、猫、猪由耳缘静脉注入，犬由后肢静脉注入，小鼠大鼠由尾静脉注入。

3. 腹腔注射麻醉　腹腔注射麻醉是将麻醉药注入腹腔内经腹膜吸收入血起效的麻醉方法，注射部位在腹部侧后 1/3 处。腹腔注射后数分钟内开始起效，当动物表现为全身无力、反射消失，即达到手术麻醉深度。腹腔注射麻醉一般主要使用于小型动物，如鼠类。由于各种麻醉药物的毒性及作用时间长短不同，注射时一定要控制好药物的浓度和注射量。当药物作用逐渐消失，动物开始出现四肢颤抖，如果此时手术还未完成，一般需要补加麻醉深度，如果是开腹手术，可以直接将麻醉药补加到腹腔内，也可以通过前述的吸入麻醉方法补加辅助麻醉。

4. 肌内注射麻醉　肌肉注射麻醉是将麻醉药通过肌内注射吸收起效的麻醉方法，注射部位一般选用肌肉发达、血运丰富的臀部臀大肌。肌内注射麻醉主要用于大型不易控制固定的动物的基础麻醉，如猪、猴等，也可用于小型如鼠类、兔、猫等的麻醉。肌内注射麻醉可以快速使其进入睡眠状态以进一步固定和建立静脉通道。

5. 麻醉注意事项

（1）麻醉前的注意事项：①麻醉前动物应有适当的禁食，尤其是大动物，禁食应达 10～12 小时。②不能使用泻剂。因泻剂可导致胃肠道酸碱失衡，碱大量丢失，体内酸度增加，尤其在麻醉和失血状态极易发生酸中毒，降低全身循环系统的调节能力和损伤组织的抗感染能力。③用犬做长时间实验前 1 小时应灌肠以排除积粪。④检查麻醉剂质量、数量是否满足要求，麻醉固定器具是否有破损，对麻醉过深时需要的急救药品和器材也要准备齐全。⑤准确计算麻醉药的剂量，介绍的麻醉剂量仅供参考使用，在麻醉过程中应充分考虑动物的个体差异，体重和麻醉药物剂量不一定成比例。⑥麻醉药物使用时应考虑其纯度对麻醉效果的影响，国产麻醉药往往达不到进口药物的效价，实际使用中应注意适当增加剂量。

（2）麻醉过程中的注意事项：①抓取固定动物一定要牢靠，避免被挣脱或被咬伤，抓取鼠类尽量戴上专用的厚棉手套。②静脉麻醉注射过程一定要缓慢，注意观察动物的肌肉紧张、角膜反射、疼痛反射等情况，当这些活动明显减弱或消失时，要立即停止注射，必要时应及时抢救。

（3）麻醉后的注意事项：①采取保温措施。在麻醉期间，动物的体温调节机能受到抑制，会出现体温下降，影响实验结果。②出现麻醉过深的情况后应立即进行抢救。③必须保证动物气道的通畅和重要组织脏器的营养和氧供。

（二）局部麻醉

实验动物的局部麻醉方法常常使用的是局部浸润麻醉。局部浸润麻醉是将麻醉药物注射于皮内、皮下、肌下组织或手术野深部组织，以阻断局部末梢神经传导，使痛觉消失。

进行局部浸润麻醉时，先将动物固定好，将注射部位及周围的被毛剪净并用酒精棉球消毒，然后将要进针局部的皮肤轻轻提起或绷直，针尖斜面贴皮进入实验操作区域的局部皮肤内进行皮内注射，形成橘皮样的皮丘，皮丘的大小可根据需要调节针尖水平进入长度。如果单次浸润不能满足手术需要，在完成第一个皮丘注射后，将针退出后在第一个皮丘边缘内进针放射到周围区域注射，直至需要麻醉的区域皮肤都被浸润为止。根据实验需要的深度，进一步按照皮下、筋膜、肌肉、腹膜或骨膜的顺序进行浸润麻醉以达到充分阻滞神经末梢的目的。

二、麻醉药物及分类

动物实验中常用的麻醉药根据其理化特点可分为挥发性麻醉药和非挥发性麻醉药，前者又可分为挥发性麻醉药和吸入性气体麻醉药两类，后者包括了全身静脉麻醉药和局部麻醉药；根据其主要的用药途径可分为吸入麻醉药、静脉麻醉药、局部麻醉药。

（一）麻醉药物

1. 吸入麻醉药 吸入麻醉药包括挥发性麻醉药和吸入性麻醉气体药。前者主要用于动物实验，包括乙醚、氟烷、七氟烷、异氟烷、甲氧氟烷、氯仿等。

2. 静脉麻醉药

（1）巴比妥类：巴比妥类药物是一类巴比妥类衍生物钠盐，具有丙二酰脲结构类型，是最常使用的一类镇静催眠药。巴比妥类药物根据作用时间可分为长、中、短、超短时作用四大类。长效类，持续 6～8 小时，如巴比妥和苯巴比妥；中效类，4～6 小时，如戊巴比妥和异戊巴比妥；短效类，2～3 小时，如司可巴比妥；硫喷妥钠作用时间更短，可作静脉麻醉药，属超短效类。 实验动物麻醉所使用的药物根据实验需要可选用不同时效的巴比妥类药物。

巴比妥类药物主要通过抑制神经冲动传入大脑皮质起到抑制中枢神经系统的作用。其常温下呈粉末状，毒性小，安全范围大，麻醉潜伏期短，维持时间长。抑制中枢神经的深度，一般与剂量成比例。小剂量起镇静作用，中等剂量有催眠作用，大剂量起麻醉作用。使用催眠剂量的巴比妥类药，对呼吸、循环抑制作用小，但过量使用也可随剂量增加出现明显的呼吸循环抑制作用，甚至导致体温降低、呼吸停止和死亡。最常用于动物实验麻醉的有戊巴比妥钠、苯巴比妥钠。一般用生理盐水稀释配置，通过静脉注射或腹腔注射给药，给药后数分钟内起效。给药剂量根据动物的种类和体重计算给药，一般先给予总量的 2/3，观察其效果后再根据情况决定是否全部给药。

（2）氯胺酮：是苯环已哌啶（phencyclidine）的衍生物，在常温常压之下呈白色粉末状固体物质，不燃性，溶于水，微溶于乙醇，pH 3.5～5.5，水溶液呈酸性。可选择性抑制丘脑内侧核，阻滞脊髓网状结构束的上行传导，兴奋边缘系统。 氯胺酮注射后可使动物快速进入浅睡状态，并保留神经反射，对中枢神经系统抑制程度不深，没有明显的呼吸、循环系统抑制，因此其麻醉安全范围相对较高。一般多用于猪、犬、猫等动物的基础麻醉和啮齿类动物的麻醉。

（3）水合氯醛：水合氯醛（化学式：C2H3Cl3O2）又称水合三氯乙醛、2，2，2-三氯-1，1-乙二醇，是三氯乙醛的醛水合物 。常温下是一种具有刺鼻的辛辣气味，味微苦的无色透明结晶固体，遇热放出有毒的气体，具有抗惊厥、镇静、催眠作用。作用机理与巴比妥类类似，对延髓呼吸及血管运动中枢具有较强的抑制作用。其麻醉剂量与中毒剂量接近，安全范围小。其溶解度较小，常配成 1%水溶液。使用前先在水浴锅中加热，促其溶解，但加热温度不宜过高，以免影响药效。

（4）氨基甲酸乙酯：氨基甲酸乙酯又名脲乙烷、乌拉坦。常温常压下为白色固体，微溶于水，几乎没有气味，味道苦且有冰冷感觉，是发酵食物和酒精饮品在发酵或贮存过程中天然产生的污染物。用作实验动物麻醉剂，作用温和，安全性大，常配成20%～25%水溶液灌肠使用，也可经皮下、静脉、腹腔注射给药。缺点是该药具有致癌性，大型动物使用后不可反复使用。

3. 局部麻醉药

（1）普鲁卡因：普鲁卡因属短效脂类局麻药，其亲脂性低，对黏膜的穿透力弱，需要局部浸润给药，易被吸收失效。为延长其作用时间，常在配好的1%～2%药液内加入少量的肾上腺素，一般为 5 μg/100 ml，可使麻醉时间延长1～2小时。当大量药物吸收入血，会表现出中枢神经系统先兴奋后抑制，可用巴比妥类药物预防。

（2）利多卡因：利多卡因为酰胺类局麻药，其亲脂性较普鲁卡因强，穿透力和麻醉效能是其两倍，麻醉作用时间也较长，被广泛运用于表面麻醉、局部浸润麻醉、神经阻滞、硬膜外麻醉。血液吸收后或静脉给药，对中枢神经系统有明显的兴奋和抑制双相作用，且可无先驱的兴奋，血药浓度较低时，出现镇痛和嗜睡、痛阈提高；随着剂量加大，作用或毒性增强，亚中毒血药浓度时有抗惊厥作用；当血药浓度超过 5 mg/ml 可发生惊厥。一般用于表面麻醉、局部浸润麻醉、神经阻滞的浓度为1%～2%。

（3）丁卡因：又名地卡因、潘托卡因。局麻作用比普鲁卡因强 10 倍，穿透能力强，毒性亦较大，主要用于黏膜表面麻醉。作用迅速，1～3 min 即生效，维持 60～90 min。一般使用浓度为 0.5%～2%溶液，应用时应于每 3 ml 中加入 0.1%盐酸肾上腺素溶液 1 滴。

（二）常用麻醉药物的剂量与用法（见表 18-1）

表18-1　常用麻醉药物的剂量与用法

动物	给药途径	盐酸氯胺酮（mg/kg）	戊巴比妥（mg/kg）	硫分妥钠（mg/kg）	水合氯醛（mg/kg）	氨基甲酸乙酯（mg/kg）
小鼠	i.v i.p i.m	 20～40	35 50	25 50	400	
大鼠	i.v i.p i.m	 20～40	25 50	20 40	300	0.75
地鼠	i.v i.p		 35	20 40	200～300	
豚鼠	i.v i.p i.m	 20～40	30 40	20 50	200～300	1.5
兔	i.v i.p i.m	 20～40	30 40	20		1.0 1.0
猫	i.v i.p i.m	 15～30	25	28	300	1.25～1.5 1.25～1.5
犬	i.v		30	25	125	1.0
猴	i.v i.p i.m	 15～40	35	25 60		
绵羊	i.v		30			
山羊	i.v		30			
猪（<45 kg）	i.v i.m	 10～15	30～20	9～10		
猪（>45 kg）	i.v i.m	 10～15	15	5		

三、医学常见实验动物的麻醉方法

（一）非哺乳动物

1. 果蝇 果蝇属昆虫，约有 1000 种。广泛用作遗传和演化的室内外研究材料果蝇，尤其是黑腹果蝇易于培育。其生活史短，在室温下不到两周。黑腹果蝇作为一种常见的模型，被广泛使用于遗传学、发育生物学、药理学等领域的研究中。在麻醉学领域，果蝇常用于吸入麻醉药的药理学研究。果蝇一般使用吸入麻醉。将果蝇放入透明玻璃密闭容器内，留置可开关的进气口和出气口，通过进气口向容器内通氧气和麻醉气体，通过调节出气口开关可控制密闭容器类药物浓度并可检测麻醉药浓度，通过透明玻璃观察和记录果蝇被麻醉的情况，如图 18-1。

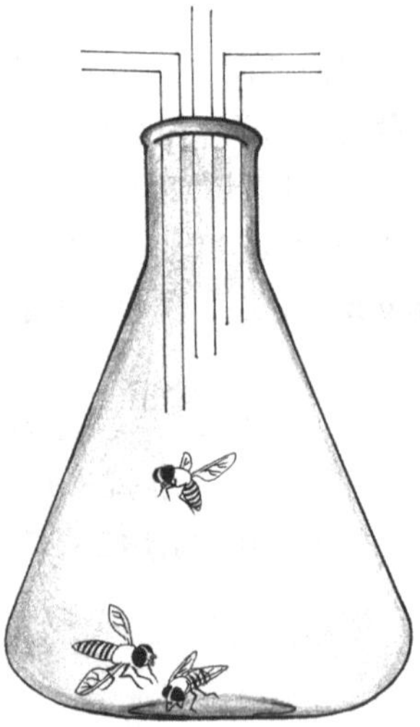

图 18-1 果蝇

2. 蟾蜍和青蛙 蟾蜍和青蛙是广泛运用于发育生物学、生理学、药理学、移植免疫学、肿瘤学等的一种实验动物。麻醉蟾蜍和青蛙时常使用的药物为氨基甲酸乙酯。蛙类具有发达的淋巴囊系统，分布在咽、胸、背、腹、侧腹、大腿、蹼等处，药物经淋巴囊系统给予容易吸收起效。常选用的腹部和头背部淋巴囊给药。左手伸开五指，用手掌贴住蛙背，食指和环指迅速勾压双侧前腿，拇指和小指勾压双侧后退，将针头从蛙大腿上端刺入，经大腿肌层入腹壁肌层，再进入腹壁皮下淋巴囊，然后注入药物。也可经胸淋巴囊给药，即将针头刺入口腔，穿过下颌肌层入胸淋巴囊，然后注入药物。淋巴囊一次最大注射量为 1ml。如图 18-2。

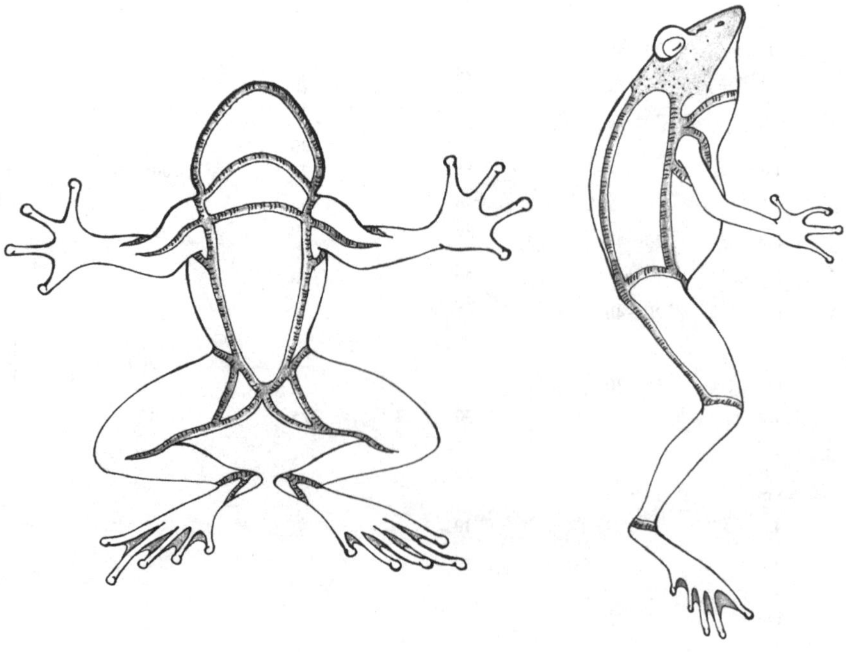

A　　　B

图 18-2 青蛙

A. 腹面观；B. 侧面观

（二）哺乳动物

1. 鼠类 鼠类是品系最为繁多的实验动物种类，包括小鼠、大鼠、豚鼠、地鼠等几个种属，每个种属又分为近交系、突变系、远交系、杂交群等系，每个系又包含数个至数十上百个种，是世界各地实验室使用最多的动物种类，使用范围涉及的研究几乎包含所有生命科学和医疗卫生的科学研究领域。其中小鼠和大鼠类体型偏小，便于捉拿，麻醉时单人可完成控制、捉拿，成年大鼠和豚鼠体型较大，一般需要助手帮忙完成麻醉。鼠类常用的全身麻醉方法有腹腔注射麻醉、静脉麻醉和吸入麻醉，局部麻醉方法多选用局部浸润麻醉。

（1）腹腔注射法：右手牵住鼠尾尖端使鼠在栏板或平板上向前逃跑，左手食指和拇指杯状张开迅速紧紧抓住头部和颈部交界处的皮肤，同时中示小指与大鱼际肌对称用力将鼠背皮肤抓住使得腹部皮肤绷伸展，然后右手迅速将尾巴尖端压在左手中小示指任意指间，同时将鼠腹部翻转向操作者。右手将准备好的注射器针头刺入腹中下 1/3 腹外侧处皮肤，针尖刺入角度在 30° ～45° 度范围，针头到达皮下后继续进针 2～3mm 即到达腹腔，可感觉阻力明显消失，缓慢注入药物，如图 18-3 所示。如果成年大鼠或豚鼠体型较大者，上述操作过程需要助手协助才能完成如图 18-4 所示。腹腔注射容量为 1ml/100g～2ml/100g 体重。

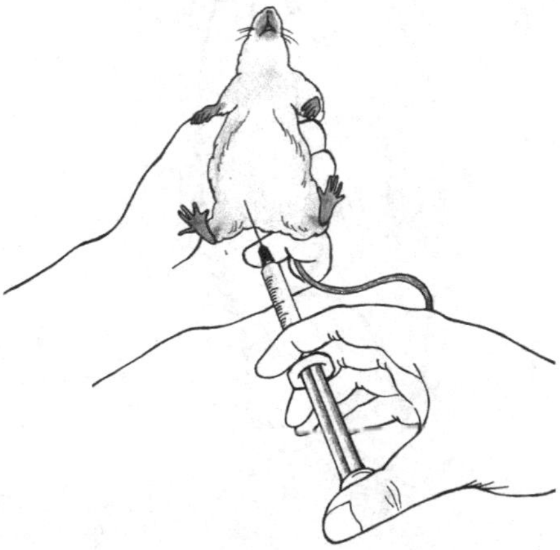
图 18-3 小鼠腹腔注射

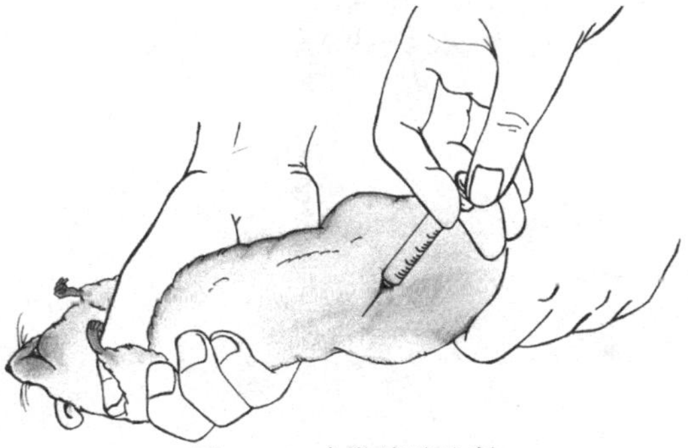
图 18-4 大鼠腹腔注射

（2）静脉注射法

1）尾静脉注射法：小鼠、大鼠尾部血管分布丰富，且在背、腹的左右两侧动静脉相伴成对称规律分布：背腹各有一根动脉，两侧各有一根静脉。操作时，将鼠固定在固定器内或倒扣在烧杯中使尾巴露出，将尾部用酒精擦拭使角质软化，静脉扩张。然后将尾部顺时或逆时旋转 90° ，扩张的静脉进一步怒张，用左手食指和中指夹住鼠尾上下，用无名指托住从下面托住尾巴，用拇指和小指中指从下面托起尾巴末梢，右手持注射器，使针头与静脉成小于 30° 角度进针，进针点一般在尾根 1/4～1/5 处，刺入后先缓慢注射少量药物，如无阻力表示针头已进入静脉可继续注入。一般推注速度为 0.05～0.1ml/秒，注射容量为 0.5～2.5ml/100g 体重。如需反复经尾静脉注射，应尽可能从尾末端开始，逐次向尾根部方向移动。如图 18-5。

2）背跖静脉注射法：大鼠和豚鼠的背外侧跖静脉都比较表浅粗大，常被用于静脉注射。操作时，助手一手抓住鼠颈背皮肤呈仰卧位固定鼠身上半部，另一手的拇、示指夹住鼠后肢大腿部，并同时用中、环、小指夹住另一后肢和尾巴。操作者用剪刀减去注射部位的毛，用酒精棉球清洗消毒后，可见明显暴露的背跖静脉，用 6～7 号注射针沿心方向对准血管刺入后注射。如图 18-6 所示。

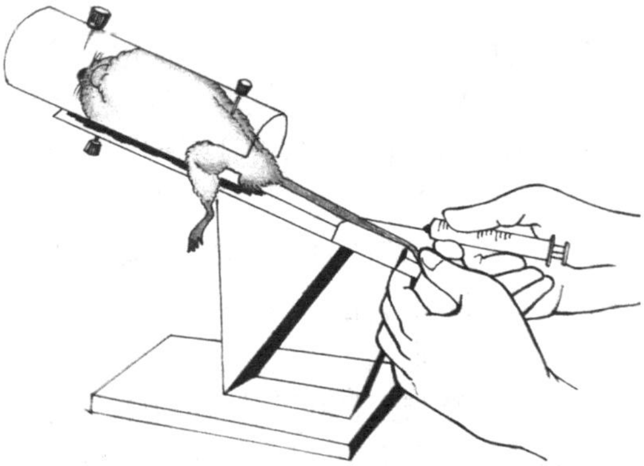

图 18-5 鼠类静脉注射

3）耳缘静脉注射法：豚鼠的耳缘静脉比较发达，常被用作静脉注射部位。将固定器固定好豚鼠后，由助手固定好鼠头和鼠身，操作者拔去耳缘处的毛，用酒精棉球涂擦耳缘静脉表面皮肤，并用手指轻弹或搓揉鼠耳使静脉充血。然后用食指和中指夹住静脉近心端，拇指和小指夹住耳缘部分，环指放在耳缘下作垫，右手持注射器从静脉末端顺血管平行方向刺入静脉1mm，回抽有血，放松对耳处血管的压迫，固定针头后缓慢推注药物。注射完毕拔出针头后用棉球压迫针眼数分钟以防出血。耳缘注射一次注射量不超过2ml。如图18-7所示。

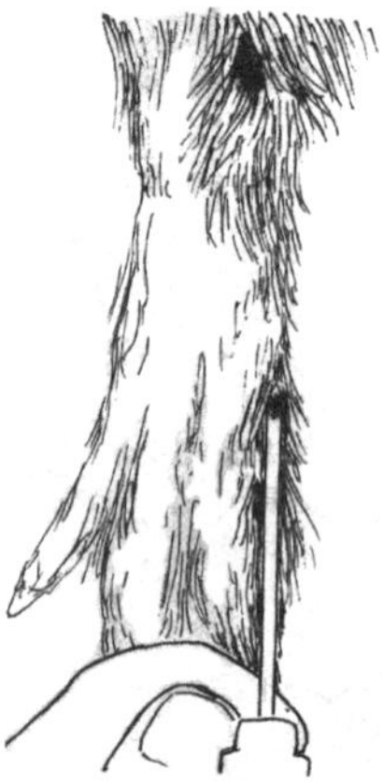

图 18-6 背跖静脉注射

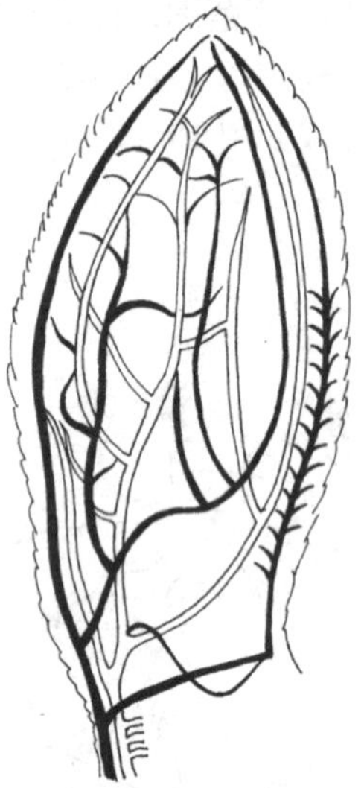

图 18-7 耳缘静脉注射

4）阴茎静脉注射法：是目前大鼠静脉注射的常用给药途径，麻醉方面一般用于再次加药加深麻醉。将雄性大鼠麻醉后仰卧或侧卧，翻开包皮，拉出阴茎，可见阴茎静脉非常明显粗大，沿皮下直接刺入注射即可。如图18-8所示。

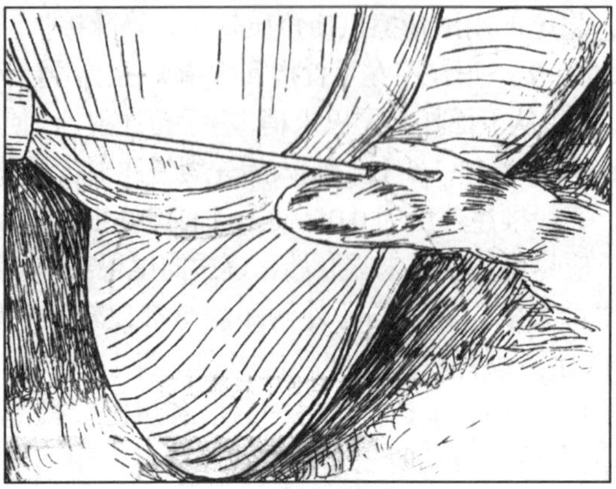

图 18-8 阴茎静脉注射

5）舌下静脉注射法：大鼠舌下静脉也较粗大，常被用于麻醉补给麻醉药。将大鼠舌头牵拉出来，向上掀舌尖可找见舌下静脉，直接注入药物。如图 18-9 所示。

（3）吸入麻醉法：将鼠放入足够大的可密闭装置中（大针气筒、改装的广口瓶、改装的大玻璃罩等），留置进气口和排气口，从进气口向密闭装置内输送氧气和气体麻醉药或挥发性麻醉药，废气经单向阀门式排气口排出。如图 18-10 所示。

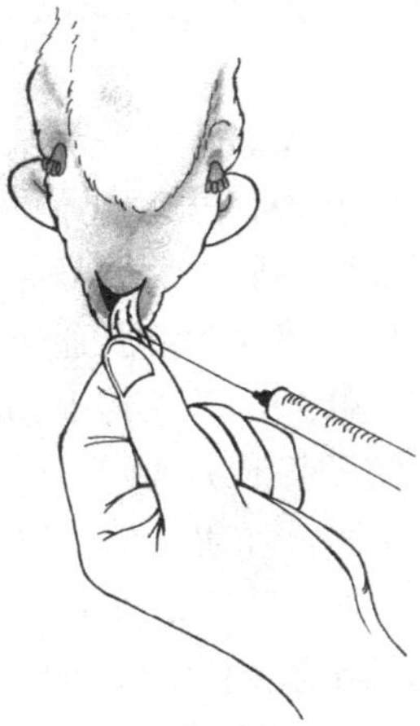

图 18-9　舌下静脉注射

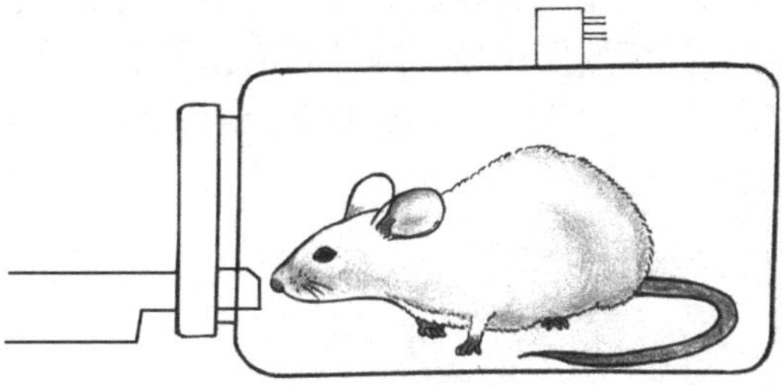

图 18-10　吸入麻醉法

2. 兔　实验兔种类繁多，常用的有新西兰大白兔、日本大耳白兔、青紫蓝兔、中国本地兔等品种，体型适中，性情温顺，易于控制和实验操作，被广泛使用于免疫学、生殖医学、病理学、眼科学、心血管病、肺心病、皮肤学、遗传病学、代谢性疾病等领域的研究。兔的麻醉给药法一般采用耳缘静脉注射法，具体操作方法可参考前述鼠的麻醉方法中耳缘静脉注射法。如图 18-11 所示。

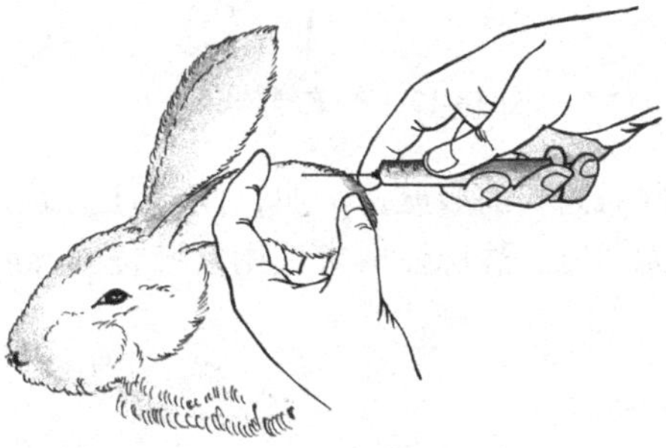

图 18-11　兔耳缘静脉注射

3. 犬　犬是哺乳动物食肉类动物，体型较大，性情凶暴，品种繁多。现被用于医学科学研究的犬主要有小猎兔犬、墨西哥无毛犬、四系杂交犬、Beagle 犬、Boxer 黑白斑点短毛犬等，这些犬类大多是已被驯养的、性情相对温顺的类别。他们被广泛用于长期慢性试验，涉及生理学、生物化学、微生物学、病理学、病毒学、药理学、肿瘤学、心理学等基础研究工作；还被用于农药安全性实验、实验外科、疾病模型建立和研究、皮肤病学、风湿免疫学等的研究。犬的麻醉方法主要有吸入麻醉、肌肉注射麻醉、静脉麻醉，其中吸入麻醉主要是指乙醚吸入麻醉，该方法主要用于 20 世纪，近年已被淘汰，现在常用肌肉注射麻醉法和静脉麻醉法。肌肉注射麻醉部位一般选用臀大肌外侧或大腿肌肉。常用静脉注射部位有前肢内侧头静脉、后肢外侧小隐静脉、前肢内侧正中静脉、后肢内侧大隐静脉、舌静脉、颈外静脉等。

4. 猪　猪属哺乳纲偶蹄类动物，用于动物实验的一般是经过筛选培育的小型猪，品种包括国外著名的戈廷根小型猪、明尼苏达小型猪、皮特曼-摩尔小型猪、汉服特系小型猪等，我国培育的有西双版纳近交系小耳猪、贵州小型香猪、广西巴马小型猪等。猪的心血管系统、消化系统、皮肤、营养需要、骨骼发育以及矿物质代谢需要都与人类极其相似，其体型较大，非常适合反复采样的慢性或复杂实验以及进行外科手术。在医学生物学中小型猪被用于皮肤学、烧伤学、肿瘤学、免疫学、畸形学、遗传学、心血管病、糖尿病、血液病等领域的研究。虽然用于医学实验的猪类主要是小型猪，但其遭受伤害和刺激时也会表现出性情凶暴、难以驯服的特点，因此猪的麻醉方法主要采用肌肉注射作为基础麻醉，在此基础上建立静脉通道，然后可通过静脉通道维持和加深麻醉。肌肉注射部位选用肌肉发达的臀部，静脉建立部位选用粗大的耳缘静脉。

5. 羊　羊属哺乳纲偶蹄类动物，性情温顺，适应性强，体型较大，颈静脉粗大，易于采血，是医学血清诊断学、免疫学、微生物学、生理学、实验外科学常选用的实验动物。羊类常用的麻醉方法为静脉麻醉，选用的部位为颈静脉、前肢静脉、后肢静脉。其中颈静脉粗大，建立静脉通道固定后不易被破坏，因此常常被选用。建立颈静脉通道时，先将羊缚蹄捆绑按倒在地，侧卧固定，助手双手握住羊下颌，在上侧颈部剪毛约 5 cm×10 cm 范围，先后用碘酒、酒精消毒，用压脉带扎紧颈部近心端，使颈静脉充血。右手持针沿静脉由头端向心方向刺入血管，然后固定针尾，缓慢推注麻醉药。如图 18-12 所示。

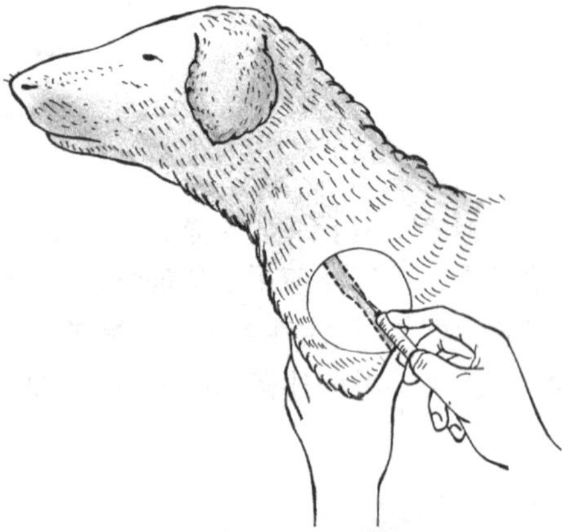

图 18-12　羊颈静脉麻醉

6. 猴　猴属哺乳纲灵长类动物，在亲缘关系上是人类最接近的灵长目动物，与人类的 DNA 有高度的同源性，是人类研究健康和疾病的理想模型，主要用于传染病学、遗传性疾病、心血管病、内分泌疾病、精神心理学、神经生物学、药理学、毒理学、老年病学、肿瘤学、生殖生理学、环境卫生学等，常用的品种包括恒河猴、台湾岩猴、熊猴、红面猴、日本猴、平顶猴等。猴类性情较为暴烈，一般需要驯服后接近和进行实验。猴类的麻醉方法主要选用肌肉注射和静脉注射两种。肌肉注射主要选用臀部肌肉和前肢肱二头肌，注射时一定要固定使其无法活动，进针要快速，注药前回抽确认无回血。静脉注射常选用前肢桡静脉或后肢隐静脉。

四、复苏与抢救

实验过程中，麻醉药剂量过大、给药速度太快、麻醉药吸收速度过快都可能使动物因血药浓度过高、麻醉过深，导致呼吸抑制和（或）心跳停止。呼吸、心跳停止可出现在麻醉过程的任何一期。当出现相应的临床表现时，应及时采取措施进行复苏和抢救。

（一）呼吸停止

1. 临床表现　呼吸停止的早期表现为呼吸表浅、频数不等、呼吸暂歇等，很快就出现呼吸运动终止、胸阔运动消失，继而出现黏膜发绀、角膜反射消失或极弱、瞳孔针尖样缩小等，进一步发展则出现角膜反射完全消失、瞳孔散大。

2. 治疗方法　一旦出现上述症状，应立即停止给药。先打开动物口腔、将舌头牵拉到口腔外以保证呼吸道畅通，使用 5%CO_2 和 60%O_2 的混合气体进行间歇人工通气，同时可适当使用呼吸兴奋剂、静脉注射葡萄糖溶液、血管活性药物。

3. 常用药物　用于对抗麻醉药过量导致的呼吸抑制的呼吸兴奋药主要通过作用于中枢神经系统起效，常用的有尼可刹米、戊四氮、美解眠等。

（1）尼可刹米：为人工合成的中枢神经兴奋剂，直接作用于呼吸中枢，又名可拉明。适用于各种原因导致的中枢性呼吸抑制。其安全剂量范围较大，每次静脉注射用量 0.25～0.50g。剂量过大可导致血压升高、心率失常、肌颤等。

（2）戊四氮：戊四氮为中枢性兴奋药，作用于延髓呼吸中枢，能同时兴奋呼吸和血管运动中枢，可用于对抗巴比妥类及氯丙嗪等药物过量导致的中枢性呼吸衰竭。每次静脉注射剂量为 0.1g，可重复使用。但短时间大量使用可导致惊厥。

（3）美解眠：与戊四氮相似，作用时间较短，安全范围较戊四氮大。主要用于对抗巴比妥类和水合氯醛中毒。每次静脉注射剂量为 50mg，缓慢推注。过量使用可导致惊厥、肌颤。

（二）心跳停止

1. 临床表现　脉搏消失、心音消失，黏膜发绀。常常与呼吸停止同时出现或滞后出现，也可突然单独出现。

2. 治疗方法　一旦发现应立即采取心脏按压复苏，其手法与人工心肺复苏类似，即用手掌或拇指在动物心脏区域的胸壁有节律、有一定深度的按压，按压频率应不少于该动物正常心脏搏动频率。同时根据情况心脏注射或静脉注射血管活性药。

3. 常用药物

（1）肾上腺素：作用于心肌及血管系统，增强心肌收缩力、增快心率、增加心脏排血能力、收缩外周血管、增加回心血量。可用于心脏骤停、室颤、窦缓等，每次用量最大剂量可高达 0.5～1.0 mg，给药途径可通过静脉、心内或稀释后经气管注射。禁用于氟烷麻醉中毒。

（2）碳酸氢钠：心跳停止后，全身组织器官处于缺血缺氧状态，无氧酵解产生大量酸性代谢产物堆积在微循环和脉管系统中，可使心肌和脉管系统对儿茶酚胺类药物的反应性降低甚至消失。因此，在积极进行心脏按压复苏的同时还要积极纠正酸中毒，以保证复苏的有效性。首次用量为 5%碳酸氢钠 1～2 ml/kg，静脉注射，于首次肾上腺素注射后给予。

五、实验动物的处死方法与尸体处理

实验动物在为人类的健康事业做出贡献、完成其生命价值和使命后，在实验过程中或实验完成后将面临生命的终结，可能是实验中断而淘汰动物的需要，可能是实验结束做进一步检查的需要，可能是为了保护其他健康动物而处理患病动物的需要，在这个过程中实验动物理应保有尊严地死去。安乐死就是从人道主义和动物保护的角度，在不影响实验效果的同时，尽量让实验动物在没有痛苦的状态下死去的方法，它是动物实验中常用来处死实验动物的一种方法。实验动物安乐死常用的方法包括颈椎脱臼法、空气栓塞法、放血法、断头法、药物法、电击法等。可根据动物的品系、实验目的、对脏器和组织器官各阶段生理生化的要求来确定。动物安乐死应当遵循以下原则：①尽量缩短安乐死过程的致死时间，即安乐死开始到动物意识消失的时间。②尽量减少动物的痛苦，避免动物在此过程中产生惊恐、挣扎、喊叫等。③方法操作简单易行有效，失误几率小。④不影响实验的目的和结果。⑤能确保安全，特别是在使用挥发性麻醉气体时要远离火源。⑥判定安乐死的结果，要综合呼吸、心跳、神经反射、肌肉松弛情况等（见表 18-2）。

表18-2　实验动物的处死方法与尸体处理

	具体方法	动物种类	工具
化学毒剂	大量麻醉剂（戊巴比妥钠、水合氯醛等）	各类动物	注射器、脱脂棉、动物容器
	毒气（CO_2、CO、氯仿、乙醚等）	小动物	带通气管的装动物的容器、密封带
	DDV 等	中动物以上	注射器
神经破坏	颈椎脱臼法	小动物	徒手
	断首法	小动物	徒手
	打扑法	中小动物	徒手
空气栓塞	胸腔心脏血管	各种动物	徒手
冻结	液体	中动物	注射器 1～20ml
	空气	小动物	低温容器
	苍耳	小动物	
电击	心脏	中动物以上	铅板、电源
放血法	颈动脉	一般动物	注射器、手术器械

1. 化学毒剂法　是将致死量的药物或有毒的气体经静脉注射或经呼吸道吸入体内而使动物死亡的方法。常用静脉注射药物有氯化钾、巴比妥类麻醉药、DDT 等，常用的吸入药物有 CO_2、CO、乙醚、氯仿等。其中麻醉过量法是通过缓慢逐步加深的给予过量麻醉药物使动物逐渐从清醒状态进入睡眠最后在无意识中死去的方法。因其对动物基本没有痛苦的伤害、方法简单易于操作，最能体现安乐死的目的，是目前最常用于非毒理性研究的安乐死法，最常用的为巴比妥类麻醉药，包括戊巴比妥、硫分妥钠、苯妥英钠等，用药量为麻醉剂量的 25 倍左右。

2. 颈椎脱臼法　是将颈椎脱臼，使脊髓和脑髓分离，能使动物快速丧失意识、减少痛苦、易于操作，同时对内脏取样没有影响，是被用于啮齿类动物安乐死的最常用方法。操作时，工作人员一只手的拇、示指用力向下按住头部，拇指抵住近颈部，或用其他器具用力压住颈部，另一只手抓住尾根用力向后方拉，使脊髓和脑髓断离，动物很快无痛苦死去。

3. 空气栓塞法　将一定量的空气由静脉系统推注进循环系统，使空气通过循环进入动脉系统进而导致重要脏器发生栓塞而死。空气栓塞法主要用于较大动物的安乐死，如兔、猫、犬等。操作时用注射器将空气快速注入静脉。空气注射致死量不同大小的动物需要量不同，一般兔、猫需要 10～20 ml，犬需要 70～150 ml。

4. 放血法　一般是指动物在麻醉状态下已完成相关实验后，一次性放出动物大量血液致使动物死亡的方法。由于此法实施过程动物处于麻醉状态，动物无痛苦，脏器无损伤，也无其他药物干扰，对于活杀采集病理切片很有利，因此也是各类动物常选用的安乐死方法。小鼠、大鼠可采用摘眼球放血，豚鼠、兔、猫、犬等可以采取开放颈动脉、股动脉放血。动物动脉放血法可在数分钟内使动物死亡。

5. 断头法　是指用剪刀在动物颈部将其头剪断，在瞬间使动物神经系统被破坏而丧失意识和感觉、并大量失血而死。断头法看起来很残酷，但因是一个瞬间的过程，动物痛苦时间很短，并且内脏含血量少，便于采集组织样本，尤其对神经细胞等要求高的采样，因此断头法也是常用的安乐死法。断头法适用于鼠类、蛙、蟾蜍等较小的动物。

（刘馨烛　张玉龙）

参考文献

崔淑芳. 2007. 实验动物学 3 版. 上海：第二军医大学出版社.
崔淑芳，陈进学. 实验动物学 4 版. 2013. 上海：第二军医大学出版社出版.
孙敬芳. 2001. 动物实验方法学. 北京：人民卫生出版社.
吴端生，张健. 现代实验动物学技术. 2007. 北京：化学工业出版社.

第十九章　吸入麻醉药气体浓度测定

第一节　吸入麻醉药浓度测定设备

（一）气相色谱

临床中、科研中常需测量吸入麻醉药气体浓度，目前测定麻醉药气体浓度的方法较多，常用的有气相色谱法及利用麻醉气体监护仪实时监测法等，其中以气相色谱法较为精确。

气相色谱法（GC）属于柱色谱法。根据柱的粗细和填充的情况可分为毛细管柱色谱法及填充柱色谱法两种。根据分离机制可分为吸附色谱法及分配色谱法。

气相色谱法具有分离效能高、选择性好、灵敏度高、样品用量少、分析速度快等优点，因此在药物分析中，气相色谱法已成为有关物质检测、原料药和制剂的含量测定、中草药成分分析、药物的纯化、制备的一种重要手段，在吸入麻醉药浓度测定方面有着不可替代的优势。

（二）气相色谱仪

气相色谱仪是完成气相分离分析的装置，本实验常用的气相色谱装置的主要部件和简化流程如图 19-1 所示。载气（高纯氮气）由高压钢瓶 1 供给，经减压阀 2、3、4 限制压力后进入 5 捕集阱（可为一个至多个）净化，由针型阀 6 调节并控制载气流量。再经过进样器 7，样品气进入色谱仪，由载气携带通过毛细色谱柱 8，在色谱柱中各组分分离后依次进入检测器 9，废气经 11 排出。检测器检测到的信号进入联机的记录分析设备 12 进行进一步记录与分析。

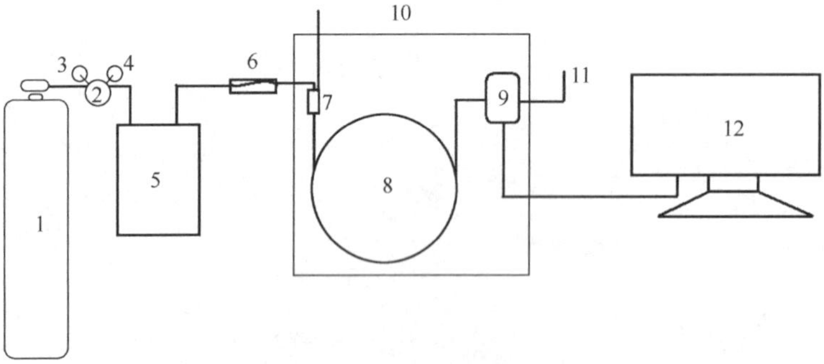

图 19-1　气相色谱仪流程示意图

可见，整个气相色谱仪可视为由五个主要部分组成。

第一个组成部分　气体部分，包括了载气和检测器气体。载气的作用是传送样品气通过整个系统通路。检测器气体是支持某些检测器正常工作的气体，如本实验涉及的检测器（FID 检测器）就需要氢气的支持。在这个部分值得一提的气体的净化设备即“捕集阱”。由于气相色谱仪的灵敏度高，轻微的杂质即可能引起较大的分析误差甚至造成仪器的损伤，所以在气源于进样口之间常需安装捕集阱以净化气体。常见的捕集阱有水分捕集阱、烃类捕集阱、氧捕集阱。在捕集阱的使用中要注意以下几点：

（1）气源中少量的烃类杂质会提高检测器的本底输出增大噪声，痕量分析时建议安装烃类捕集阱。

（2）氧气会降低 ECD 检测器性能并破坏色谱柱的固定相，因此配置 ECD 检测器以及易受氧气影响的极性柱（如 INNOWAX 柱）时建议安装氧捕集阱。

（3）烃类捕集阱及氧捕集阱也能捕集水分，但烃类捕集阱及氧捕集阱很难再生且成本也远较水捕集阱高，所以较理想的安装顺序为：水分捕集阱、烃类捕集阱、氧捕集阱。

（4）捕集阱属于耗材类，需要定期更换。

第二个组成部分　进样系统，通常包含进样口及进样方式。进样口的意义是将样品引入到载气气流中；进样方式包括自动进样器、阀、顶空进样器及吹扫捕集装置等。常见的进样口类型见表 19-1。

表19-1　进样口类型小结

进样口类型	柱子类型	模式	样品类型	进柱样品量
分流/不分流进样口	毛细管柱	分流	高浓度	少，大部分排出
		脉冲分流	高浓度	少，大部分排出
		不分流	低浓度	全部
		脉冲不分流	低浓度	全部
冷柱头进样口	毛细管柱	n/a	热不稳定	全部
隔垫吹扫填充进样口	填充柱	n/a	任意	全部
	大孔径毛细管柱	n/a	任意	全部
多模式进样口	毛细管柱	分流	高浓度	少，大部分排出
		脉冲分流	高浓度	少，大部分排出
		不分流	低浓度	全部
		脉冲不分流	低浓度	全部
		落剂放空	低浓度	全部
挥发进样口	毛细管柱	直接	低浓度	全部
		分流	高浓度	很少
		不分流	低浓度	全部

第三个组成部分　色谱柱，在气象色谱分析中，分离过程是在色谱柱内完成的，多组分试样在柱中能否完全分离开，主要取决于色谱柱的效能和选择性。本实验中用到的色谱柱是毛细管色谱柱。毛细管色谱柱常用内径 0.1 至 0.5mm 的玻璃或弹性石英毛细管，柱长可达数十至百米。按填充方式可分为开管毛细管柱和填充毛细管柱。目前使用最多的是开管毛细管柱。与一般填充柱相比，开管毛细管柱具有以下特点：

（1）柱效高，一根毛细管柱的理论塔板数最高可达 10^6。

（2）色谱柱渗透性好，因而可以增加柱长，可以用高载气流速进行快速分析。

（3）易实现气相色谱-质谱联用。

（4）柱容量小，进样需要有分流装置。

（5）定量重复性相对较差，这主要是因为进样量甚微所致。

第四个组成部分　检测器，其作用是识别不同于载气的气体组分，并将此信息转化为电信号。根据检测器原理不同，可分为浓度型检测器和质量型检测器。前者信号强度与载气中样品瞬时浓度成正比，热导检测器（TCD）、电子捕获检测器（ECD）就属于这一类；后者信号强度则反映单位时间内由载气引入的样品气质量，与样品组分在载气中的浓度不相关，此类有氢火焰离子化检测器（FID）、火焰光度检测器（FPD）等。

第五个组成部分 数据系统，将检测器信号转化为色谱图并辅助进一步定性、定量分析。

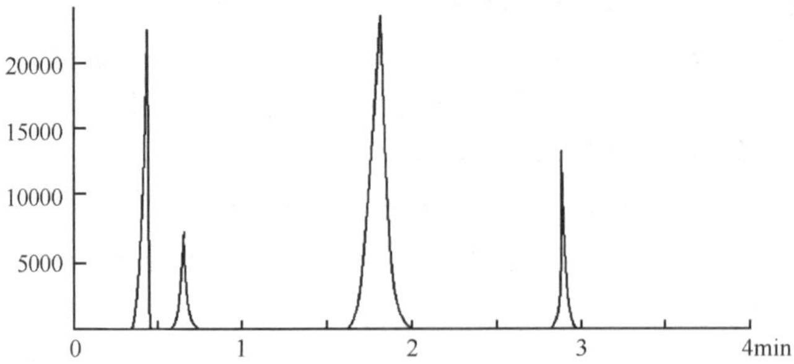

图 19-2 典型色谱示意图

（三）测定方法

图 19-2 模拟的是一个典型色谱图，其中横轴为出峰时间也可称为保留时间，纵轴为峰高。当色谱仪参数一定的情况下，不同的物质在色谱柱中保留的时间不同，显示在色谱图上的出峰时间就不同，故出峰时间用于定性；同一物质的含量不同反映在色谱上的峰面积就不同，且峰面积与物质的含量称正相关关系，若以已知浓度的已知物质作参照，就可以一定的方法就可换算出样品的含量。常用的定量方法为：归一化法、内标法、外标法。

（1）归一化法是当样品中所有组分都能流出色谱柱，并在色谱图上产生相应的色谱峰时，把所有组分的含量之和按 100%计，求出其中某一组分含量百分数的方法。

（2）内标法是将一定量的已知纯物质作为内标物加入到准确称取重量的样品中，根据被测样品和内标物的重量比及其相应的色谱峰面积之比来计算组分的含量。此法可抵消部分操作误差，但对内标的要求很高，它应具备以下特质：

1）内标物的峰与样品峰不能重叠，即内标物是待测样品中绝不含有的物质，否则会影响样品的定量。

2）内标物峰与样品峰的峰高差距不宜过大，也就是说内标物的含量与待测其中样品的含量相近。

3）内标物本身不会与待测样品中的组分发生反应。

4）色谱性质稳定。

5）化学性质与待测样品相似。

（3）外标法。

此方法首先要绘制出标准曲线，即取样品（七氟烷）配制出已知浓度的样品气，在色谱仪参数一定进样方式一定的情况下反复进行“进样→对半稀释→进样”的操作。再以峰面积对标准气浓度绘制标准曲线。再按同样的进样方式和条件进样样品气，出峰后，将峰面积代入标准曲线即可算出对应的样品气浓度。

外标法的优点是操作简便，不必求校正因子，也不必加内标物。缺点是要求进样量准确和操作条件稳定。

本次实验即以外标法为例进行讲解。

第二节 麻醉药气体浓度测定实验

一、实验目的

（1）了解气象色谱仪基本原理。

（2）了解外标法基本理论。

（3）熟悉 7890A 测定及分析基本操作。

（4）掌握标准气配置方法。

二、实验准备

（1）试剂及药品：液态七氟烷，高纯氮气。

（2）器材及仪器：氢气发生器一台，气相色谱仪（agilent 7890A）一台，电脑及打印机各一台，天平一台，微量天平一台，电动吸引器一台，电吹风一个，大锥形瓶带橡皮瓶塞（容积约 3 L），30 ml 玻璃孔针两具，10 ml 玻璃孔针若干，5 ml 空针一具，硬膜外穿刺针一根，铁氟龙三通若干，温度计，铅笔，记号笔等。

三、实验方法

（一）外标法测定气体浓度的操作步骤

1. 开机 连接所有电源线（包括信号转换器）→开氮气气源阀→调节氮气压力至 0.4mpa 左右→开氢气发生器→开电脑→开 7890 本机电源→开电脑 gc 工作站软件→运行预热程序（标准气 test.m）›运行测量程序

2. 配置标准气过程

（1）准备完好锥形瓶一个，密闭橡皮瓶塞一个，将硬膜外穿刺针穿过瓶塞，上接特氟龙三通，下接延长管，延长管长度以悬空在锥形瓶中下 1/3 至 1/2 之间为宜。

（2）确定锥形瓶实际容积：称量干燥锥形瓶及上述部件总重量并记录 W_1，再将锥形瓶充满纯水，称重（含上述各部件）并记录 W_2，两次质量差 ΔW 除以水的密度，既为锥形瓶实际容积，记为 Vx。

（3）倒去锥形瓶内全部纯水，吹干锥形瓶内外及其相关部件。

（4）建立负压：用电动吸引器建立锥形瓶负压（约 0.04 mpa），密闭，备用。

（5）取液体 sev：打开微量天平，调节天平至平衡，将取样针（10 ml 玻璃空针）+特氟龙三通置于天平上，点击去皮。吸样（约 1 ml）sev，称重，即得到液态 sev 净重，记为：W。

（6）在密闭状态连接取样针与锥形瓶，打开两边三通（注意方向、顺序），针内液体自动进入带负压的锥形瓶内。用空气反复冲洗进样针，尽可能确保所有 sev 样品进入锥形瓶。密闭锥形瓶。取下空针。

（7）旋转锥形瓶，使瓶内液态 sev 完全挥发至气态。

（8）平衡锥形瓶内压力：将锥形瓶直立放置于水平桌面。缓慢打开三通，让空气进入锥形瓶，注意听气流声音由强到弱，在气流声即将消失时关闭三通。平置锥形瓶，瓶口垫厚毛巾确保锥形瓶不在桌面上滚动。取一支针栓滑动顺畅的干净小空针（e.g.10 ml），抽

8 ml 左右空气，水平位接上锥形瓶，接通针与锥形瓶，若有负压则针栓自动滑动，若针栓滑动至 0 ml 则密闭锥形瓶，空针与大气相通抽取空气 8 ml，再次接通针与锥形瓶，让针栓自由滑动，若仍滑动至 0 ml 则重复上述步骤，若针栓不滑动，则说明锥形瓶内压力已平衡至一个大气压。

（9）据公式 $c=W\times R\times T/(M_W\times V_X)$，计算出当日标准气浓度（应接近并高于待测气体浓度）。其中：M_W 为 sev 分子量 200.06，W 为液态 sev 重量，R 为常数 0.08206，T 为绝对温度（即 273+摄氏温度），Vx 为锥形瓶容积（已测）。

（10）选 30 ml 标准气空针两支。条件：针栓滑动顺畅，密闭性好，两空针量取的毫升数相等。

（11）空气置换法取标气：取 30 ml 空针，准确吸空气 30 ml，水平位与锥形瓶相连。缓慢注入空气，待针栓回弹，再次推入，再待其回弹，重复三次以上。轻轻旋转针栓，使针与锥形瓶压力相同，此时针内应为 30 ml 标准气。密闭锥形瓶与针。取下针（记为标气 1）。

（12）分标气：含标气 30 ml 空针与另一干净、密闭 30 ml 空针（标记为标气 2）相连。水平位分装标气，分装时注意手法，保持两空针内压力平衡。重复三次以上。各分装 15 ml，密闭。分离两标气针（目的为备份标气）。

（13）用“标气 1”进样，“标气 2”备用。

3. 标准曲线的建立

（1）第一次进标气（浓度为 c）：在仪器准备就绪（按 status 键，示“准备进样”）基础上，连接“标气 1”与 7890A 手动进样口，水平匀速进样（进样约推注 5 ml 气体）。进样过程中按 start 键，待进样阀开、关一次完成后，密闭空针与进样端，取下空针。测出峰面积 a_1，在 GC 联机中点击“数据分析”，记录所显示的峰面积值及进样时间（如图 19-3）。将“标气 1”对半稀释备用。

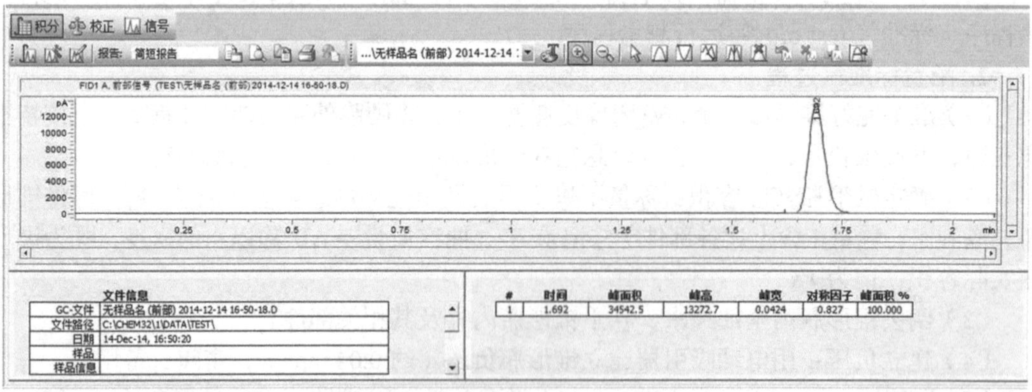

图 19-3 色谱峰数据分析界面

（2）第二次进标气（浓度为 $c/2$）：用“标气 1”进样，操作过程同上。测得峰面积 b_1（记录峰面积值及进样时间）。再次将其对半稀释备用。

（3）第三次进标气（浓度为 $c/4$）：用“标气 1”进样，操作过程同上。测得峰面积 c_1（记录峰面积值及进样时间）。再次将其对半稀释备用。

（4）第四次进标气（浓度为 $c/8$）：用“标气 1”进样，操作过程同上。测得峰面积 d_1（记录峰面积值及进样时间）。

标气及样品气所出峰如图 19-4 所示。

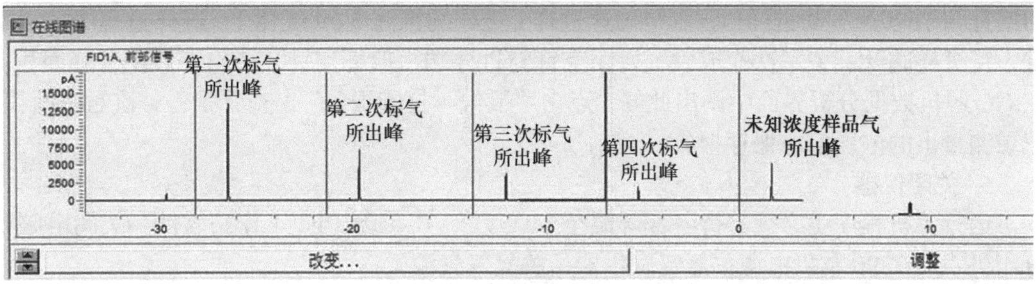

图 19-4　在线图谱

（5）打开“GC（脱机）”操作平台。调用方法“标准气 test”。调用面积 d_1（先调用浓度低的信号），点击“图形→信号选项→自动量程→确定”。点击“积分→积分事件”，再点击“积分→自动积分”适当调整直到只剩所需峰。点击“校正→新建校正表→确定”。在校正表中填写化合物名如“sev”，在含量中填写对应的理论浓度（$c/8$）。

（6）调用第二个浓度级别的数据即面积 c，点击“校正→添加级别→确定”。填写含量（c/4）。

（7）依次调用面积 b_1、a_1，操作同上。通过以上操作，系统可自动生成一条以浓度为横轴，以峰面积为纵轴的标准曲线。如图 19-5。只有当 $R^2 \geqslant 0.999$ 时，曲线才可用于未知浓度气体的测定。

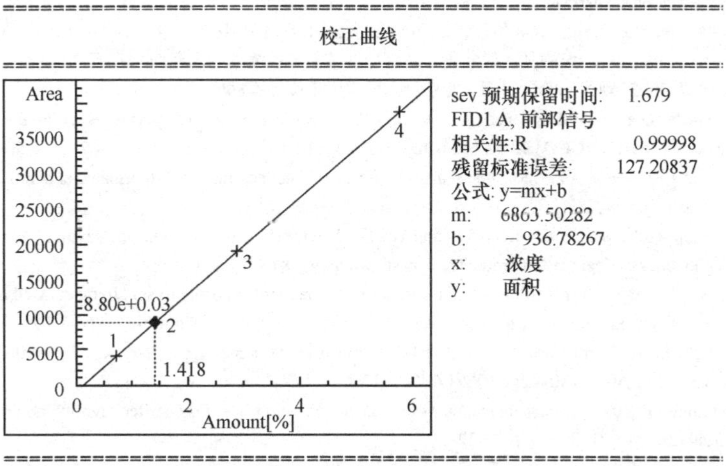

图 19-5　报告界面校正曲线（即标准曲线）

（8）点击“校正→校正设置”，“含量单位”设置为“%”，“缺省校正曲线”的“原点”选“忽略峰”。

（9）设定报告：点击“报告→设定报告”，“定量设置”处选“外标”，“目标”处选“屏幕”，“使用标准报告”，“详细报告”。

（10）保存方法：点击“方法另存为…”，将方法另“日期时间格式.M”。此即为今日的标准曲线方案。可用于今日样品气浓度的测量。注：务必确保浓度 a 至 d 的范围能够涵盖样品气浓度。

4．样品气收集及测定

（1）取任意毫升标准气，在 1/2 至 1/8 倍范围内以任意倍数稀释。

（2）在仪器准备就绪（按 status 键，示“准备进样”）基础上，连接含未知浓度气体的空针与 7890A 手动进样口，水平匀速进样（进样约推注 5 ml 气体）。进样过程中按 start 键，待进样阀开、关一次完成后，密闭空针与进样端，取下空针，待出峰后记录峰面积。在 GC 脱机数据分析界面中调出此峰，点击“报告→打印报告”，查看报告，核对峰面积，记录测量出的浓度值。保存报告。

5. 关闭仪器

运行关机程序（必须等待各部降温至 50℃以下）→退出 gc 工作站软件→关闭电脑及打印机→关 7890 本机电源关氢气发生器→关氮气气源。

【思考题】

1. 为何务必确保浓度 a_1 至 d_1 的范围能够涵盖样品气浓度？
2. 分装标准气的意义？
3. 气相色谱定性和定量的依据分别是什么？
4. 归一化法、内标法、外标法主要使用范围是什么？
5. 内标法中选择内标物的标准有哪些？
6. 外标法测定气体浓度的原理是什么？

（黄　三　杨小霖）

参 考 文 献

贾梦醒，罗南富，刘进. 2009. 七氟醚在晶体液和胶体液中的分配系数，川北医学院学报， 24（1）：13-15.

杨小霖，Edmond Eger，Manohar Sharma. 2012. 七氟烷在小鼠中的代谢研究，四川医学，33（11）：1884-1886.

杨小霖，王玥，张文胜，等.2005. Beagle 犬异氟烷组织/气分配系数测定，四川医学，26（12）：1356-1357.

杨小霖，张文胜，马汉祥，等. 2009. 犬静脉注射乳化异氟烷最低肺泡有效浓度的研究. 临床麻醉学杂志，25（1）：55-57.

庄心良，曾因明，陈伯銮. 2005. 现代麻醉学. 3 版. 北京：人民卫生出版社：866-870.

Bourdeaux D，Sautou-Miranda V，Montagner A，et al. 2010. Simple assay of plasma sevoflurane and its metabolite hexafluoroisopropanol by headspace GC-MS，J Chromatogr B Analyt Technol Biomed Life Sci，878：45-50.

Eger EI，Ionescu P，Laster MJ，et al. 1999. Minimum alveolar anesthetic concentration of fluorinated alkaniols in rats：relevance to theories of nacrosis. Anesth Analg，88（8）：67-76.

Eger IE，Bowland T，Lonescu P，et al. 1997. Recovery and kinetic charcteristics of desflurane and sevoflurane in volunteers after 8-h explosure，including kinetics of degradation products，Anesthesiology，87（5）：17-26.

Imbriani M，zadra P，Negr S，et al. 2001. Biological monitoring of occupational exposure to sevoflurane，Med Lav，92（1）：73-80.

Kharasch ED. 1996. Metabolism and toxicity of the new anesthetic agents.Acta Anaesthesiol Belg，47：7-14.

Kharasch Evan，Karol Micheal，Lanni Carmine，et al. 1995. Clinical sevoflurane metabolism and disposition：I.Sevoflurane and metabolite pharmacokinetics，Anesthesiology， 82（6）：69-78.

Norfumi Kuratani，Yumiko Oi. 2008. Greater incidence of emergence agitation in children after sevoflurane anesthesia as compared with halothane，Anesthesiology，109（2）：25-32.

payne AK，Morgan SE，Gandolfi AJ，et al.1995. Biotransformation of sevofurane by rat neonate liver slices. Drug Metab Dispos，23：497-500.

第二十章 大鼠吸入性麻醉药 MAC 测定

目前吸入麻醉药已广泛应用于临床，不同的吸入麻醉药其作用强度不同，其大小可用 MAC 来衡量。MAC（minimum alveolar concentration）即肺泡最低有效浓度，是指在一个大气压条件下，麻醉药气体和纯氧同时吸入时，经血-脑平衡稳定后，阻止 50%动物对体表伤害性刺激产生体动反应的肺泡最低浓度，亦即吸入麻醉药作用强度的半数有效量（ED_{50}）。如果要使另一半动物切皮时不发生体动反应，则需要增加吸入麻醉药肺泡内浓度，通常用 ED_{95} 表示，此时较 ED_{50} 亦即 MAC 值提高了 30%左右，即 1.3MAC。应用 MAC 值，不仅可以指导吸入麻醉药的应用浓度，还可对不同吸入麻醉药的麻醉性能进行比较，MAC 越小，麻醉效能越强，安全界相对越小；反之，则麻醉效能越弱，安全界相对越大。而且在相当的 MAC 条件下，不同麻醉药还能对比副作用的有无及多少。

MAC 的测定方法有多种：如单次刺激法（阶梯法，又称序贯法）指在同一受试对象上只实施一次刺激；多次刺激法（up-and-down）指在同一受试对象上反复多次施加刺激进行测定；分组测定法（加权概率单位法，又称 Bliss 法）把实验对象平均分为几个浓度组，分别测定其反应率，达到最高浓度组反应均为阴性，最低浓度组均为阳性，计算各组反应率，做直角坐标曲线图，求 50%反应率所对应的呼末吸入麻醉药浓度；单组测定法 本方法与分组测定法基本相同，将受试对象集中为一组，然后多次暴露于不同浓度的吸入麻醉药中，分别测定每一浓度的反应率。

一、实验目的

（1）掌握气相色谱仪的使用方法。

（2）掌握吸入麻醉药 MAC 的测定方法。

二、实验准备

（1）实验对象：成年大鼠（8～10 周）200～300 g 25 只。

（2）实验仪器及药品：

仪器：

1）Agilent Technologies 7890A 气相色谱仪（图 20-1）。

2）Drager Fabius plus 多功能麻醉呼吸机（德尔格（中国）安全设备有限公司，中国上海）。

3）Vapor 2000 七氟烷专用蒸发器（德国）。

4）PM-9000 麻醉气体监护仪（迈瑞）。

5）SPH-300A 氢气发生器（北京中惠普）。

6）7R-230 电动吸引器（鱼跃医疗）。

7）JY5002 电子秤（良平仪器）。

8）计时器，3000 ml 锥形瓶，特氟龙三通，温度计，10 ml、20 ml 空针若干，自制大鼠吸入麻醉装置，鼠尾夹等。

药品：七氟烷，120 ml/瓶。

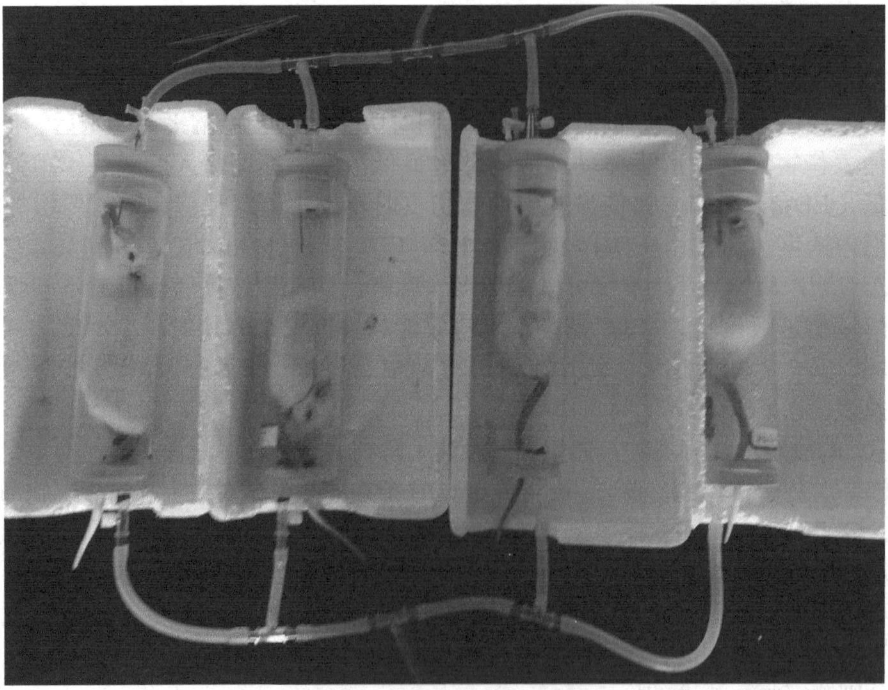

图 20-1　大鼠吸入麻醉装置

三、实 验 方 法

（一）标准气体配制

1. 目的　配制已知浓度七氟烷标准气，以此标准气建立相对应标准曲线，可得出气相色谱仪峰面积与浓度间的直线回归方程，从而计算出待测样本气中的七氟烷浓度。

2. 方法　备一橡皮塞密闭的锥形瓶（约 3000 ml），硬膜外穿刺针穿过瓶塞，上接特氟龙三通，下接延长管，称其总重量，再将锥形瓶充满蒸馏水，称重，两次重量差除以水密度即为该锥形瓶的实际容积（3720.8 ml）。倒去锥形瓶内蒸馏水，吹干锥形瓶内外及相关部件后，连接负压吸引器，打开吸引器直至负压约为 0.04 MPa 为止，密闭，备用。

采用针栓滑动顺畅密闭性好的 10 ml 玻璃空针，连接特氟龙三通后称重，取液态七氟烷 1.5～2.5 ml，称重去皮后即为液态七氟烷的重量。

将装有七氟烷的空针与锥形瓶相连，打开两边三通，针内液态七氟烷自动进入带负压的锥形瓶内，空气冲洗进样针三到四次，尽可能使所有七氟烷样品进入锥形瓶内，密闭锥形瓶，取下空针后反复旋转锥形瓶，使瓶内液态七氟烷完全挥发。

将锥形瓶直立放置于水平桌面上，缓慢打开三通，让空气进入锥形瓶内，气流声由强变弱，即将消失时关闭三通，再将锥形瓶水平置于桌面，固定，取一 10 ml 针栓滑动性较好的干净空针，抽取外界 8 ml 左右空气，水平接于锥形瓶上，打开三通，有负压则针栓自动滑动，若针栓滑动至 0，则密闭锥形瓶，重新抽取外界 8 ml 左右空气重复上述负压测试，反复如此，直至针栓不再滑动，则说明锥形瓶内压力已与外界达到平衡。

根据公式 $c=W\times R\times T/(M_W\times V_X)$ 计算出标准气浓度 c。公式中 M_W 为吸入麻醉气体分子量，W 为液态吸入麻醉气体重量，R 为常数 0.08206，T 为绝对温度即（273+摄氏温度），V_X 为锥形瓶容积（L）。

取 30 ml 空针一具，吸入外界空气 30 ml，水平位与锥形瓶相连，缓慢注入空气，待针栓回弹，再推入，再回弹，重复三次以上，轻轻旋转针栓，使针与锥形瓶内压力相等，此时针内为 30 ml 标准气。分别关闭锥形瓶与空针后，取下空针，再将另一干净且密闭的 30 ml 空针（无外界空气）与含标准气的空针相连，水平位分装标准气，分装时保持两空针压力平衡，重复三次以上，各分装 15 ml，密闭，分别标记为标气 1 和标气 2。

（二）标准曲线的建立

第一次进标准气：气相色谱仪开机并准备就绪后，连接标气 1 与气相色谱仪进样口，水平匀速进样，进样过程中按 start 键，待进样阀开关一次完成后，密闭空针与进样口，并取下空针，测出峰面积 a_1，在 GC 联联机中点击数据分析，记录所显示的峰面积值及进样时间，将标气 1 对半稀释备用。

第二次进标准气：进样对半稀释后的标气 1，操作过程同第一次进标准气，测得峰面积 b_1，并记录峰面积及进样时间，再将剩下的标气 1 对半稀释后备用。同上述操作过程，测得峰面积 c_1，d_1。

在气相色谱仪“GC（脱机）”操作平台中，调用“标准气 test”将峰面积 d_1，c_1，b_1，a_1 先后带入“积分-积分事件”中，建立一标准曲线即为当日七氟烷的标准曲线图。确保 a_1 至 d_1 的范围能够涵盖所有样品气浓度。

以七氟烷建立的一标准曲线为例（表 20-1），掌握其具体操作步骤。抽取液态七氟烷约 1.5 ml，天平精确称重为 1.74 g，根据公式 $c=W\times R\times T/(M_W\times V_X)$，其中 c 为标准气浓度，R 为常数 0.08206，T 为绝对温度（273+摄氏度），M_W 为七氟烷分子量 200.06，V_X 为锥形瓶实际容积（3720.8 ml），计算出七氟烷理论浓度亦即标准浓度为 5.77%。

表20-1　建立标准曲线的原始数据

样本气	峰面积	理论浓度%	出峰时间（s）
a_1	38667.2	5.77365	1.679
b_1	18977	2.886825	1.68
c_1	8834.7	1.4434125	1.686
d_1	4075.5	0.72170625	1.68

所建立得标准曲线及直线回归方程如图 20-2 所示。

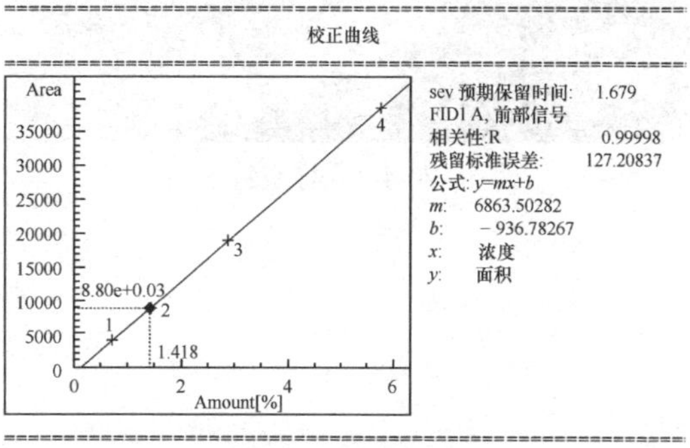

图 20-2　标准曲线

其相关系数 r 为 0.99998，表明该次操作精确度较高，色谱峰与挥发性麻醉药七氟烷浓度呈直线相关且相关性良好，标准曲线可用。公式 $y=mx+b$ 为回归方程，其中 y 为待测气体峰面积，m 为回归方程斜率（6863.50282），x 为待测气体浓度，

b 为回归方程截距（–936.78267）。使用该回归方程根据待测气体的峰面积便可计算出待测气体浓度。

（三）动物麻醉方法

在对成年大鼠 MAC 的测定中，由于自制麻醉装置麻醉仓（由 4 支透明塑料玻璃筒组成）的限制，每次只能放入 4 只大鼠进行测定（图 20-3）。大鼠放入麻醉仓后，将其尾部露出仓外，连接大鼠麻醉回路装置，打开高压氧气瓶，调节氧气减压阀至 0.4 kPa 左右，打开麻醉机，检查气密性及吸入麻醉药挥发罐内七氟烷是否充足。将麻醉仓分别编为 1.2.3.4 号。氧流量调至 2 L/min。打开麻醉机上七氟烷挥发罐，将其浓度调至 1.5%，使该 4 只成年大鼠分别接受初始浓度为 1.5%的七氟烷麻醉，维持 20 min 后，分别抽取麻醉仓中气体样本 5 ml，并作相应编号处理，抽取样本气时需水平放置采样空针（图 20-4）；抽取吸入气 5 ml 冲洗空针 2 到 3 次后，再缓慢抽取 5 ml 作为相应吸入气样本。

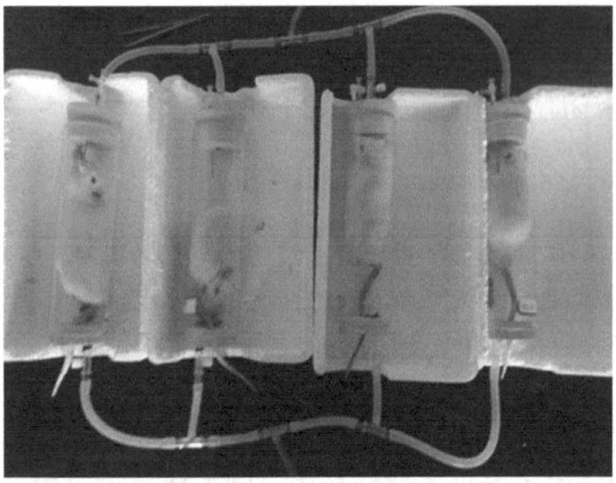

图 20-3　麻醉仓

（四）判断标准

用夹尾刺激判断麻醉效果并记录每只成年大鼠夹尾反应结果（图 20-5），刺激 1 分钟内出现明显体动，如头部四肢运动，以脊柱为中心的肢体扭动等记为阳性（不包括吞咽，呛咳，呼吸急促等），反之为阴性。夹尾出现阳性的大鼠，则将七氟烷的给予浓度上调 0.2%，若为阴性则将七氟烷给予浓度下调 0.2%，维持该浓度 20 min 后抽取样本气 5 ml，再进行上述夹尾刺激。如此反复，直至最后一只成年大鼠夹尾反应结果为阴性为止。

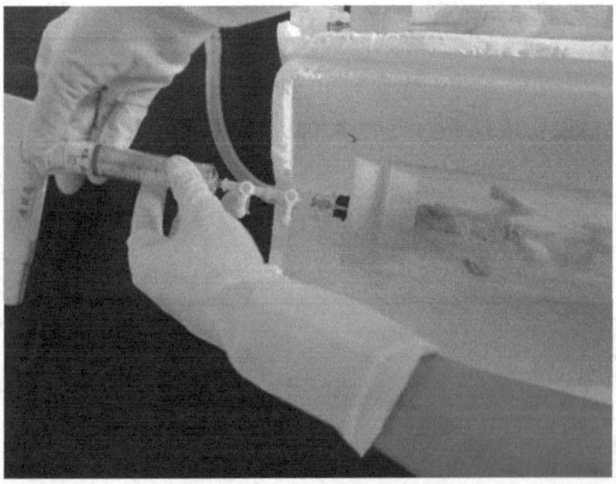

图 20-4　采样空针

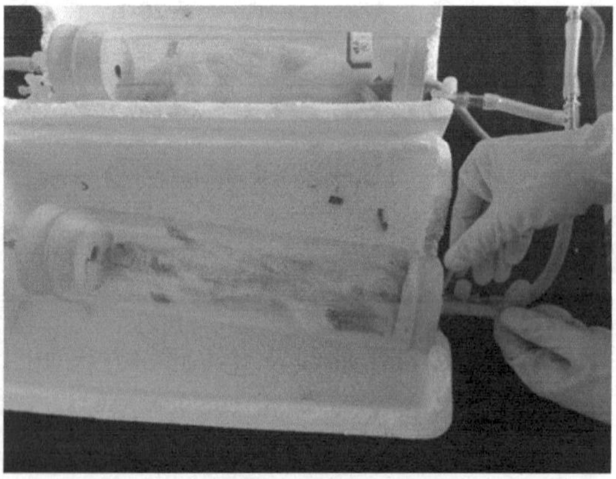

图 20-5　成年大鼠夹尾反应结果

（五）气体浓度测定

采用安捷伦 7890A 型气相色谱仪（图 20-1）测定样本中七氟烷浓度。测定条件为：柱温 70℃，检测器温度 200℃，进样口气体温度 85℃，氮气流速 20 ml/min，氢气流速 30 ml/min，空气流速 150 ml/min。将样本气在准备就绪的状态下连接其进样口，水平匀速进样，进样过程中按 start 键，待进样阀开关一次完成后，密闭样品空针及进样口，气相色谱仪上出峰后记录峰面积及出峰时间。再将此峰面积代入标准曲线并由电脑同步计算出实际进样气体浓度并保存其结果。其余样品浓度测定同上述操作。

（六）成年大鼠 MAC 值计算

每只成年大鼠夹尾刺激从阳性到阴性或从阴性到阳性的两个吸入麻醉药浓度的平均值即为该成年大鼠的 MAC 值。所有成年大鼠 MAC 值的均值即为该组成年大鼠的 MAC 值。

（七）实验后动物的处理

采用脊髓断颈法处死实验大鼠，具体操作如下：右手抓住大鼠尾部用力向后拉，同时左手拇指与食指用力按住鼠头，将脊髓与脑髓拉断，大鼠便立即死亡，交由动物实验中心统一处理。

【思考题】

1. 测定 MAC 的临床意义是什么？
2. 影响 MAC 的因素有哪些？

（黄 艳 杨小霖）

参考文献

韩文斌，郑斯聚. 1999. MAC 值的影响因素［J］.麻醉与复苏，20（1）：45-48.

何堂，张良成，郭永正，等. 2009. 大鼠孕晚期七氟烷吸入麻醉对子代神经行为和学习记忆功能的影响［J］.福建医科大学学报，43（2）：105-109.

胡智勇，吴新民. 2008. 全身麻醉药物对发育中大脑的毒性作用［J］.中华医学杂志， 88（41）：2890-2892.

李中春，陈怀红，2005. 促红细胞生成素对缺血性脑损伤保护作用的研究进展［J］.全科医学教育与临床， 3（1）：51-54.

刘明政，赵世军，胡小琴，等. 1996. 二次平衡法测定吸入麻醉药的液/气分配系数. 中华麻醉学杂志，16（12）：604-606.

吕国蔚. 2004. 医学神经生物学［M］. 2 版. 北京：高等教育出版社： 156-282.

马汉祥，杨宗斌，杨小霖，等. 2007. Beagle 犬异氟醚注射液 MAC 测定及其对循环的影响[J]. 临床麻醉学杂志，10(23): 836-838.

杨小霖，张文胜，马汉祥，等. 2006. 犬静脉注射乳化异氟醚最低肺泡有效浓度的研究[J].临床麻醉学杂志，3（22）：204-206.

周建新，刘进. 1998. 注射器两次平衡法同时测定三种吸入麻醉药的血/气分配系数. 中华医学杂志，78（1）：72-73.

Biber B，Martner J，Werner O. 1982. Halothane by the I.V. route in experimental animals. Acta Anaesthesiol Scand，26：658-659.

Biber B，Martner J，Werner O. 1984. Intravenous infusion of halothane dissolved in fat. Haemodynamic effects in dogs. Acta Anaesthesiol Scand，28：385-389.

Carpenter RI，Eger EI II，Johnson BH，et al. 1986. The extent of metabolism of inhaled anesthetics in humans.Anesthesiology，65：201.

Eger EI II. 2001. Age，Minimum alveolar anesthetic concentratio，and minimum alve- olar concentratin-awake[J] .Anesth Analg，93：947- 953.

Gaumann DM.Mustaki JP，Tassonyi E. 1992. MAC - awake of isoflurane，enflurane and halothane evaluated by slow and fast alveolar washout [J] . Br J Anesth，68：81-84.

Merkel G，Eger EI II. 1963. Acomparative study of halothane and halopropane anesthesia：Including a method for determining equipotency [J] . Anesthesiology，24：346.

Turillazzi E，Errico S，Neri M，et al. 2007. A fatal case of fulminate hepatic necrosis following sevoflurane anesthesia [J]. Toxicol Pathol，35（6）：780-785.

Yakaits RW，Blitt CD，Angiulo JP. 1977. End- tidal halothane concentration for endotracheal intubation[J]. Anesthesiology，47：386-388.

Yang XL，Ma HX，Yang ZB，et al. 2006. Comparison of MAC between intravenous injected isoflurane lipid emulsion and inhaled isoflurane in dogs. Anesthesiology，104（3）；482-487.

Zhang WS Yang XL，Liu J，et al. 2013. Pharmacokinetics of intravenous emulsified isoflurane in beagle dogs. Br. J. Anaesth，110（1）：128-136.doi：10.1093 /bja/aes311. Epub 2012. Sep 25.

Zhou JX，LuoNF，Liang XM，et al. 2006. The efficacy and safety of intravenous emulsified isoflurane in rats. Anesth Analg，102：129-134.

第二十一章　动物疼痛模型的建立

疼痛已被现代医学列为继呼吸、脉搏、血压、体温之后的第五大生命体征，但到目前为止，人类却还在遭受不同程度的痛觉感受，究其原因，我们对疼痛的机制还不够清楚。以人为实验对象，存在时间和空间上的局限性或者受到道义和方法学的制约从而束缚了医学的发展。建立疼痛的动物模型，就可以将那些在人身上无法进行的试验在动物身上实现，进而推用到人类，推动医学发展，解除人类的痛苦。

第一节　炎性疼痛模型

一、实验目的

（1）掌握炎性福尔马林炎性疼痛模型制作和疼痛评价方法。

（2）掌握白陶土-鹿角菜胶炎症模型制作方法。

（3）熟悉致炎剂致局部关节肿胀疼痛、佐剂关节炎模型制作方法。

（4）了解钾离子皮下透入致痛模型、扭体疼痛模型的制作。

二、实验准备

（1）实验对象：SD 大鼠、小鼠、兔。

（2）实验器材：微量注射器（10 μl、20 μl）、秒表、Von-Frcy 测痛仪。

（3）实验药品：生理盐水、戊巴比妥钠、福尔马林、白陶土、鹿角菜胶、饱和 KCl 溶液、阿拉伯胶、1%的醋酸溶液。

三、实验方法

1. 福尔马林炎性痛模型　本模型的目的是模拟急性组织损伤所致的持续性疼痛。一般以大鼠为实验对象。

（1）用于脚掌的福尔马林致痛模型：在动物一侧足背皮下注射稀释的福尔马林（formalin）溶液 50 ml，浓度在 0.1%～10%之间。导致动物的行为改变，如安静时的屈腿、运动时的跛行以及舔足等。这些行为的程度（如舔足时间）与福尔马林浓度成正比，一般认为它是疼痛的象征。此外，其它行为如理毛、探索和运动活动等也受福尔马林注射的影响。注射后，将动物置于观察笼中，在动物不能察觉的前提下记录其在 60 min 内对注射侧和对侧后足的舔足时间。每隔 5min 计算一次舔足分数（即总舔足时间）。另外一种评分方法是，按如下的四级评分：0=注射足承担正常重量；1=运动时跛行、休息时足轻触地面；2=注射足抬高，最多用指甲触地；3=出现针对注射足的舔、咬和理毛行为。本模型的各种症状普遍分为两个时相：前 5 min 为第一相，20～60 min 为第二相。两相均可用于实验，但以第二相为常用。据认为，使用 1.5%的福尔马林剂量加上综合的评分方法具有最强的分辨痛程度的能力。

（2）用于面部的福尔马林致痛模型：不同浓度的福尔马林（0.2%～10%甲醛）皮下注射到大鼠的右上唇。注射后，立即把动物放在观察箱中观察 45 min。记录注射后每 3 min 时间内动物用同侧前肢或后肢摩擦注射部位的秒数作为痛分数。注射后动物呈现出类似的两相痛敏。结果表明浓度在 0.5%～2.5%的甲醛（福尔马林）溶液最有利于观察疼痛强度的变化情况。

2. 白陶土-鹿角菜胶炎症模型 本模型的目的是模拟亚急性炎症所引起的疼痛。白陶土是一种细颗粒状物质，成分为氧化铝，在此起机械刺激作用；鹿角菜胶是由水生植物鹿角菜中提取的胶体物质，具有过敏刺激作用。鹿角菜胶单独实验即可诱发炎症，若与白陶土合并使用，则炎症更为强烈。可采用家兔或大鼠作为实验对象。

以大鼠为例。炎症的引发分为两步：首先将动物麻醉（可用戊巴比妥钠或水合氯醛），由一侧后肢足底注入 4%白陶土混悬液 0.1 ml，并按摩 5 min 使之在组织中分散。在第一次注射的 1 小时后，再注入 2%鹿角菜胶溶液 0.05 ml 并按摩 5 min。以第一次注射的时间作为致炎开始时间。炎症过程一般在第一次注射后 2 小时内开始。动物后足明显红肿，皮温显著升高，PWT 值显著降低，呈现类似痛敏的症状。这些症状一般能持续至第一次注射后 12 小时以上，24 小时后基本复原。本模型亦可采用关节腔注射。此模型适合进行急性药理实验以及比较炎症发作前后变化的电生理实验。

3. 关节痛模型

（1）致炎剂致局部关节肿胀疼痛模型：选用适当的致炎剂，于大鼠或小鼠后足跖或踝部皮下注射。如注入后 0.5～1 小时肿胀达峰值的鸡蛋清、5-HT、组织胺、缓激肽、右旋糖酐等短效致炎剂，或在注入后 2～4 小时肿胀达峰值的福尔马林（50 μl，4%）、交叉菜胶（0.1 ml，0.5%）、琼脂、白陶土、酵母等中效致炎剂；甲醛（0.12 mg/50μl）、氮芥、结晶尿酸钠在注入 24 小时后才达到峰值，持续约两周，消退也晚，为长效致炎剂。注入以后造成关节或足跖肿胀，测定足跖容积或关节周长。

（2）佐剂关节炎模型：此模型与人的类风湿性关节炎很相似，其造模特异性高，假阳性率低，被认为是慢性痛最为理想的模型之一。基本方法是在大鼠尾根部皮内或足跖部注射福氏完全佐剂，注射后原发病变为致炎局部的炎症反应，致炎后 8 小时炎症局部即出现红肿疼痛，18 小时可达高峰，持续 6 日左右，以后逐渐减退，持续数周、继发病变一般于致炎后 10 日左右出现，表现为全身多发性关节损害。

（3）钾离子皮下透入致痛模型：常用动物为兔与大鼠，饱和 KCl 溶液，经一定强度的直流电透入或直接注射进入动物的不同皮下部位，引起疼痛。一般以引起上述疼痛反应的电流强度（mA 值）作为痛阈。该模型主要用于药物或针刺在外周的镇痛机制。

（4）扭体疼痛模型：本模型[5]可采用小鼠或大鼠。有多种刺激物都可诱发动物扭体行为。最常见的刺激物是醋酸。将 1g 阿拉伯胶（arabic gum）加入 9ml 浓度为 1%的醋酸溶液中，再注入实验动物体内，观察注射后 90 分钟期间每 15 分钟内出现典型扭体症状的次数。该模型可以模拟腹腔炎症引起的腹痛症状，常用于镇痛药物的筛选。即观察药物处理组与安慰剂组扭体症状的差别，以确定该药物是否具有镇痛效应以及其剂量-效应曲线。

第二节　神经病理性疼痛模型

一、实 验 目 的

（1）掌握光化学所致脊髓损伤模型、慢性缩窄性损伤模型、部分坐骨神经结扎模型、脊神经选择结扎模型、背跟节慢性压迫模型制作方法。

（2）熟悉神经瘤模型、坐骨神经冷冻损伤模型、坐骨神经分支保留的神经损伤模型、坐骨神经半结扎模型制作方法。

（3）了解其他中枢性以及外周神经病理性疼痛模型的制作。

二、实验准备

（1）实验对象：SD 大鼠、小鼠。

（2）实验器材：微量注射器（10 μl、20 μl）、秒表、氩离子激光 Von-Frey 测痛仪、医用聚乙烯管、羊肠线、4 号针头、直径 0.5～0.8 mm 的 L 型不锈钢丝、冷冻探头。

（3）实验药品：生理盐水、戊巴比妥钠、Erythrosin B 染料、君子氨酸、酵母聚糖。

三、实验方法

1. 中枢神经痛模型 应用得最多的是 Hao 等提出的光化学损伤模型。

（1）光化学所致脊髓损伤模型：该模型[6]模拟脊髓损伤，主要以大鼠为研究对象。动物在麻醉下做一侧颈静脉插管。然后在背部中线切开皮肤，暴露 T_8～T_{12} 节段的椎体。将 Erythrosin B 染料溶解在生理盐水中作静脉注射，在 5 分钟内达到 32.5mg/kg 体重的剂量。注射后，动物立即置于波长为 514.5nm 的氩离子激光照射之下，将刀口形激光束对准 T_{10} 节段椎体（相当于脊髓 $T_{11\sim12}$）照射 1、5 或 10 分钟。所用的激光为平均功率 0.16 瓦，频率 500 赫兹的脉动激光（最大锋功率 2.4 瓦）。为避免组织过热，用最大风速为 6 米/秒的电风扇尽可能靠近脊柱（距离约 5mm）开动。照射期间用加热板将动物体温控制在 37～38°C 之间。此处理可导致血管内的光化学反应，导致脊髓缺血性损伤。 照射之后动物出现明显的异常痛觉，轻触即可导致动物嘶叫，轻刷体侧即可引起明显激惹。在此期间用 von Frey 毛所引出的机械压力嘶叫阈明显降低，部分动物还出现自发嘶叫。这种异常痛觉可持续数小时至数日。异常痛觉的程度及持续时间与照射时间没有明显关系。而且尽管照射 1 分钟并无可见的脊髓损伤，异常痛觉仍旧出现。该模型的异常痛觉在照射后 4 小时可为 2 mg/kg 吗啡所消除（与假手术动物的一过性异常痛觉现象相同），但 24～48 小时之后即使用较大剂量吗啡（5 mg/kg）亦无法消除异常痛觉。 该法能保持硬脊膜的完整性，甚至不必切开皮肤，因为激光足以穿透脊背表面，但应注意防止光的热效能对脊髓的直接灼伤。该模型主要用于有神经电生理评价、运动功能评价和组织形态学评价，应把三者结合起来确定脊髓损伤程度，观察恢复情况及评价疗效。

（2）重物坠落或挫伤模型：是最为古老和应用最广泛的脊髓损伤模型，目前应用减少。模型的制作是使重物落在已手术暴露脊髓的低胸 2 腰段平面，造成脊髓损伤（SCI spinal cord injury）。此模型常导致严重截瘫及肢端坏疽发生。为更好地控制 SCI 的程度，现改为利用有机玻璃管引导一定重量的铜棍，在设定的不同高度坠落至 L_2 节段脊髓造成 SCI，术后出现双下肢软瘫，持续约数天后，用 von Frey 法可检测到痛觉超敏现象。脊髓病理切片显示不完全损伤，但后果不一。自噬发生比例与损伤程度有关，甚至可以达到 50%。因其严重自发痛发生比例较高，重复性较好，与人类脊髓损伤后中枢痛的自发痛情况相类似，故可供研究疼痛机制。

（3）兴奋性毒性脊髓损伤模型：脊髓损伤后，重要的神经化学物质会发生改变。实验动物脊柱内注射神经化学物质可以产生异常的、类似人类脊髓损伤所致的疼痛。较好的模型是注射 5-甲基-232-羟基-24-异唑丙酸（AMPA）的代谢型受体激动剂如使君子氨酸（quisqualic acid，QU IS）。脊髓内注射 QU IS 可产生持续时间长的自发痛、机械痛觉异常和热痛觉过敏。通过不同深度和不同剂量的注射，还可进行神经细胞丧失与疼痛行为的分级。这类疼痛模型已被广泛应用，也可用小鼠制模。其他兴奋性氨基酸如谷氨酸、N-甲基-D-天冬氨酸（NMDA）、红藻氨酸、强啡肽 A（1～17）、血中的复合胺和色胺（β-2-吲哚基乙胺）等，也可通过鞘内或胸腔内注射产生脊髓损伤相关的疼痛行为。

2. 外周神经损伤模型

（1）神经瘤模型：模拟临床截肢，大小鼠神经麻醉后，于一侧后肢大腿外侧切开皮肤，分离肌肉，暴露坐骨神经干，在大腿中断，用细线扎紧神经干，然后在结扎的远端完全切断神经干，再将断面的近中段神经干 5～8mm 植入一端密闭的医用聚乙烯管内，最后缝合皮肤。通常在术后 9～40d 切断的轴突形成神经瘤，并长出枝芽。该模型主要模拟临床截肢后的幻肢痛和神经全切断以后的症状。Wall's 实验室观察到，受伤动物有自我攻击和毁损被切断神经侧的肢体现象，并用“自噬”来描述这种行为。其原因可能在于一侧肢体传入冲动被完全阻滞。该模型鼠主要表现出自发性痛行为（自残），该模型的缺点是无法进行痛觉异常和痛觉过敏的测试。

（2）慢性缩窄性损伤模型（chronic constriction injury of the sciatic nerve model，CCI）：一种外周单一神经损伤，类似临床的慢性疼痛症状的动物模型。该模型将鼠麻醉后，在一侧股骨中段剪开皮肤，分离肌肉暴露坐骨神经主干及其 3 个分支，用 4 根铬制的羊肠线宽松地结扎一侧坐骨神经的中段打 4 个结，每个结相距 1mm。因而受损神经长度约为 4～5cm。结扎程度以在 40 倍放大镜下观察有形变但不影响神经被膜表明的血管流通为准，有时可见暴露区周围肌肉的短暂收缩。结扎后按层缝合。对侧坐骨神经也同样暴露但不予结扎。术后大鼠出现一些自发痛的行为表现，如出现术侧足轻微的自噬、保护性行为、舔足、跛行、避免将全身重量移至受伤侧等。该模型可测试伤害性的热刺激和机械刺激所引发的痛觉过敏及冷和触觉的痛觉异常，疼痛持续 2 个月以上，但由于是宽松结扎，结扎的力度难以一致，因而造成的损伤程度较难控制。国内有人利用不同内径的聚乙烯软管束缚大鼠单侧坐骨神经，产生自发痛、痛觉过敏及诱发触痛觉异常等疼痛行为，与慢性缩窄性损伤模型极为相似，并克服了其重复性差的缺点。

（3）部分坐骨神经损伤模型（partial sciatic nerve injury model，PSL）：通过紧扎一侧的坐骨神经上段 1 /3～1 /2，可较好地模仿人类局部神经损伤所致的烧灼痛。大鼠在结扎后数小时就出现由 von Frey 机械纤毛刺激针引发的痛觉超敏，以及由热刺激或其他伤害性刺激所引发的痛觉过敏；同时也有保护性行为和舔足等自发痛的现象。这种诱发痛可能发展至对侧，形成镜像痛，即在神经未损伤的一侧后肢也能检测到痛觉超敏现象。与 CCI 模型不同的是，该模型出现同相关痛行为的时间比较早，一般在术后几小时后，并持续 7 个月以上。该模型的损伤程度也较难控制。

（4）脊神经选择结扎模型（spinal nerve ligation，SNL）：虽然 CCI 和 PSL 两种模型都具有临床病理痛的特点，但仍有不足之处：损伤神经的数目和类型难以控制，如 CCI 结扎的强度和 PSL 损伤神经的具体部位因人而异，常造成动物个体差异大，模型成功率低；损伤部位在坐骨神经，难以模拟所有临床神经损伤痛。1992 年报道了另一种模拟人类烧灼痛的单一神经病变模型。在大鼠 L_4～S_1 水平切一侧椎旁肌肉，切除 L_6 脊椎横突，分离 L_4～L_6 脊神经，用 3-0 医用丝线分别紧紧结扎 L_5 和 L_6 脊神经，或仅结扎

L_5脊神经，术后动物出现 步态异常，但手术侧后肢仅轻度外翻，足趾紧收外，无其他机型改变。结扎后出现痛觉异常和痛觉过敏，并持续至少 4 个月。虽有自发痛的行为学现象（如保护行为、舔足、缩脚），但无自噬现象。与 CCI 和 PSL 相比，SNL 的结扎位置和结扎程度较一致，并可将脊髓损伤节段和未损伤节段完全分开，但手术较为复杂。上述 3 种模型均可用小鼠建立，是最为广泛应用的外周神经病变模型。由于单纯 L_5神经结扎比 L_5 /L_6结扎更简单，因而可用来研究一些特别的小鼠，如基因缺陷或基因改造鼠。由于 L_4是富有运动纤维的脊神经，结扎 L_4会导致严重的运动功能缺陷，并妨碍行为学的测试，故不宜采用。

（5）背跟节慢性压迫模型（the chronic compression of dorsal root gangalion model, CCD）上面四种均属于外周神经干损伤痛模型，但在临床上更为常见的是慢性腰腿痛，如腰椎间盘突出等引起椎管或椎间孔狭窄造成的神经跟性痛。大鼠麻醉后，沿 L_4～L_6脊柱左侧切开皮肤，分离脊柱左侧肌肉，暴露左侧 L_5～L_6乳状突与横突以及其间的 L_5椎间孔，然后用末端完成直角的 4 号针头向头背方向插入左侧 L_5椎间孔，深度大约 3～4mm，待左侧后肢肌肉轻微颤动表明针头触及 DRG 或神经根，此时退出针头，将一根长 4mm，直径 0.5～0.8mm 的 L 型不锈钢丝沿针道插入椎间孔，以对左侧 L_5 DRG 及邻近神经根形成恒定的压迫。术后第二天开始出现痛行为表现：术后 2 周自发痛显著，主要偏爱受损伤肢体，经常有抬足舔足活动等，无伤侧肢体自噬现象；辐射热照射法检测，受伤侧后肢足底出现热痛敏，持续 30 天左右；von frey 纤维刺激检测，受伤侧后肢足底出现机械痛敏，持续一个月左右。该模型与前四种模型的区别是：CCD 模型保留了外周初级神经传入和传出功能；其 DRG 神经原胞体直接持续压迫和继发炎症的刺激。上述两个特点与临床跟性痛的情况相似。

（6）坐骨神经冷冻损伤模型（sciatic cryoneurolysis，SCN）：用冷冻来代替横切或结扎造成坐骨神经损伤，术后很快出现自噬和触痛觉异常。使用温度为−60°C 的冷冻探头按照 30 秒/5 秒/30 秒的冷冻/解冻/冷冻周期处理坐骨神经干，每一次冷冻都在神经干上形成一个小冰球。冷冻处理后动物均出现一定程度的自残现象，自手术后第 4 天开始，至第 14 天达到高峰。并且此种自残并未发生在神经功能暂时丧失的冷冻后即刻，是伴随着感觉功能的恢复而出现，表明这是一种神经源性痛敏的模型。相比其他模型，这一模型所致的自噬、自发痛行为和轻触诱发的痛觉异常只持续 15～21 日。 该模型适用于研究暂时性外周神经损伤引起的神经源性疼痛。

（7）坐骨神经分支保留的神经损伤模型：动物麻醉后从大腿侧边划开皮肤，然后把股二头肌断开，暴露出坐骨神经核它的三个分支末端：腓肠神经，腓总神经和腓神经。用 5-0 丝线把胫神经和腓总神经紧紧结扎，在靠近结扎的远侧端切断，保留大约 2～4mm 的远端残端。尽量避免对腓肠神经任何接触或扭曲，肌肉和皮肤分两层缝合，保留腓肠神经完整。检测发现：后肢足底和足背外侧缘腓肠神经的支配野出现显著的机械异常痛敏，术后 24 小时开始出现，14 日达高峰，持续 7～8 月；此外后肢足底内侧缘隐神经支配野也出现机械异常痛敏，但较腓肠神经支配野弱；腓肠神经支配区热痛阈无变化，但是热刺激引起抬足的维持时间延长；用丙酮酸冷刺激也可引起抬足的维持时间延长。该模型的显著特点是具有显著异常机械痛敏，但是无热痛阈变化，该模型具有神经损伤程度固定，可重复性好，产生的行为学表现持久，可研究损伤的初级神经元与邻近未损伤的初级传入神经元的变化，能提供接近模拟临床神经痛的许多特性。

（8）坐骨神经半结扎模型：大鼠在麻醉及无菌操作下在股段高位暴露右侧坐骨神经。

在 25 倍放大镜下，在坐骨神经干向后二头肌和半腱肌分支处的远端小心地将神经背侧与周围组织分离开来，用小止血钳夹住神经背侧（注意勿将神经挤压在其下的组织上），将一条 8-0 号硅制丝线缝入神经干内，使神经的背侧 3/1～2/1 被收在线套内。然后扎紧线套。肌肉和皮肤均用棉线缝合。假手术组只作切开暴露和缝合。从术后数小时起直到此后数月之内，动物均表现出明显的同侧后肢保护行为和舔足行为的增加，提示自发痛的存在。足底区域对伤害性及非伤害性刺激表现出同等的过敏现象，但无自残现象出现。动物还表现出对触觉的异常痛感觉和对激光脉冲热刺激缩腿阈的双侧降低，但只有同侧对阈上刺激表现出过度的反应，提示热痛敏现象的存在。对锐利性压迫机械刺激的痛敏则双侧均存在。据认为，该模型的痛敏现象与交感神经传出的关系极为密切。

（9）坐骨神经炎性模型：人类神经病变几乎一半以上由炎症和感染所引起，且外伤性神经损伤后亦伴随着炎性反应。有些研究已利用神经炎模型来造成神经损伤，如在坐骨神经周围注射酵母聚糖数小时后可观察到痛觉异常。当剂量较高时，可发展成为镜像痛；或通过放置一个炎性物质前处理的羊肠线在坐骨神经周围，可引起免疫活动；死菌或角叉（菜）胶作用在坐骨神经上也可产生痛觉异常及痛觉过敏；但在该模型中，应用 Hargreave's 辐射热检测法无法测定有热痛觉过敏。

（10）尾部神经切除模型：本模型是切除一侧近尾部的 S_3 和 S_4 神经，可用尾代替后肢进行行为学测试。尾部进行实验比较简单，而且可通过标记来固定测试部位，使其更加一致。本模型不会导致尾或脚掌跛行等畸形，因而可进行盲法测试。机械痛觉异常和冷、热痛觉过敏在损伤后 1 天开始，可持续数周。此模型是较新的模型，目前报道尚不多。

第三节　癌性疼痛模型

一、实验目的

（1）掌握小鼠股骨骨癌痛模型制作方法。

（2）熟悉其他骨癌痛模型的制作。

（3）了解化疗导致的周围神经病变模型、癌浸润疼痛模型制作。

二、实验准备

（1）实验对象：SD 大鼠、BALB / c 小鼠、C3H/HeJ 小鼠。

（2）实验器材：微量注射器（10 μl、20 μl）、秒表、Von-Frey 测痛仪、牙科汞合金、骨蜡、清创缝合包。

（3）实验药品、细胞：生理盐水、戊巴比妥钠、长春新碱、青霉素粉、Meth A 肉瘤细胞、NCTC2472 细胞。

三、实验方法

肿瘤相关的疼痛可能因肿瘤浸润或压迫神经、神经丛、神经根所致，或在化疗、放疗、手术时所释放的一些免疫反应和促进疼痛反应的物质所致。目前，有多种通过化疗导致的周围神经病变模型及骨癌痛模型。

1. 化疗导致的周围神经病变模型　周围神经病变和骨髓抑制是两种常见且严重的化疗不良反应，常导致化疗药物无法达到有效剂量。常用的化疗药物如长春新碱、铂类化合物、紫杉醇等有神经毒性作用，用于肿瘤治疗时会产生神经痛症状，痛觉过敏和异常可持续数天或数周，甚至在停止治疗后仍会继续。在动物实验中应用这些化学物质亦可观察到神经病变，因此可用来研究神经毒性的作用、预防和治疗。长春新碱导致的周围神经病变模型：给大鼠注射长春新碱 10d（连续给药 5d，停药 2d，再连续 5d 给药）可制造痛觉过敏。采用连续静脉灌注长春新碱 30～50 μg/（kg·d），共 14d，第 8d 产生痛觉异常，可持续 3 周以上，且呈剂量依赖性；但给予 50 和 100 μg/（kg·d）时，却未发现痛觉过敏。为何不同剂量的长春新碱会产生不同的痛觉过敏和痛觉异常尚需要进一步研究。

2. 癌浸润疼痛模型　周围神经损伤和神经炎模型可用来模拟因肿瘤侵入导致的周围神经损害。研究由肿瘤导致的周围神经压迫和浸润更直接的方法，是将 Meth A 肉瘤细胞接种在 BALB / c 小鼠腹腔，培养 7d 后，选取精神状态良好，腹水饱满的小鼠，抽取腹水为瘤源，将腹水用生理盐水稀释 5 倍后，抽取稀释后的携带肿瘤小鼠腹水 0.5 ml（大约 20 000 个肿瘤细胞），接种于小鼠右腿坐骨神经周围肌肉中的坐骨神经周围分层缝合伤口。当肿瘤增大开始压迫神经时，小鼠出现痛觉异常、热痛觉过敏以及自发痛的症状。该模型的优点是可产生渐进性的神经损伤，特别是机械痛觉异常（用 von Frey 检测）可在最初被观察到（约 10 d 内），但第 14 d，机械敏感度开始减弱，提示癌症患者的疼痛可能伴有受损区域的感觉减退。

3. 骨癌痛模型　骨癌痛是肿瘤相关疼痛中最常见的一种。骨癌可能为原发性，或由乳腺、前列腺、卵巢和肺的恶性肿瘤转移而来。骨癌患者通常描述为深部的疼痛，伴有烧灼样和刺穿样感觉。近年已报道了多种骨癌痛的模型。

（1）小鼠股骨骨癌痛模型：C3H/HeJ 小鼠麻醉后行膝关节切开，在股骨内外髁之间穿刺，将含 2×10^5 个 NCTC2472 细胞的 20 μl 含 α-MEM 注入股骨远端骨髓腔中，牙科汞合金封闭穿刺孔，生理盐水冲洗后，涂抹青霉素粉剂，缝合皮肤。在肉瘤细胞注射 5 d 内，出现癌症导致的股骨头破坏和破骨细胞产生，14 d 内出现自发痛（防伤害的行为、自发性缩足）和神经化学标记改变。对此模型，阿片类和 COX22 环氧化酶抑制剂可缓解疼痛，而抗惊厥药加巴喷丁无效；进一步提示癌痛与典型的炎性或神经病理性疼痛不完全相同，会影响特殊的神经化学标记位点。该模型与人癌性骨痛有许多共同点。

（2）小鼠跟骨骨癌痛模型：该模型与小鼠股骨骨癌痛模型相似，注射位点为小鼠的跟骨。骨质溶解、自发痛（舔足）和诱发痛（机械和冷的痛觉异常）在 6 d 左右出现，并持续 16 d 以上。

（3）大鼠胫骨骨癌痛模型：SD 大鼠麻醉后，腹部朝上，左侧后肢剪毛，皮肤消毒，在胫骨上段皮肤切开 1 cm 小口，小心暴露胫骨，先用 10 ml 注射器针头穿刺打孔，然后换上 10 μl 注射器进入骨髓腔，缓慢注入 3 μl 含 3×10^3 个 MRMT-1 大鼠乳腺癌细胞，注射完毕后用骨蜡封住针孔。无菌棉签蘸生理盐水清洗创口，缝合皮肤。10 d 左右即出现骨质破坏，痛觉异常发作和机械痛觉过敏与肿瘤细胞数呈剂量依赖性，发生在肿瘤细胞注射后 10～12 d。在该模型中，COX22 抑制剂效果不同于小鼠股骨骨癌痛模型，提示根据动物种类、肿瘤类型和注射位置制作的不同骨癌模型，有不同的潜在机制。

第四节　其他类型疼痛模型

一、实验目的

（1）掌握糖尿病性神经痛模型制作。

（2）熟悉带状疱疹神经模型制作。

（3）了解带状疱疹神经模型、内脏痛模型、药物刺激致痛模型。

二、实验准备

1、实验对象：SD 大鼠、Wistar 大鼠、小鼠。

2、实验器材：微量注射器（10 μl、20 μl）、秒表、清创缝合包、可扩张球囊的导管、牙科水泥。

3、实验药品及细胞：生理盐水、戊巴比妥钠、水痘 2 带状疱疹病毒、硫脲佐霉素、0.16%冰乙酸、5%甲醛、2.5%芥子油、硝酸甘油、组胺、利血平。

三、实验方法

（一）疾病所致的周围神经病变模型

1. 带状疱疹神经模型　带状疱疹是感染水痘 2 带状疱疹病毒引起。特征为自发痛和诱发痛（如烧灼感和疼痛）同时存在。研究发现，在注射水痘 2 带状疱疹病毒感染潜伏期大鼠足底，只有一侧后肢出现稳定的痛觉异常和痛觉过敏，对侧则无。该模型可进一步研究水痘 2 带状疱疹病毒感染的细胞（包括感觉神经元）、带状疱疹后遗神经痛的分子机制等问题。

2. 糖尿病性神经痛模型　可用一些原有的糖尿病模型，如胰岛素缺乏的 BB 大鼠和 NOD 大鼠、胰岛素抵抗的 ob /ob 和 db /db 小鼠、蒙古沙鼠和化学诱导模型。最常用于研究疼痛的模型是链佐霉素诱导的糖尿病性神经病模型。SD 大鼠禁食一夜后，单次腹腔内注射硫脲佐霉素 60 mg/kg，一周后通过自动血糖仪观察大鼠尾静脉血糖，血糖大于 16.7 mmol/L 大鼠入选，且每两周复查血糖，低于 16.7 mmol/L 的大鼠仍被排除。可导致长时间的热和机械痛觉过敏以及冷和热的痛觉异常。

（二）内脏痛模型

1. 炎症性内脏痛模型

（1）炎剂扭体法：常用小鼠，腹腔注射 0.16%冰乙酸 0.12 ml/只或 0.105%酒石酸锑钾 0.12 ml/只致痛。观察 10～20 min 扭体反应的次数或出现扭体反应的动物数，计算镇痛百分率。本法适于筛选非麻醉性镇痛药，尤其是筛选甾体抗炎药镇痛作用的一种敏感而简便的一种方法，但缺乏特异性，个体差异大，故腹腔时的部位和操作技术应尽量保持一致。

（2）乙状结肠痛模型：Wistar 大鼠，雌雄不拘，体重 240～270 g 。乙状结肠壁（距肛门 35 mm 处）注射 5% 甲醛 0.1 ml 复制急性内脏炎症痛模型，引起舔下腹或下肢、伸展肢体、腹部收缩、肋腹肌收缩弓背。此法避免了由于腹腔注射化学刺激物造成的腹壁躯体性痛成分的介入以及大面积的弥散性脏器、黏膜以及腹腔壁层的损伤，具有行为反应特征明显、痛评分客观实际、符合临床症状、操作简便且重现性好之优点，与福尔马林致痛相对照，前者比后者第二相炎症反应明显且持续期长，这对炎症性镇痛药的研究是至关重要的。

（3）输尿管膀胱炎症痛模型：将炎性刺激物 25% turpanton、2.5%芥子油、2% croton oil 或 xylene 0.3 ml 经导管注射到膀胱中，由于膀胱炎症充盈导致排尿感产生疼痛。

2. 机械性扩张性内脏痛模型

（1）小肠扩张模型：将一长约 7.5～11 cm 前端有可扩张球囊的导管通过手术放置在十二指肠内。实验时，于 30 秒内向囊内充入生理盐水，维持 1 分钟，反复 5 次，4 级评分：0 正常觅食，逃避反应和休息；1 觅食停止，湿狗样抖动，磨牙和深呼吸；2 伸展肢体，背部隆起，腹部后肢静止不动；3 后肢伸展，弓背；4 伸展后肢或后爪，身体频繁旋转。

（2）结肠直肠痛模型（CRD）：结肠直肠扩张模型：以大鼠最常见，直接将套囊导管经肛门放入，在 2.56～12.8 kPa 之间产生压力依赖性行为学改变，与十二指肠扩张模型相似。该模型应用广泛。炎症性 CRD 模型：0.5%乙酸或 50%ethrel 注射到结肠壁，造成肠壁炎症反应后再进行扩张。

（3）生殖器官痛模型：化学刺激或扩张刺激雌性动物的宫颈或阴道，雄性动物的睾丸鞘膜。在同等强度刺激下，行为学改变较肠刺激少；该模型的最大特点是疼痛反应与生殖器官，体内激素水平密切相关。

（4）输尿管结石痛模型：通过手术将一人造石头放在输尿管上 1/3，并用 0.02 ml 的牙科水泥固定，观察 4 天中大鼠的行为学变化，大鼠的行为反应类似扭体试验，表现为腹部收缩，肢体伸展等 6 大动作，大鼠的伤害性反应从 0 到 60 次不等，持续几分钟到 45 分钟左右。

（三）药物刺激致痛模型

1. 硝酸甘油注射致偏头疼模型 大鼠，皮下注射硝酸甘油 10 mg/kg，造模后动物出现双耳发红、前肢频繁挠头、活动增多等表现。可能机理为，硝酸甘油在体内生成 NO，NO 通过强烈的扩张脑血管作用，造成无菌性眼炎症；另一方面 NO 具有神经毒性作用，可激发三叉神经的血管反射，诱发实验性偏头疼，该模型具有经济、简便、相似性好，实用性强等特点，已被广泛用在偏头疼的研究领域。

2. 利血平化低 52HT 伴局部脑血管痉挛头痛模型 小鼠，皮下注射利血平 10 mg/kg，共 14 d。于第 14 天将小鼠乙醚麻醉，大脑皮层注射血凝块 2 μl/只。机理为单胺类神经递质耗竭剂利血平能够诱发偏头疼，又局部注射血凝块可以诱发脑血管痉挛。造模后，小鼠凝血时间明显缩短，痛阈值降低，全血及脑内 52HT 含量明显下降，这些基本上反映了偏头疼的特点。

3. 组胺、利血平与 m2CPP [12（32 氯苯基）]哌嗪头痛模型 用连续给予组胺、利血平与 m2CPP 作为另一个实验性头痛模型，提示其中组胺作用最为明显，它通过扩张血管作用的 H1 受体，并涉及 NO 通道而发挥作用。

【思考题】

1. 福尔马林炎性痛模型中，使用多大浓度的福尔马林剂量加上综合的评分方法具有最强的分辨痛程度的能力？

2. 光化学所致脊髓损伤模型的制作方法？
3. 最常用的外周神经损伤疼痛模型有哪些？
4. 小鼠股骨骨癌痛模型的制作方法？

（高 勤 林菁艳）

参考文献

陈奇. 2000. 中药药理研究方法学. 人民卫生出版社：7.

Allen AR. 1911. Surgery of experimental lesion of spinal cord equivalent to crush injury of fracture dislocaion of spinal colum［J］.JAMA，57：878-880.

Bennet GJ，Xie YK. 1998. A peripheral mononeuyophathy in rat that produces disorders of pain sensation kike those seen in man.［J］Pain，33：87-107.

Butler SH，Godefroy F，Besson JM，et al. 1992. A limited arthritic model for chronic pain studies in the rat［J］. Pain, Jan 48（1）：73-81.

Butler SH，Weil-Fugazza J，Godefroy F，et al. 1985. Reduction of arthritis and pain behaviour following chronic administration of amitriptyline or imipramine in rats with adjuvant-induced arthritis［J］. Pain，Oct 23（2）：159-175.

Cameron T，Prado R，Watson BD，et a1.1990. Photochemicallv induced cystic lesion in the rat spinal cord.Behavioral and morphotological analysis［J］.Exp Neurol，109：214-223.

Decosterd I，Woolf CJ.2000. Spared nerve injury：an animal model of persistent peripheral neuropathic pain［J］. Pain，Aug 87（2）：149-58.

DeLeo JA，Coombs DW，Willenbring S，et al. 1994. Characterization of a neuropathic pain model：sciatic cryoneurolysis in the rat［J］. Pain，Jan 56（1）：9-16.

Dubuisson D，Dennis SG. 1997. The formalin test：a quantitative study of the analgesic effects of morphine，meperidine，and brain stemstimulation in rats and cats［J］. Pain，Dec 4（2）：161-174.

Hu SJ，Xing JL.1998. An experimental model for chronic compression of dorsal root ganglion produced by intervertebral foramen stenosis in the rat ［J］. Pain，77：15-23.

Kim SH，Chung KE.1992. An experimental model for peripheral neuropathy produced by segmental spinal nerve ligation in the rat［J］. Pain，50（3）：3552363.

Medhurst SJ，Walker K，Bower M，et al. 2002. A rat model of bone cancer pain［J］. Pain， 96（1-2）：129-140.

Schwei MJ；Honore P；Rogers SD. 1999. Neurochemical and cellular reorganization of the spinal cord in a murine model of bone cancer pain［J］. J Neurosci，19：10886-10897.

Seltzer Z，Dubner R，Shir Y. 1990. A novel behavioral model of neuropathic pain disorders produced in rats by partial sciatic nerve injury［J］. Pain. Nov 43（2）：205-218.

SeltzerZ，DubnerR，ShirY，et al.1990. A novel behavioral model of neuropathic pain disorders produced in rats by partial sciatic nerve injury[J].Pain，43（2）：205-218.

Shimoyama M，Tanaka K，Hasue F，Shimoyama N. 2002. A mouse model of neuropathic cancer pain.Pain，Sep；99（1-2）：167-74.

Tanner KD1，Reichling DB，Levine JD. 1998. Nociceptor hyper-responsiveness during vincristine-induced painful peripheral neuropathy in the rat［J］. J Neurosci，18（16）：6480-6491.

Wall PD，GutinikM. 1974. Ongoing activity in peripheral nerves：the physiology and pharmacology of impulses originnating from a neuromma［J］. Exp Neurol，43：5852593.

Yang LC，Marsala M，Yaksh TL. 1996. See comment in PubMed Commons below Characterization of time course of spinal amino acids，citrulline and PGE2 release after carrageenan/kaolin-induced knee joint inflammation：a chronic microdialysis study［J］. Pain，Oct 67（2-3）：345-354.

YezierskiRP，Liu S，RnenesGL et al. 1998，Excitotoxic spinal cordinjury：behavioral and molhological characteristics of a central pain .model［J］. Pain，75：141-155.

第二十二章　阿片类药物镇痛

实验一　阿片类药物的镇痛（热板法）

阿片类药物主要作用于中枢阿片受体结合。负责处理疼痛信息的受体，包含有 u、δ 和 k 型阿片受体。u_1 和 a 受体激动，躯体疼痛减轻。u_1 和 k 受体抑制内脏疼痛。受体激动通过阻滞神经元钙内流而抑制 P 物质释放。u 和 δ 受体激动被认为通过增加钾电导而导致神经元超极化。在镇痛药物的实验研究中，常用的实验性伤害性刺激有：热刺激、电刺激、机械刺激、化学刺激等。通过测定动物的痛反应形式和强度，以反映某种药物的致痛或镇痛效果。本实验通过给动物使用吗啡及其阻断剂，初步学习对疼痛指标的观察，掌握镇痛药物的实验方法。

一、实验目的

（1）熟悉疼痛、痛阈和耐痛阈的概念。

（2）熟悉对疼痛指标的观察。

（3）掌握镇痛药物的实验方法。

二、实验方法

（1）示教、讲解、总结。

（2）实地观看操作。

三、实验材料

（1）动物：小鼠 。

（2）试剂和药品：0.1%和 0.3%盐酸吗啡、生理盐水。

（3）装置和器材：恒温水浴箱、天平、透明塑料筒、温度计、秒表等。

四、实验内容

（一）复习疼痛、痛阈和耐痛阈的概念

（1）疼痛是人体的一种感觉与体验，同时还伴有不愉快的情感改变.这种感觉和反应与机体存在明确的或潜在的组织损伤有关，是神经末梢痛觉感受器受伤害和病理刺激后通过神经冲动到中枢大脑皮层而产生的。是许多疾病的常见或主要的症状。

（2）利用物理或药物的刺激方法，使被试者确认刺激强度逐步增加到感觉疼痛的那一点既是痛阈；如果将刺激的强度继续增加至病人无法忍受的强度即为耐痛阈。

（二）热板测痛法

（1）将小鼠放置于 50～55℃的热平板上，以小鼠舔舐后爪作为痛指标，记录出现痛反应的潜伏期。

（2）将热板温度调至 50～55℃左右。

（3）取小鼠 2 只，称重并作标记。将小鼠放在热板上，记录从放入热板上到小鼠因热刺激致痛出现舔舐后爪动作所经历的时间即潜伏期。

取甲鼠，腹腔注射生理盐水 0.15 ml/10g；乙鼠腹腔注射 0.1%盐酸吗啡 0.15 ml/10g。分别在给药后 15 min、30 min 将小鼠放置于热板上，观察出现痛反应的潜伏期。若小鼠在放置达 60 秒钟时仍无疼痛反应出现，应立即取出，以免烫伤。

（4）计算吗啡应用后的潜伏期变化率

潜伏期变化率=（给药后潜伏期-给药前潜伏期）/给药前潜伏期×100%

（5）综合全班同学实验结果，计算药物镇痛百分率。

【注意事项】

（1）应选择痛反应灵敏的小鼠，凡 30 秒内不舔后足或逃避、跳跃者为不合格，应予淘汰。

（2）小鼠在热板上 60 秒钟仍无痛反应出现者，应及时取出，其痛反应潜伏期按 60 秒计。

（3）小鼠以雌性为好，因雄性小鼠受热后阴囊松弛触及热板，易致过敏反应。

实验二　阿片类药物的镇痛（化学刺激法）

一、实验目的

（1）观察哌替啶、吗啡的镇痛效应。

（2）掌握扭体法镇痛实验方法。

二、实验方法

（1）示教、讲解、总结。

（2）实地观看操作。

三、实验材料

（1）动物：小鼠。

（2）试剂和药品：0.2 % 哌替啶溶液、0.1%和 0.3%盐酸吗啡、0.03%钠络酮、0.3 %酒石酸锑钾溶液、5%甲醛溶液（福尔马林）、生理盐水。

（3）装置和器材：透明塑料筒、温度计、秒表 1ml 注射器等。

四、实验内容

（一）化学物质致痛

某些化学物质注入小鼠腹腔可刺激腹膜引起持久的疼痛，致使小鼠产生“扭体”反应，镇痛药减轻疼痛反应，可明显地减少发生“扭体”反应的小鼠数。

（1）取健康小白鼠6只，称重，随机分成2组，每组3只，观察各鼠活动情况后，分别腹腔注射0.2 %哌替啶溶液及生理盐水，给药体积均为0.1 ml/10g。给药30 min后，各鼠分别腹腔注射0.3 %酒石酸锑钾溶液0.3 ml/只，观察10 min内产生“扭体”反应的动物数。“扭体”反应的标志：腹部内凹，躯体与后腿伸张，同时肢体扭曲，抬臀竖尾等。

（2）汇总全实验室的实验结果，将所测得的结果代入下列公式计算：

药物镇痛百分率 =（实验组无扭体反应的动物数-对照组无扭体反应的动物数）/ 对照组扭体反应的动物数×100%。

根据实验结果讨论镇痛药的镇痛作用。

（二）福尔马林试验

将福尔马林注射于小鼠足底皮下，观察小鼠痛行为变化。福尔马林试验的痛反应评定可用痛级均数表示。按疼痛程度，可将疼痛反应分成4级：0级，两后爪均匀对称地置于地面，活动无异常。Ⅰ级，注射爪轻微接触地面，活动时明显跛行。Ⅱ级，注射下肢抬起，不接触地面。Ⅲ级，动物舔咬后肢或摇动注射下肢。根据下列公式计算痛级均数：

$$痛级均数 =（T_1+2T_2+3T_3）/5\times60$$

T_1、T_2、T_3分别是Ⅰ、Ⅱ、Ⅲ级痛的持续时间，观察时间一般为5min。

（1）小鼠1只，在任一后爪皮下注射5%甲醛溶液20 µl。迅速将其投入一透明塑料圆筒内，观察其痛行为反应。

（2）指标，连续记录各时间段痛反应的级数及其持续时间。

（3）取小鼠 1 只，预先腹腔注射 0.3%盐酸吗啡 0.15 ml/10g。然后在其任一后爪皮下注射5%甲醛溶液20 µl。迅速将其投入一透明塑料圆筒内，观察其痛行为反应。

（4）鼠 1 只，预先腹腔注射 0.3%盐酸吗啡 0.15 ml/10g 和 0.03%钠络酮 0.15 ml/10g。然后在其任一后爪皮下注射5%甲醛溶液20 µl。迅速将其投入一透明塑料圆筒内，观察其痛行为反应。

（5）将全班同学的实验结果合并计算，并比较应用上述各药物后动物的痛行为有何变化。

【注意事项】

福尔马林试验为一持续性疼痛模型，观察时间应适当延长，一般观察时间为50～60 min。

（张　勇　刘　洋）

第二十三章　手术与麻醉对大鼠认知功能的影响

术后认知功能障碍（postoperative cognitive dysfunction，POCD）是外科手术后常见的一种中枢神经系统并发症，主要表现为术后记忆力、语言理解力受损和社会适应能力下降等大脑高级功能受损的症状。有学者对 1064 例 18 岁以上的手术病人进行 POCD 的研究，结果发现各年龄阶段病人均可出现 POCD，老年人 POCD 的发生率高于中青年人；POCD 可影响术后恢复，并降低患者生活质量，甚至增加住院时间和医疗费用。目前，POCD 的病因和发病机制尚不明确，有报道认为手术、麻醉方式和年龄等是造成 POCD 的因素，另有研究认为手术创伤及诱发的炎症反应在 POCD 发病机制中起着重要作用。POCD 是手术麻醉后常见的一种并发症，为了让学生在进入临床麻醉实习前对这一并发症有初步的认识和理解，并为将来的麻醉工作中合理用药降低术后认知功能障碍奠定基础。特开设本实验项目。

一、实 验 目 的

（1）熟悉检测大鼠认知功能的方法- Morris 水迷宫法。

（2）掌握不同浓度七氟醚对幼年、成年和老年大鼠认知功能的影响。

（3）掌握手术对成年和老年大鼠认知功能的影响。

（4）比较麻醉药和手术对认知功能影响的特点。

二、实 验 准 备

（1）实验仪器：成都泰盟 Morris 水迷宫视频跟踪分析系统，天平秤，小动物手术仪器一套，动物保温毯，烤灯，麻醉机，吸入麻醉药浓度监测仪。

（2）实验耗材：牛奶，抹布，加热烘干器，打捞网，2 ml 注射空针，手套，消毒液，无菌纱布，手术缝线，大鼠饲养笼，大鼠饲料，盛水器。

（3）实验药品：戊巴比妥钠，七氟醚，0.75%布比卡因，0.9%氯化钠注射液，复方氯化钠注射液。

（4）实验动物：幼年大鼠、成年大鼠、老年大鼠。所有大鼠均由川北医学院实验动物中心提供。

三、实 验 方 法

（一）实验设计

（1）不同浓度七氟醚（分为 1%七氟醚组、2%七氟醚组、3%七氟醚组、4%七氟醚组）对幼年大鼠认知功能的影响。

（2）不同浓度七氟醚（分为 1%七氟醚组、2%七氟醚组、3%七氟醚组、4%七氟醚组）

对成年大鼠认知功能的影响。

（3）不同浓度七氟醚（分为 1%七氟醚组、2%七氟醚组、3%七氟醚组、4%七氟醚组）对老年大鼠认知功能的影响。

（4）采用肝部分切除术作为手术创伤观察手术对成年和老年大鼠认知功能的影响。

（二）Morris 水迷宫组成和具体实施步骤

1. Morris 水迷宫组成　水迷宫装置、图像自动采集和软件分析系统。水迷宫装置由一个盛水的圆形水池（直径为 120 cm，高 50 cm）和一个可移动位置的圆形平台（直径为 10 cm，高 22 cm）组成。池壁上有东、南、西、北 4 个入水点，其南北、东西的连线将水池划分为 4 个象限，分别称第 1 象限（SE）、第 2 象限（NE）、第 3 象限（NW）、第 4 象限（SW），在第 4 象限正中离池壁 24 cm 处放与水池背景同色的平台，平台低于水面 3 cm。放染色剂入水并保持水迷宫外参照物不变。水池正上方 2 米处安装有连接显示系统的摄像机，记录大鼠运动情况。水温控制在（24±1）℃左右。实验前 1d，让动物在没有平台的水池中自由游泳 90 s，使其适应水迷宫环境。

2. 隐蔽平台实验　隐蔽平台实验反映动物对平台空间位置的记忆情况，用于评价动物的学习能力。第 1 d 至第 5 d，历时 5 d，每只动物每天训练 4 次，每次训练间隔时间 15 min（表 23-1）。实验时平台位置固定不变，放置于 WS 象限中央，距离池壁和水池中心距离相等的位置，水下 2 cm 处。训练时采用半随机法将大鼠按表 23-1 中的 1 入水点面向池壁放入水中，记录大鼠从入水到找到平台的逃避潜伏期、游泳距离和游泳速度，然后让大鼠在平台上停留 10 s。如果大鼠在 90 s 内未找到平台，则人为将其引导至平台休息 10 s，逃避潜伏期记为 90 s。以每天 4 次成绩的平均值记为当日成绩。水池按东（E），南（S）西（W），北（N），如图 23-1 所示。

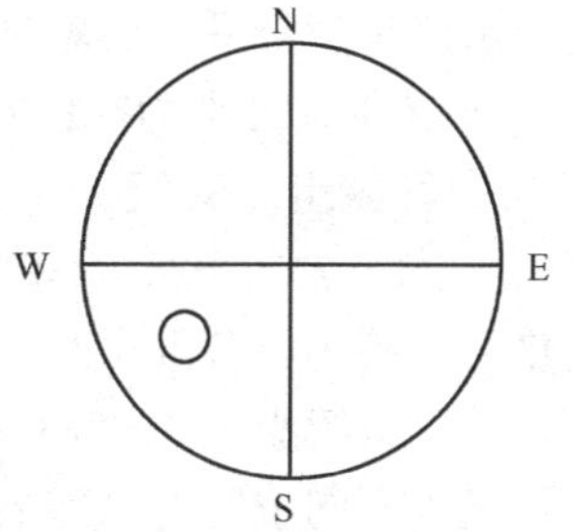

图 23-1　水池

以实验者站立的位置为 South，相对的点为 North，左手为 Western，右手为 Eestern，由此形成了 4 个象限。隐蔽平台实验中平台位于 WS 象限中央

表23-1　隐蔽平台实验不同日期入水点

日期（d）	第一次	第二次	第三次	第四次
1	N	E	SE	NW
2	SE	N	NW	E
3	NW	SE	E	N
4	E	NW	N	SE
5	N	SE	E	NW

3. 平台探索实验　测试动物能否消除对原有平台空间位置的记忆并学会找到新平台的能力，反映动物的再学习能力，是动物习惯于原平台位置的脱抑制过程。第 6 天撤去平台，记录大鼠在 60 s 内穿过平台位置的次数以及平台所在象限的活动时间。

4. 水迷宫注意事项

（1）水温保持在 24±1℃，池水用碳素墨水染成黑色，以达到遮蔽平台的目的。室内光线恒定，应为间接光线，避免灯影反射到水面，对摄像系统追踪游泳轨迹造成干扰。

（2）抓取动物轻柔，避免对动物造成过度应激影响其学习记忆能力。

（3）抓取动物面朝池壁，于水平面位置轻放入水中，而不是直接丢到水中。

（4）实验人员应始终站在同一位置，因为人也可以成为动物的空间参照物。

（5）窗帘上有必要人为的挂一些几何图形且在整个实验中保持位置不移动，有利用动物形成空间参考记忆。

（6）训练的天数虽已经设定，但主要取决于动物的学习曲线，当学习曲线在两天内趋于稳定，即可认为动物已经学会。据此可以适当延长或缩短训练天数。

（7）平台探索实验必须是在前一阶段训练结束后 24 h 进行，不可在前一阶段训练结束后当天下午进行，因为空间记忆能力测试的是长时程记忆，而不是短时记忆。

（三）不同浓度七氟醚对不同年龄大鼠认知功能影响实验具体实施

1. 浓度对幼年大鼠认知影响 不同浓度七氟醚（分为 1%七氟醚组、2%七氟醚组、3%七氟醚组、4%七氟醚组）对幼年大鼠认知功能的影响。

（1）将实验动物提前由学院实验动物中心领回麻醉学系实验室进行适应性喂养 1 周。然后进行水迷宫隐蔽平台实验训练 5 天，第 6 天将 SD 幼年大鼠按照随机数字表法随机分为 5 组（n=20），分别为空白对照组（C 组）、1%七氟醚组（S_1 组）、2%七氟醚组（S_2 组）、3%七氟醚组（S_3 组）、4%七氟醚组（S_4 组）。将动物置于自制的麻醉诱导箱内，分别吸入（1%、2%、3%、4%）不同浓度的七氟醚与 O_2（2 L /min）的混合气体 4 h，用烤灯加热，维持小鼠肛温（37.0±0.5）℃。C 组在相同的环境下吸入 2 L/min O_2 6 h。停止吸入以后，继续吸入 100% O_2 30 min，然后放置回恒温动物房，自由饮水和取食。

（2）吸入不同浓度七氟醚后 24 h 行平台探索实验测试大鼠认知功能。

2. 浓度对成年大鼠认知影响 不同浓度七氟醚（分为 1%七氟醚组、2%七氟醚组、3%七氟醚组、4%七氟醚组）对成年大鼠认知功能的影响。

（1）将实验动物提前由学院实验动物中心领回麻醉学系实验室进行适应性喂养 1 周。然后进行水迷宫隐蔽平台实验训练 5 天，第 6 天将 SD 幼年大鼠按照随机数字表法随机分为 5 组（n=20），分别为空白对照组（C 组）、1%七氟醚组（S_1 组）、2%七氟醚组（S_2 组）、3%七氟醚组（S_3 组）、4%七氟醚组（S_4 组）。将动物置于自制的麻醉诱导箱内，分别吸入（1%、2%、3%、4%）不同浓度的七氟醚与 O_2（2 L /min）的混合气体 4 h，用烤灯加热，维持小鼠肛温（37.0±0.5）℃。C 组在相同的环境下吸入 2 L/min O_2 6 h。停止吸入以后，继续吸入 100% O_2 30 min，然后放置回恒温动物房，自由饮水和取食。

（2）吸入不同浓度七氟醚后 24 h 行平台探索实验测试大鼠认知功能。

3. 浓度对老年大鼠认知影响 不同浓度七氟醚（分为 1%七氟醚组、2%七氟醚组、3%七氟醚组、4%七氟醚组）对老年大鼠认知功能的影响。

（1）将实验动物提前由学院实验动物中心领回麻醉学系实验室进行适应性喂养 1 周。然后进行水迷宫隐蔽平台实验训练 5 天，第 6 天将 SD 幼年大鼠按照随机数字表法随机分为 5 组（n=20），分别为空白对照组（C 组）、1%七氟醚组（S_1 组）、2%七氟醚组（S_2 组）、3%七氟醚组（S_3 组）、4%七氟醚组（S_4 组）。将动物置于自制的麻醉诱导箱内，分别吸入（1%、2%、3%、4%）不同浓度的七氟醚与 O_2（2 L /min）的混合气体 4 h，用烤灯加热，维持小鼠肛温（37.0±0.5）℃。C 组在相同的环境下吸入 2 L/min O_2 6 h。停止吸入以后，继续吸入 100% O_2 30 min，然后放置回恒温动物房，自由饮水和取食。

（2）吸入不同浓度七氟醚后24h行平台探索实验测试大鼠认知功能。

（四）采用肝部分切除术作为手术创伤观察手术对成年和老年大鼠认知功能的影响

（1）选择20只SD成年大鼠先进行水迷宫行水迷宫隐蔽平台实验训练5天，第6天将大鼠随机分成假手术组和肝部分切除组（n=10），肝部分切除术组以40 mg/kg戊巴比妥钠腹腔注射麻醉大鼠，取上腹正中切口入腹腔，暴露左肝外叶，然后切除左肝外叶，缝合止血，逐层关腹，切口用0.25%布比卡因浸润镇痛，在动物清醒前100g体重以1ml/h腹腔注射复方氯化钠液补充液体，整个操作过程无菌，同时用保温毯和烤灯保温，维持大鼠小鼠肛温（37.0±0.5）℃。假手术组只大鼠麻醉后只开腹不切除左肝外叶，其余处理同肝部分切除组。两组大鼠均在术后24h行平台探索实验测试大鼠认知功能。

（2）选择20只SD老年大鼠先进行水迷宫行水迷宫隐蔽平台实验训练5天，第6天将大鼠随机分成假手术组和肝部分切除组（n=10），肝部分切除术组以40 mg/kg戊巴比妥钠腹腔注射麻醉大鼠，取上腹正中切口入腹腔，暴露左肝外叶，然后切除左肝外叶，缝合止血，逐层关腹，切口用0.25%布比卡因浸润镇痛，在动物清醒前100g体重以1ml/h腹腔注射复方氯化钠液补充液体，整个操作过程无菌，同时用保温毯和烤灯保温，维持大鼠小鼠肛温（37.0±0.5）℃。假手术组只大鼠麻醉后只开腹不切除左肝外叶，其余处理同肝部分切除组。两组大鼠均在术后24h行平台探索实验测试大鼠认知功能。

【思考题】

1. 吸入麻醉药和手术对动物认知功能的影响相同吗？
2. 同一浓度吸入麻醉药对不同年龄大鼠认知功能影响相同吗？可能的原因是什么？
3. 查阅文献资料，试分析手术对动物认知功能影响的机制有哪些？
4. 查阅资料，举例说明临床麻醉中降低术后认知功能障碍的措施和药物有哪些？

（王　姬　涂发平）

参考文献

Monk TG，Weldon BC，Garvan CW，et al. 2008. Predictors of cognitive dysfunction after major noncardiac surgery[J]. Anesthesiology，108（1）：18-30.

Wan Y，Xu J，Ma D，et al. 2007. Postoperative impairment of cognitive function in rats：a possible role for cytokine –mediated inflammation in the hippocampus[J]. Anesthesiology，106（3）：436-443.

Rosczyk HA，Sparkman NL，Johnson RW. 2008. Neuroinflammation and cognitive function in aged mice following minor surgery[J]. Exp Gerontol，43（9）：840-846.